石门外治流派丛书

# 白癜风中医特色疗法

主 编 邱洞仙 师小萌 边 莉

世界图书出版公司

## 图书在版编目（CIP）数据

白癜风中医特色疗法/邱洞仙，师小萌，边莉主编
. --北京：世界图书出版公司，2021.12
ISBN 978-7-5192-8951-5

Ⅰ. ①白… Ⅱ. ①邱… ②师… ③边… Ⅲ. ①白癜风
—中医治疗法 Ⅳ. ①R275.984

中国版本图书馆 CIP 数据核字（2021）第 197702 号

| | |
|---|---|
| 书　　名 | 白癜风中医特色疗法 |
| （汉语拼音） | BAIDIANFENG ZHONGYI TESE LIAOFA |
| 主　　编 | 邱洞仙　师小萌　边　莉 |
| 总 策 划 | 吴　迪 |
| 责任编辑 | 韩　捷　崔志军 |
| 装 帧 设 计 | 霍　杰 |
| 出版发行 | 世界图书出版公司长春有限公司 |
| 地　　址 | 吉林省长春市春城大街 789 号 |
| 邮　　编 | 130062 |
| 电　　话 | 0431-86805559（发行）　0431-86805562（编辑） |
| 网　　址 | http：//www.wpcdb.com.cn |
| 邮　　箱 | DBSJ@163.com |
| 经　　销 | 各地新华书店 |
| 印　　刷 | 三河市嵩川印刷有限公司 |
| 开　　本 | 787 mm×1092 mm　1/16 |
| 印　　张 | 16 |
| 字　　数 | 279 千字 |
| 印　　数 | 1—2 000 |
| 版　　次 | 2022 年 1 月第 1 版　2022 年 1 月第 1 次印刷 |
| 国际书号 | ISBN 978-7-5192-8951-5 |
| 定　　价 | 88.00 元 |

# 石门外治流派丛书
# 编委会

# 丛书序

中医外治疗法是祖国医学伟大的瑰宝，早在1973年马王堆汉墓出土的《五十二病方》中就有36种病在治疗时用到了外治疗法，之后《金匮要略》《外科正宗》《证治准绳》《石门外治流派》等历代医书中都记载了大量的外治疗法。

"传承精髓，守正创新"，石门皮肤团队在李领娥教授的带领下，深入挖掘古今中医药的精髓，在前人的基础上，进行继承和创新，在皮肤科临床中运用30余种"简、便、廉、效"的中医外治疗法，来解决患者看病难、看病贵的问题。如火针疗法，通过对火针针具的改良，研制出新型李氏针具，拓展了火针疗法的治疗范围，广泛用于皮肤科。《针灸聚英·火针》曰"人身之处皆可行针，唯面上忌之"，而改良的火针可以治疗面部各种皮损，同时还解决了奇痒、难消、疼痛三大皮肤科的难点问题。还有蜡疗疗法、小针刀疗法、盐熨疗法等，具有患者痛苦少、操作简单、费用低等特点，可极大缩短皮肤病的治疗疗程，并得到国内外同行的一致赞许，同时吸引大量皮肤科同人前来观摩学习。

"火曰炎上"，凡具有温热、升腾作用的事物均归属于火。中医外治疗法中的火针、火疗、中药热奄包、拔罐、灸、熨、蜡疗、中药熏蒸等治疗归属于火。同时这些疗法属于外治疗法中的温法，在治疗久病不愈、瘙痒剧烈的皮肤病方面疗效显著。

"水曰润下"，凡具有寒凉、滋润、向下运行的事物均归属于水，中医外治疗法中的活性氧水浴、中药药浴、离子喷雾、中药淋洗等治疗归属于水。这些疗法属于外治疗法中的润法，针对糜烂、渗出、红色斑丘疹的皮损疗效显著。

"木曰曲直"，凡具有生长、生发、条达舒畅等作用或性质的事物均归属于木。中医外治疗法中的中药烟熏、中药面膜、中药封包等治疗归属于木。这些疗法属于外治疗法中的和法，针对皮肤干燥、肥厚的皮损疗效显著。

"土爰稼穑"，凡具有生化、承载、受纳作用的事物均归属于土。中医外治疗法中的中药湿敷、穴位贴敷、穴位埋线、脐封等治疗归属于土。这些疗法属于外治疗法中的调法，针对慢性皮肤病如慢性荨麻疹、湿疹、银屑病等疗效显著。

"金曰从革"，凡具有清洁、肃降、收敛作用的事物均归属于金。中医外治疗法中的梅花针叩刺、针刺、中药化腐清创、刮痧、中药灌肠等治疗归属于土。这些疗法属于外治疗法中的通法，在治疗皮损肥厚、缠绵难愈的皮肤病方面，尤其是血热或热毒型皮肤病疗效显著。

在重点病种上，如白疕（银屑病）、粉刺（痤疮）、蛇串疮（带状疱疹）、白驳风（白癜风）、湿疮（湿疹）等都可使用中医外治疗法，每种疾病的外治疗法很多，如粉刺（痤疮）就有药物面膜、中药湿敷、中药涂擦、小针刀、火针、放血、拔罐、光电、果酸、激光等疗法，针对不同的皮损给予不同的治疗方法，极大地提高临床的治愈率和患者的满意度。

中医外治疗法具有"简、便、廉、效"的特色优势，为了更好地传承中医，使皮肤科同道能更好地学习和掌握石门外治中医适宜技术，我们将中医外治疗法进行了整理，编辑出版"石门外治流派"丛书，以供同道交流学习。

# 前　言

　　白癜风是一种较为常见的色素脱失性皮肤病，病因不明，易诊难治，白癜风的彻底治愈仍然是一个医学难题。该病不痒不痛，不影响患者正常的生理功能和活动，但会对患者的容貌造成损害，使患者在学习、就业、婚姻、社交中受到严重影响，给患者造成极大的心理负担与痛苦。白癜风患者比正常人更加敏感，容易产生自卑心理，甚至因此产生极端悲观的念头。每当遇到这样的患者，我们都为之遗憾，并深刻地感受到了一个医者的责任之巨。

　　目前我们虽然还没有找到一种彻底治愈白癜风的方法，但对于白癜风的病因及发病机制的认识已经取得了一定的进展，加之如今可选择的白癜风治疗方法也多种多样，尤其是中医中药治疗的优势逐渐显现出来，治疗的有效率也越来越高。出于对白癜风诊疗事业的热爱，并希望尽自己的努力为广大白癜风患者提供相对系统、全面的知识，我们在结合了自身多年临床诊疗的经验和心得后，历时多日，终于完成了此书。

　　在参阅国内外最新研究成果，并结合临床经验，系统、全面地阐述了白癜风诊疗的新理论、新标准、新方法、新技术。全书共分为3篇12章，上篇共8章，主要介绍了白癜风的概述、常见的发病因素、西医病因及病机、中医病因及病机、临床表现、诊断及鉴别诊断、治疗和防护；中篇1章，主要介绍了白癜风中医外治方法；下篇共 3 章，主要介绍了白癜风的辨证施治经验、临床用药经验、典型病案剖析等。我们在本书的最后以附录的形式添加了关于白癜风最新的相关指南，以供大家学习与参考。

本书理论与实践紧密结合，内容系统全面，着重于中西医白癜风临床诊疗的实践和研究，突出了科学性、指导性和实用性，既有现代医学的新研究成果，又体现了中医辨证诊疗白癜风的新经验、新方法、新技术，具有较高的学术价值和实用价值。本书是可供临床医师、医护人员、从事皮肤病的研究人员的参考用书，也是医学院校师生和广大医学爱好者颇有价值的参考用书。

为了达到全面、科学的阅读效果，我们参考了国内外较多的文献与著作，在此一并感谢他们！时间仓促，水平有限，对于本书中的不足和错误，也恳请专家、同行和读者们批评指正。

编者

2020 年 7 月

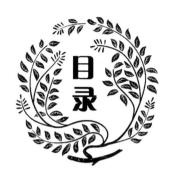

# 上　篇

第一章　白癜风概述 …………………………………………………… 3

　第一节　古代医家对白癜风的认识 …………………………………… 3

　第二节　近代、当代医家对白癜风的认识 …………………………… 6

　第三节　白癜风的流行病学 …………………………………………… 27

第二章　白癜风常见的发病因素 ……………………………………… 29

第三章　白癜风的西医病因及病机 …………………………………… 35

第四章　白癜风的中医病因及病机 …………………………………… 46

第五章　白癜风的临床表现 …………………………………………… 51

　第一节　白癜风皮损表现 ……………………………………………… 51

　第二节　白癜风的分型 ………………………………………………… 53

　第三节　白癜风的分期 ………………………………………………… 56

第六章　白癜风的诊断与鉴别诊断 …………………………………… 57

　第一节　皮肤病的诊断方法 …………………………………………… 57

　第二节　白癜风的病史采集 …………………………………………… 61

　第三节　白癜风的诊断 ………………………………………………… 63

　第四节　鉴别诊断 ……………………………………………………… 65

第七章　白癜风的治疗 ································· 74

　　第一节　白癜风治疗的研究进展 ················· 74

　　第二节　白癜风的中西医结合治疗 ··············· 95

　　第三节　难治性白癜风的治疗 ·················· 107

第八章　白癜风的防护 ···························· 114

# 中　　篇

第九章　白癜风的中医外治方法 ····················· 127

　　第一节　火针疗法 ··························· 127

　　第二节　拔罐疗法 ··························· 129

　　第三节　放血疗法 ··························· 131

　　第四节　毫针疗法 ··························· 134

　　第五节　耳穴贴压疗法 ······················· 136

　　第六节　药灸疗法 ··························· 138

　　第七节　穴位埋线疗法 ······················· 140

　　第八节　表皮移植法 ························· 142

　　第九节　光疗法 ···························· 145

# 下　　篇

第十章　辨证施治经验 ···························· 155

　　第一节　辨治法探究 ························· 155

　　第二节　从病因辨治 ························· 160

　　第三节　从脏腑辨治 ························· 161

第十一章　临床用药经验 ·························· 162

　　第一节　常用中药 ··························· 162

第二节　中成药 ·········································· 209

第三节　外用药 ·········································· 212

第四节　临床常用方剂 ·································· 212

**第十二章　典型病案剖析** ······························ 215

第一节　气血失和证 ···································· 215

第二节　肝郁气滞证 ···································· 219

第三节　肝肾不足证 ···································· 225

**参考文献** ················································ 232

**附录** ···················································· 235

附录一　白癜风的诊疗共识（2018 版） ·············· 235

附录二　白癜风中医治疗专家共识 ···················· 240

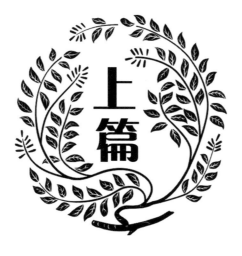

上篇

# 第一章 白癜风概述

## 第一节 古代医家对白癜风的认识

白癜风是一种常见的后天性的由于各种原因导致黑素细胞破坏所引起的色素脱失性疾病，表现为局部色素脱失斑。表皮、黏膜及视网膜皆可累及，毳毛及毛发亦可变白。该病无明显性别差异，大多数患者青少年期起病，儿童和老年人也可发病。祖国医学文献对白癜风记载较早。中医古籍中对白癜风的相关记载中称为"白癜""白驳""斑白""斑驳""白癜风""白驳疯"等。

### 一、春秋战国时期

1. 中医对本病的最早的认识是在《五十二病方》中，书中的"白处""白毋奏"等是指包括白癜风在内的色素脱失性皮肤病，文中记载"白处方：取灌青，其一名灌曾，取如口口盐廿分斗一，灶黄土十分升一，皆治，而口口指，而先食饮之。"

2.《黄帝内经》中阐述的医学理论为后世治疗白癜风奠定了理论基础，如《素问·六节脏象论》曰："肺者，气之本、魄之处也，其华在毛，其充在皮。"《素问·阴阳应象大论》曰："病之始也……其在皮者，汗而发之。"论述了皮肤的生理和病理及治疗原则。《素问·风论》篇曰："风气藏于皮肤之间，内不得通，外不得泄。"久而血瘀，皮肤失养变白而成此病。《素问·调经论》篇也指出"血气不和，百病乃变化而生"。

### 二、汉代

《华佗神医秘传》："治白癜风方：苦参三斤，露蜂房（炙）、松脂、附子（炮）、防风各三两，栀子仁五两，乌蛇脯六两（炙）、木兰皮若干，共捣为末，一服一匕，陈酒下。外用附子、天雄、乌头各三两，防风二两，以豚脂煎膏涂之。"已经开始使用内服和外治相结合的方法治疗白癜风。

### 三、晋代

《葛氏方》云："白癜风，一名白癞，或谓龙舐。此大难疗。取苦瓠经冬干者，穿头圆如线许，以物刺穰使遍，灌好酢满中，面封七日。先以皂荚葛揩，使微伤，以瓠中汁涂之。"白癞之病与现代的麻风病相似，由于当时条件受限，可能将其与色素减退性皮肤病混为一谈，抑或谓异病同治之论。

### 四、南北朝

《刘涓子鬼遗方》称白癜风为"白定""白驳"，如"治白定方：树穴中水汁向冬者，熟刮白定二三过，即愈，枫树胜也。又方：疗颈及面上白驳浸淫渐长有似癣，但无疮方，取燥鳗鲡鱼，炙脂出，以涂之。先拭驳上，外把刮之，令小燥病，然以鱼脂涂，便愈。难者不过三涂之。"

### 五、隋唐

1. 隋代巢元方主编的《诸病源候论》 是我国现存最早的专门论述白癜风病因病机及有病情描述的巨著，该书首次正确提出了白癜风的命名，称之为"白癜"，并详细阐述了本病的病因病机及症状，指出："白癜者，面及颈项身体皮肉色变白，与肉色不同，亦不痒痛，谓之白癜，此亦风邪搏于皮肤，血气不和所生也。"

2. 唐代孙思邈《备急千金要方》 "白癜风，灸左右手中指节去延外宛中三壮"，首次提出了以灸法治疗白癜风。

3. 唐代王焘《外台秘要》 首次提出了饮食禁忌及食补方法，强调服药时"兼食诸肺尤妙。忌食芜荑热面、猪蒜油腻等"。

### 六、宋金元

1. 宋代官修方书《太平圣惠方》 称白癜风为"白驳风"，曰："多生于颈面，点点斑白，但无疮及不瘙痒，不能早疗，即使浸淫也。"对白癜风的发病机制亦有新的见解，如云："夫肺有壅热，又风气外伤肌肉，热与风交并，邪毒之气，伏留于腠理，与卫气相搏，不能消散。令皮肤皱生白斑点。"

2. 宋代赵佶编著《圣济总录》 称白癜风为"驳白""斑白""斑驳"，文中记载："白癜风之状，皮肤皱起，生白斑点是也，由肺藏壅热，风邪乘之，风热相并，传流荣卫，壅滞肌肉，久不消散故成此也。""白驳之病，其状斑驳如癣，过于疮疡，但不成疮尔，皆由风热搏于肤腠，脾肺二经不利也。"作者提出了白癜风的发病原因，还观察到白斑内毛发可以变白。

3. 元代危亦林的《世医得效方》　有"紫癜白癜两股风，附子硫黄最有功，姜汁调匀茄蒂蘸，擦来两度更无踪"之记载，将紫癜风和白癜风相混淆。

### 七、明清

明清两代是中医外科的发展时期，出现了诸多的外科专著，对于白癜风从病因病机、症状、治疗等诸多方面进行了详细论述。

1. 明代陈实功著《外科正宗》曰："紫白癜风，乃一体二种，紫因血滞，白因气滞，总由热体风湿所侵，凝滞毛孔，气血不行所致。此皆从外来矣。初起毛窍闭而体强者，宜万灵丹以汗散之，次以胡麻丸常服，外用密陀僧散搽擦，亦可得愈。"

2. 明朝周定王朱棣收集编写的《普济方》：有"肺风流注皮肤之间，久而不去也……皆有风热搏于肌腠，脾肺经不利也"的记载。

3. 明代龚廷贤《寿世保元》：指出白癜风"因心火之汗出，与醉饱后，毛窍开时，受风侵逆皮腠所致，而生食后即睡者常有之"。"紫癜风、白癜风乃因心火汗出及醉饱并浴后毛窍开时。乘风挥扇得之，扇风侵逆皮腠所致，宜服胡麻散或追风丸，外以洗擦药涤之。"文中记载可能与汗斑相混淆。

4. 明代李梴《医学入门》："赤白癜风属肝火，面皮、颈项、身体皮肉变色。赤者，谓之赤癜；白者，谓之白癜，乃肝风搏于皮肤，血气不和所生。"认为本病的发病是内因所致，肝火旺盛，热极生风，风自内生，导致气血不和，发于皮肤。

5. 明代孙志宏《简明医彀》："白癜风者，身、面、颈项、皮肤生紫白癜，并不痛痒。此亦风邪搏于肤腠之间，气血不和而成。"

6. 清代吴谦著《医宗金鉴·外科心法要诀》指出："此证自面及颈项，肉色忽然变白，状类斑点，并不痒痛，由风邪相搏于皮肤，致令气血失和。"在治疗上主张："施治宜早，若因循日久，甚者延及遍身。初服浮萍丸，次服苍耳膏；穿山甲片先刮患处，至燥痛，取鳗鲡鱼脂，日三涂之。"

7. 清代《外科大成》：称为"白驳疯"，治疗上主张内服、外敷药物并用。

8. 清代《文堂集验方》：病因为"脾滞而生，食后即睡者常有之"。

9. 清代《疡科大全》："白癜风，此病因脾积热，不能生金，肺虚受风，燥其津液，夫血赖脾摄而行，今脾为邪热所困，不能统血而行，肺受风邪，壅滞于皮毛，气血不和，运行失节，风邪所壅之处，渐变为白矣。然四肢为脾之本，皮毛乃肺之合，古起于手足者居多。"

10. 清代王清任著《医林改错》：首次提出白癜风由"血瘀于皮里"所致，主张用活血化瘀法，自创通窍活血汤化裁治疗，为祖国医学治疗白癜风开拓了一条新途径。

（邱洞仙）

# 第二节 近代、当代医家对白癜风的认识

## 一、傅魁选教授经验

傅魁选教授认为白癜风是风邪相搏于肌肤，气血失和所致，但该病的病机关键不在于风，而在于局部的气血瘀阻，经络不通。正如《素问·风论》篇所云"风气藏于皮肤之间，内不得通，外不得泄"，久而血瘀，皮肤失养变白而成此病。治疗上以补血、养血、通络为主，祛风为辅，认为气血得调补，经络得通畅，风邪必能除。自拟玄机汤治疗，药物组成：紫草、草河车、丹参、川芎、浮萍、刘寄奴、琥珀、地龙、牡丹皮、土鳖虫、威灵仙，突出了理血活血、通经活络的治疗思想。

## 二、顾伯华教授经验

顾伯华教授重视辨证论治，内外兼治，常针对白癜风的发生、发展与脏腑气血病理变化的辨证关系进行治疗，并提出了治疗白癜风六法：①祛风为先，辛散入肺达皮毛；②养血活血，善治风者先治血；③疏肝理气，开达毛窍解郁闭；④益气固表，辨病寓于辨证中；⑤补肾益肺，金水同源治病根；⑥浸渍外治法，直达病所取捷径。顾老很重视古方的应用，若见营血不足，血虚生风者，当治以补益心脾，常用归脾汤、四物汤加减；若证为肝郁气滞，气血失和，治当疏肝理气，开达郁闭，取小柴胡汤合逍遥散加减；若辨证为气虚，卫阳不固者，治当用益气固表合祛风之品，取玉屏风散加味。顾老还非常重视特色用药，如在治疗风湿搏于肌肤，气血失和之证时，凡由外风而发者，

常取苍耳子、浮萍为君；在祛风药中常配伍白蒺藜透表。若病程较长，风邪入络，又常辅以乌梢蛇、广地龙搜剔深入经络之风。治疗血虚生风证时，喜用桂枝，藉桂枝疏通经脉，助养血活血之功，并能调和营卫。对于表虚患有白癜风者，重用黄芪补气固表，又伍同防风、白术以祛风健脾。顾伯华教授认为白癜风的发生，无论是由外风而发，还是因内风而得，都与禀体肾气虚损、肺气不足密切相关，故除用补益肺气之品外，更注重色黑入肾的药物，如熟地黄、黑芝麻、黑玄参、墨旱莲、制首乌等；常嘱白癜风患者宜将含自然铜的药渣外洗，并建议其在生活用水及煮药时加入铜块共煮。

**三、张作舟教授经验**

张作舟教授认为白癜风是先天禀赋不足，或后天失于调养所致。病因病机应责之于三点一要，即肝肾阴虚为本；风湿侵袭为标；日久气滞血瘀为主；脾胃虚弱为要。张作舟教授根据本病病因及兼证不同，将本病分为四型，用药以消斑方为基础，又各有侧重：①阴虚内热型：改熟地黄为生地、加北沙参、牡丹皮、地骨皮等；②肝气郁结型：将熟地黄改为生地，加郁金、香附、白芍等；③气滞血瘀型：加桃仁、红花、鸡血藤等活血化瘀之品，另配桂枝、僵蚕以祛风通络行气；④脾气虚弱型：则重用黄芪，酌加党参、苍术、厚朴等以补生化之源，去柴胡以防伤气。根据白癜风发病季节不同酌情选用不同药物：若夏季发病或加重者加紫草、茜草等凉血活血药；冬季发病或加重者加桂枝、细辛温经通络药；春季发病或病情加重者加浮萍、沙苑子等。

**四、张志礼教授经验**

张志礼教授根据《诸病源候论》关于白癜风的论述，认为肝主藏血，性喜调达而主疏泄，如情志不舒，致肝气郁结，气机不畅，复感风邪，搏于肌肤，致局部皮肤气血失和，则易发生白癜风。张志礼教授在治疗上抓住"气滞"和"风邪"这两个主症，在用药上首先选柴胡、枳壳、白芍等疏肝柔肝，理气解郁之品；其次用白术、茯苓等健脾益气，再加白附子、防风以共同扶正祛邪。此外，根据中医理论"气为血之帅，血为气之母"，气滞则血瘀，血瘀则气更滞，故行气通络的同时还需活血散瘀，应加用当归、丹参、香附、郁金、红花、益母草等品。这样三组药物共达理气解郁、化痰通络、疏风祛邪之目的。在临床上常将白癜风分为肝肾阴虚、心脾两虚、肝郁气滞等 3 个证型。

### 五、庄国康教授经验

庄国康教授认为白癜风是由肾气不足、肾精匮乏、气血生化无源、风邪客于肌表、气血失和、气滞血瘀而发病。因而根据临床经验提出以滋补肝肾、活血化瘀相结合治疗本病。故内服经验方中常选用熟地黄、何首乌、黑芝麻、桑葚子、菟丝子滋补肝肾；茜草、赤芍、桃仁、红花、当归尾活血化瘀。外治上，常采用高粱膏（即高粱醋，经煎制、浓缩配成醋膏）以调和气血，滋肤散瘀。庄国康教授认为本药单独用于治疗少年白癜风效果佳，若配合内治药则效果更著。对于局限型的白癜风患者，常用围刺法治疗。即取 1.5cm 长毫针，刺白斑边缘，向心性皮下斜刺，留针 30 分钟反转，每隔 5 分钟反转捻转 1 次，以促进局部皮肤充血而消除白斑。

### 六、欧阳恒教授经验

欧阳恒教授以善于运用中医理论攻克皮肤疑难杂症著称，在临床几十年经验中探索出各种治疗皮肤病的方法和途径。其中在白癜风的治疗上，以取类比象，以色治色法临床应用最广。欧阳恒教授认为白癜风的发病机制为"气血失和，久病成瘀"，在辨证论治的指导下，采用取类比象的方法，以药物的外观颜色反其皮损之色即"以色治色法"来指导临床用药。具体治疗为：在调和气血、滋益肝肾的大法下选用带紫色或紫红、紫黑色的药物，如紫草、紫苏、紫河车、紫背浮萍、自然铜等，一则"取其入血"，另则意欲"以药之黑"反其"皮损之白"。在此基础上，参照古方白驳丸及浮萍丸制成了紫铜消白方（主要由紫铜、紫背浮萍、紫河车、紫丹参、紫草等药物组成）。

### 七、禤国维教授经验

禤国维教授认为其病机有三点：其一，风湿之邪搏于肌肤，气血失畅，血不荣肤所致，常用白蒺藜、白芷、蝉蜕、浮萍、苍术等。其二，对于因情志损伤或因白癜风致情志抑郁，肝失调畅，气血失和，肌肤失养，常用鸡血藤、丹参、红花、赤芍、川芎等。其三，由于本病持续时间长，久病伤损，致肝肾亏虚，故常用女贞子、旱莲草、首乌、补骨脂补肾壮阳，蒺藜平肝潜阳、疏肝解郁等。同时禤国维教授认为治疗疾病之宗在于阴阳平衡，因此在上述病机认识基础上选用黑白配对的方药进行治疗，黑色药物多为滋补肝肾、调和气血之品，而白色药物重于祛风、除湿、疏肝。其常用药对有：菟丝子、白蒺藜；旱莲草、生牡蛎；玄参、白芷；乌豆衣、白芍；牡丹皮、白鲜皮；补骨脂、白术等，以达到祛风疏风除湿、理血和血、调补肝肾之功效。我们可以看出其治疗方法与欧阳恒教授以黑制白的治法迥异，但临床上同样可以达到较好的治疗效果。

### 八、马绍尧教授经验

马教授从事中医皮肤科临床多年，以辨证治疗皮肤病见长，尤善治疗白癜风、黄褐斑、脱发等顽固性皮肤病。辨证治疗有虚损体征的顽固性皮肤病，临床疗效满意。

马教授认为该病多因先天禀赋不足或后天失养所致。病因分内因、外因，其中内因为发病之本，是该病发生发展的主要原因；外因是发病诱因或使病情加重的因素；内外因相互作用导致白癜风的发生和发展。内因主要由胎中秉承，先天肝肾不足；后天饮食失节，脾胃失养；七情所伤，脏腑功能失调而引起。外因主要受风、寒、暑、湿、燥、火六淫之邪，邪侵皮腠，或外邪入里羁留。该病病机为先天禀赋不足，肝肾亏损，精血生化乏源，皮肤失于濡养；饮食不节致脾胃运化失常；气血生化不足或蕴阻中焦；过急、过悲、过怒等情志不遂，可致肝失调达，气机不畅，瘀滞生白斑。外感风邪，肺卫失宣，卫气郁阻，肌腠闭塞，皮毛无所主，发为白斑无定处；感受热、燥、湿、寒邪，可致热阻气机、燥热伤阴、湿久化热、寒羁化热，使皮腠脉络受遏而见白斑。久病多瘀，久病及肾，不论病因起于何邪，最终表现为血瘀阻络，肝肾亏虚，肌肤失于荣畅故色白。

马教授将白癜风分为四个证型：营卫不和证、风湿热证、气滞血瘀证与肝肾不足证。营卫不和证：初期见灰白色斑片，边界模糊，伴有恶风、乏力、苔薄舌淡、脉浮数等症，治宜调和营卫，桂枝加当归汤加减。常用药：桂枝、白芍、甘草、大枣、当归、鸡血藤、荆芥、防风、苍术、女贞子、旱莲草。风湿热证：白斑多在面部，发展快，常伴有瘙痒、倦怠、胸闷、苔薄黄舌红、脉滑数等症，治宜清热利湿，活血祛风。常用药：苍术、白术、黄檗、土茯苓、白鲜皮、当归、白蒺藜、苍耳草、豨莶草、首乌藤、赤芍、白芍、泽兰、秦艽。气滞血瘀证：白斑散在，伴有性情烦躁不安、胸胁胀痛、夜眠不安、苔薄舌紫、脉弦细等症。治宜理气活血。常用药：柴胡、当归、白芍、香附、郁金、丹皮、地龙、白蒺藜、丹参、益母草、川芎、莪术、紫草、浮萍草。肝肾不足证：白斑色暗固定，境界清楚，病久常伴有头昏耳鸣、腰酸肢软、苔薄舌淡、脉沉细等症。常用药：熟地、山茱萸、怀山药、枸杞子、女贞子、旱莲草、菟丝子、桑葚子、仙灵脾、肉苁蓉、白蒺藜、桂枝等。

马教授在治疗白癜风用药选择上用药灵活、轻重自如。根据患者的病情轻重缓急虚实而下，仔细辨证，斟酌而定。单味中药剂量少则用3~6g，多至30g，黄芪甘，微温，归肺脾经，具益气升阳、益卫固表、托毒生肌、利水退肿之功效。生黄芪味轻，补气不滋腻，炙黄芪味厚，强于滋补。故益气升阳宜炙用，固表托毒利水宜生用。如患者苔腻，舌边齿痕明显，酌加生黄芪以益气健脾不留湿。如患者久治不验，苔薄舌淡，伴见肝肾不足证候，则多用炙黄芪以补气效强。赤芍性味偏凉，可凉血活血。白芍养血柔肝，缓急止痛，敛阴。故用于治疗营卫不和证的白癜风时以桂枝通阳，白芍和营。治疗风湿热证的白癜风时，则多用赤芍以凉血活血。膏方是根据整体观念、辨证论治思想，以促成滋补强身、抗衰延年、祛病纠偏的中药方剂，临床上常用于治疗带有虚损体征的慢性病。临床上肝肾不足证白癜风患者较多见，冬令时节马教授常通过膏滋药物对该型患者进行滋补肝肾、调和气血，以达到"祛病强身"的作用。常以四君子汤、五子衍宗丸、六味地黄丸、二陈汤、逍遥散、二仙汤等诸方合用，方中生地、山茱萸、怀山药、枸杞子、女贞子、旱莲草、仙灵脾、仙鹤草滋补肝肾；丹参、当归、白芍养血活血；川芎活血祛风；党参、太子参、白术、茯苓、甘草健脾益气，通过益气血、补肝肾、健脾胃等全方位调节身体功能之功。马教授治疗该病时常加用理气助消化的药物，醒脾健脾和胃。时刻谨记"脾胃为后天之本，气血生化之源""补而不腻"。脾胃健，则气血化生有源。

中西医结合的思维方式，是指中医辨证与辨病相结合，充分利用中医的理论体系和知识，同时了解疾病的西医病理基础及中药的现代药理学内容，在辨证的基础上加以辨病，则能够取得更好的疗效。西医认为，白癜风的发病机制主要有自身免疫学说、黑素细胞自毁学说、微量元素学说、遗传因素等。而在治疗白癜风有效的中药中，有许多可以从现代药理学角度揭示其产生疗效的可能机制。如马齿苋、决明子、独活、羌活、虎杖、补骨脂、白芷、沙参、麦冬等可增加光敏作用；旱莲草、无花果、潼蒺藜、地黄、骨碎补、紫草、甘草、细辛、刺蒺藜、乌梅、女贞子、菟丝子等能激活酪氨酸酶活性；补肾药物中补骨脂、女贞子、菟丝子、枸杞子、何首乌、人参、生黄芪、山茱萸、白术、茯苓、黄精等可以增强机体免疫功能；透骨草、旱莲草、茜草、益母草等能促进黑素形成；自然铜、浮萍、珍珠母、牡蛎、银杏等含有人体必需微量元素。

该病病程较长，反复难愈，给患者带来很大的心理压力。患者因长期患病以及损容性的外在表现，容易情绪低落，对疾病的恢复不利。还易"木旺克土"，致脾土虚弱，气血生化乏源。临床上可表现为胃脘胀气、泄泻等。故马教授遣方用药时，常加强疏肝解郁兼健脾化湿理气之品。门诊时也常用幽默的语言，通俗易懂的道理，解开患者心结，鼓励患者树立与疾病长期作战的必胜的信念，增强治疗信心，提高生活质量。

### 九、贺普仁教授经验

贺普仁认为，白癜风的临床表现为皮肤突发圆形白斑，并逐渐扩大，边缘肤色加深，中心或可有褐色斑点。日晒后灼热发红，周身上下都可发病，常给患者造成心理压力。其病机主要为气机失和，气血凝滞。《圣济总录》曰："白癜风……由肺脏壅热，风邪乘之，风热相并，传流营卫，壅滞肌肉，久不消散故成此也。"贺老治疗白癜风，常灸侠白，配合采用阿是穴火针点刺、背部放血拔罐和局部围刺。灸侠白采用艾卷温和灸，微热刺激穴位，每次半小时，增强行气活血之效。肺气调，气血荣，则斑可消。

### 十、蔡瑞康教授经验

蔡瑞康教授在多年临床实践中总结出，白癜风发病多由肝肾不足、气血失和、风邪侵袭、气滞血瘀等致肌肤失养，加之个体遗传因素、精神及免疫因素、内分泌紊乱、微循环障碍、微量元素缺乏及局部黑色素细胞功能抑制等综合作用造成。蔡老认为，白癜风以肝肾不足为本，兼有肺卫不固、气滞血瘀。故治疗原则以滋补肝肾、益气固卫、活血化瘀为主，基本方以滋补肝肾药物为主，根据不同病证加减：阴虚阳亢者加勾藤、煅磁石、煅龙骨、煅牡蛎；阴虚者加石斛、元参、玉竹、麦冬；脾虚者加茯苓、山药、大枣。同时蔡老认为"久病必有瘀"，病程长者大多兼有瘀证，治风先治血、血行风自灭。因此组方中适当加用活血化瘀药，如红花、丹参、鸡血藤，急则治其标、缓则治其本，气滞血瘀者，经活血化瘀，气血通畅白斑自消。肝肾不足之补益肝肾，疗程较长，可达半年甚至更长，这就是大多数白癜风治疗较慢的原因。

蔡老主张患者小量长期补充铜、硒、锌等微量元素，小量间断口服左旋咪唑调节免疫。研究认为，铜低下与白癜风有关，长期缺铜将出现铁失利用而导致血清铁升高，长期缺铁引起白癜风，缺硒后人体免疫功能低下使自身免疫反应加重。系统观察统计 2009 年蔡老治疗各型白癜风患者 68 例，其中局限型 15 例，散发型 32 例，泛发型 3 例，肢端型 5 例，节段型 13 例，经治疗 6 个月后，总有效率达 81.1%，治愈率达 55.4%。蔡教授治疗白癜风通过口服中药滋补肝肾、活血化瘀，增强血流动力，改善微循环，增加皮损部位的营养；通过辨病辨证，合并用滋阴药或健脾益气药而达到扶正祛邪，扶正固本的目的；通过补充微量元素调节免疫，使机体恢复到免疫稳定状态。根据不同部位选择不同外用药物，配合局部黑光灯照射，通过不同途径刺激局部黑色素细胞增生，从而达到治疗白癜风的目的，蔡老所用药物剂量偏小，且中西药各服 20 日停 10 日，交替停，减少了长期连续服药带来的不良反应，疗效较好。总之，蔡老采用中西药口服，局部外用药物配合稀土黑光灯照射治疗白癜风，具有疗效好、疗程短、不良反应小等特点，值得临床推广。

### 十一、许铣教授经验

许铣教授在多年的临床实践中，既遵循中医辨证论治的基本原则，以辨证为主，同时又吸收现代医学的新理论，衷中参西，提高了临床组方用药的针对性及整体性，尤其擅长运用中西医理论治疗皮肤科常见的慢性顽固性疾病。

1. 辨证论治　白癜风中医称之为"白癜""白驳""白驳风"等，对其病因病机的最早认识可见于隋代《诸病源候论》"白癜者……此亦风邪搏于皮肤，血气不和所生也"；《圣济总录》中说："论曰白癜风之状，由肺脏壅热，风邪乘之。风热相并，传流营卫，壅滞肌肉，久不消散故成此也。"《医宗金鉴·外科心法》指出："此症自面及颈项，肉色忽然变白，状类斑点，并不痒痛、若因循日久，甚至延及全身。由风邪相搏于皮肤，致令气血失和。"许铣教授认为本病病变虽在皮肤，病因却在内，致病因素主要为外邪、情志、饮食、外伤方面，素体虚弱，腠理不固，易乘虚而入，致经脉不通、气血失和，血不荣肤；或情志内伤，忧思过度，肝气郁结，气机不畅，疏泄失常，气血运行失调；或饮食失节，伤及脾胃，致气血运化失常，不能散精于血，荣养肌肤；或跌打损伤，至脉络瘀阻，气血失和，则肌肤腠理失养；或肾精亏虚、肝血不足，致机体气血不和，血不荣肤。证属本虚表实，外受风湿之邪，客于肌表，致局部经脉气血运行不畅，瘀阻脉络，血不荣肤，此为病之标。而肝脾肾亏，气血失和，此为病之本；临床常见气血失和、肝郁脾虚、风挟血瘀、肝肾不足等型，根据辨证分别运用疏肝健脾、活血祛风通络、滋补肝肾等法治疗，并认为风邪致病贯穿于疾病的整个过程中，注重祛风通络法的运用，药用如白蒺藜、乌梢蛇、僵蚕、荆芥、防风、羌活、独活等并配合局部外用中药活血制剂，紫外线照射等疗法，达到了标本同治的目的，往往能取得较好的效果。

许铣教授对白癜风的常见辨证分型：辨证属于气血失和者，方剂常采用桃红四物汤加丹参、补骨脂、白芷、首乌、白蒺藜、姜黄等活血理气，本型往往见于白癜风的早期，症见身体各部位均可发病，白斑色淡，边缘模糊，发展缓慢，局限或大面积色素减退斑，兼见神疲乏力，面色㿠白，手足不温，舌淡苔白，脉细，或无自觉症状，治宜调和气血，祛风通络。辨证属于肝郁脾虚、风挟血瘀者则采用加味逍遥散加补骨脂、白芷、首乌、白蒺藜、郁金等疏肝滋肾，活血祛风；本型除了皮损外，往往有心烦易怒、纳呆、乏力困倦、失眠、舌质红或黯红苔薄白、脉弦细等脾虚肝郁的症候，宜疏肝健脾，活血祛风。肝肾不足者则采用六味地黄丸加桃仁、红花、补骨脂、白芷、首乌、白蒺藜、乌梢蛇、黄精、牛膝、淫羊藿、女贞子、旱莲草等滋养肝肾，活血祛风。其中乌梢蛇、白芷、白蒺藜等疏风；桃仁、红花、丹参活血；柴胡、郁金、香附等疏肝解郁；当归、首乌、赤芍、补骨脂、女贞子等滋肾养肝。本型患者往往见于白斑日久、长期精神紧张、烦躁忧郁、劳累过度等消耗日久导致精气亏耗严重，或先天禀赋不足，症见身体出现色素脱失斑或原有白斑近日有新扩展，伴有精神疲惫、腰膝酸软、头晕耳鸣、胸胁胀痛、烦躁、失眠健忘、脱发、妇女经少、经闭，男子精少等肾亏症候，舌质红或淡、少苔，尺脉沉细，治宜滋补肝肾，养血祛风。临床上本病患者经许铣教授中医辨证治疗后，不仅白斑明显消退，而且心烦失眠、饮食、月经及腰膝酸软等全身症状均能明显改善。由于中药大多是以健脾滋补肝肾治本为主，疏肝理气祛风活血等治标为辅，标本兼治，疗效往往持久，长期服用，对患者身体，尤其是小儿的生长发育有增强作用，而无不良影响。

2. 许铣教授临证治疗白癜风的特色 许铣教授在临床治疗白癜风时，往往中西医结合，衷中参西。遣方用药时，重视调肝运脾，同时还要结合患者局部皮损与全身情况进行辨证施治，如发病原因、病变部位、进展情况以及饮食、二便、睡眠、情绪等。对于儿童患者重视调理脾胃，也重视外治、内外治结合等。

（1）取类比象，从木比象，重视调肝法的运用：临床观察中，女性白癜风患者比例很大，而针对女性特殊的生理特点，论其病因病机，其中以肝的影响最大。肝主疏泄，性喜条达，女性易多忧思愤怒，郁结伤肝，肝失疏泄，引起全身气机失畅，以致全身气血津液的转化失常。白癜风以病发之如风无定处故其病名曰风，内风当生于肝，外感风邪致病，正气不足引发内风。西医对白癜风分型大体分为节段型与非节段型，非节段型又包括局限型、肢端型、散发型、泛发型。而节段型白癜风从发病分布特点及进展情况上看，犹如树木的枝杈或叶脉失去濡养而致枯黄不泽，加以局部外伤之力，其脉络受阻，瘀滞而不通，局部则不得濡养而脱色，而呈节段分布特点；再有本病春季发病居多，春季在脏和肝，为风所主，肝火易旺，导致肝之疏泄失常，气机郁滞，血行不畅、肌肤失养而致病；肝气郁滞，肝木克伐脾土，或先有脾虚，肝木相对过盛，则纳呆、纳差或挑食，水谷精微运化失司，肌肤失于荣养而发白斑。因此对于这型患者，许铣教授往往从疏肝以调气机，行气以开郁入手，兼健脾补肾。方药多选柴胡疏肝散、逍遥散、通窍活血汤、血府逐瘀汤、补阳还五汤、归脾丸、滋补肝肾丸、二至丸等辨证加减。肝气得疏，脾胃健，情志悦，气血畅，则肌肤得以润泽，而肝气太旺，勿忘佐以平肝息风之品。

（2）用药考虑发病部位，酌加引经药物：许铣教授在临证治疗白癜风时，常根据发病部位酌情使用引经药物，引药直达病所。其中发于头顶加藁本、柴胡、川芎、细辛、吴茱萸、白芷等；头面部者加蔓荆子、桔梗；眉毛、上睑者选龙胆草、菊花；眼周者选枸杞子；鼻部者加用苍术、辛夷；口唇部者加芡实；项部、上背部者加葛根；胸腹者选厚朴、青皮、瓜蒌；胁肋者加用柴胡、青皮、川楝子；腰部加生杜仲；白斑发于身体左侧者用川芎（左为气），右侧者用当归（右为血）；发于上肢用桑枝、片姜黄、羌活、独活等；发于下肢者加独活、牛膝、木瓜；发于外阴部选蛇床子、车前子。

（3）重视调理患者精神情绪及睡眠：《素问·举痛论》云："百病生于气也。怒则气上，喜则气缓，悲则气消，恐则气下，思则气结，惊则气乱。"情志变化会影响气机，气机运行不畅导致气滞血瘀，肌肤失养而发病。故历代医家主张："善医者，必先医其心，而后医其身。"白癜风多因情志不畅，忧郁烦恼而发病，发病后如果发病部位在暴露部位易影响美观，则更加重其精神压力及心理负担，白癜风对患者的心理影响远大于皮损本身。许铣教授十分重视患者精神情绪及睡眠对本病的影响，除了在门诊中适当的心理疏导以外，常仔细询问患者的精神情绪及睡眠情况，重视疏肝解郁、养血安神等法的运用，常用如酸枣仁、柏子仁、柴胡、郁金、珍珠母、远志、石菖蒲、合欢皮等，强调无论是医生，还是患者，一定要树立"白癜风可以治好"的信心，劝导患者放下心理负担，保持心情舒畅，往往可使治疗事半功倍。

（4）儿童患者重视调理脾胃：儿童白癜风与成年相比有其自身的特点，多伴有脾胃不适的症候，临床表现为厌食、挑食、时感腹胀等，舌象多淡胖或有齿痕。《育婴家秘·五脏证治总论》中指出："五脏之中肝有余，脾常不足，肾常虚。"小儿生机旺盛，营养物质需要量大，而脾胃的运化功能尚未健旺，相对而言"脾常不足"，治当健脾。许铣教授在儿童白癜风的治疗中重视健脾养血法的运用，补气健脾养血，常用参苓白术散有益气健脾、渗湿止泻之功效，主治脾虚夹湿证，主要药物为黄芪、党参、茯苓、白术、甘草、扁豆、山药、防风、丹参、砂仁、白蒺藜等。健脾贵在运而不在补，故在运脾药中加谷芽、麦芽，麦芽入脾主升，谷芽入胃主降，两者合用，开发胃气，宣发五味，使脾胃相合，升降有序，运化自如。异功散是由四君子汤加陈皮而成，常用于治疗小儿消化不良属脾虚气滞，故脘痞不舒、心烦易怒可取得良效。

（5）重视局部皮损与全身辨证相结合，内外治相结合：许铣教授也重视局部治疗，外治之理即内治之理，白癜风局部往往也以肝肾不足、气滞、气虚血瘀为主，另外酌加遮盖剂。外治多以活血补肾的配剂为主，如红花、补骨脂、白芷、丹参、姜黄等，遮盖剂则选用鲜核桃皮等。

（6）衷中参西，根据病情参考应用现代医学研究成果等：许铣教授在临床治疗白癜风时，往往衷中参西，根据病情适当应用现代医学对本病的一些研究成果，中西医结合，多管齐下，治疗此顽疾。①进展期白癜风，许铣教授常常给予小剂量泼尼松（5mg，每天1次）抗感染治疗，往往能有效控制疾病的进一步发展；②根据现代药理学研究成果，酌加药理上对白癜风确有疗效的药物，如补骨脂、白芷、独活、蛇床子、沙参、麦冬、防风、乌梅、鸡血藤、夏枯草、女贞子、旱莲草、白蒺藜、黄芩、泽兰、山慈姑、甘草等；③一些儿童患者，往往脾胃不好，吸收差，导致一些微量元素，如锌、铁、铜的摄入量减小，而这些正是色素生成的原料，除了中药辨证施治，许铣教授常建议患者坚持长期补充B族维生素、金施尔康或者善存等维生素，保证"色素"生成有足够的原料。

### 十二、蔡念宁教授经验

蔡念宁教授其治疗白癜风的思路秉承于赵炳南教授和张志礼教授"调和气血"理论，又汲取郭念筠教授"滋补肝肾"之说，经多年临床，并不断丰富和发展前辈的学术经验，提出白癜风的治疗既要兼顾个性与通性，又要顾及药理药性的相融，逐步形成了白癜风中医药诊疗特色，取得了良好的临床疗效。

1. 病因病机　白癜风是因先天禀赋不足或后天失养所致。病因分内因、外因，其中内因为发病之本，是本病发生发展的主要原因；外因是发病诱因或使病情加重的因素；内外因相互作用导致白癜风的发生和发展。内因主要由胎中秉承，先天肝肾不足；后天饮食失节，脾胃失养；七情所伤，脏腑功能失调而引起。外因主要受风、寒、暑、湿、燥、火六淫之邪，邪侵皮腠，或外邪入里羁留；或跌仆金刃烫伤、虫兽所伤等。先天禀赋不足，肝肾亏损，精血生化乏源，皮肤失于濡养；饮食不节致脾胃运化失常，气血生化不足或蕴阻中焦；过急、过悲、过怒等情志不遂，可致肝失调达，气机不畅，瘀滞生斑。外感风邪，肺卫失宣，卫气郁阻，肌腠闭塞，皮毛无所主，发为白斑无定处；感受热、燥、湿、寒邪，分别可致热阻气机、燥热伤阴、湿久化热，寒羁化热，使皮腠脉络受遏而见白斑；跌打损伤、金刃刀割、虫咬兽蚀、水火烫伤而引起气血逆乱，皮无所荣，积而为瘀，闭而不通，发为白斑。久病多瘀，病久入络，不论病因起于何邪，最终表现为血瘀阻络，肌肤失于荣畅故色白。不论内因外因，均影响脏腑功能所主，气滞血瘀为本病病机关键。

2. 辨证论治与加减用药

（1）辨证论治：主要辨证为气血失和、肝肾不足、气滞血瘀三证。

1）气血失和证：临床表现：病程多较短，疾病处于进展阶段。皮损色浅白、灰白或乳白，边缘清楚或欠清，形态不一，大小不定，单发或多发，无定处，常表现出面色苍白或萎黄，纳差、便溏等症状。舌质红或淡红，舌苔薄白，脉弦滑或缓。治法治则：调和气血。方药：白驳丸加减。药有鸡血藤、首乌藤、当归、赤芍、川芎、白蒺藜、白芷、补骨脂、防风、陈皮等。兼见风热者可加秦艽丸，兼见湿热者加除湿丸，兼见肝热者加泻肝安神丸，兼见血热者加凉血活血胶囊。

2）肝肾不足证：临床表现：发病时间较长，可伴有家族史，白斑局限一处或泛发，静止而不扩展，色纯白，境界清楚而周围肤色深，斑内毛发可变白。常伴有头晕、健忘、腰膝酸软、易疲劳、月经不调等全身症状。舌质淡红或暗红，舌苔薄少，脉弦细或沉。治法治则：滋补肝肾。方药：白癜风丸加减，药包括女贞子、旱莲草、沙苑子、菟丝子、枸杞子、桑葚、首乌藤、熟地黄、白蒺藜、香附等。儿童时期发病者多见本证，药宜缓和不滋腻。

3)气滞血瘀证：临床表现：病程长，白斑瓷白色。妇女常伴有月经不调，经血色暗有血块，或兼证不明显。舌黯、有瘀点，脉沉滑。治法治则：活血化瘀，通络润肤。方药：大黄䗪虫丸或通窍活血汤加减，药主要包括桃仁、红花、川芎、赤芍、鸡血藤等。

(2)加减用药：蔡念宁教授在治疗白癜风时不但紧紧围绕疾病的主要矛盾气血失和、肝肾不足、气滞血瘀来组方用药，而且善于根据患者的具体情况在主要治法治则的基础上随症加减变化，充分体现了中医个体化的治疗优势。主要加减变化有：风热盛者加桑叶、菊花、蝉蜕；偏于寒者加桂枝；上焦热盛者加黄芩、桑白皮；中焦有热者加黄连、知母；下焦有热者加黄檗、苍术；三焦热盛者加栀子；心火盛者加竹叶、灯芯草、莲子心；血热者加白茅根、生侧柏、牡丹皮、槐花、赤芍；脾虚湿盛者加生白术、生枳壳；湿热者加茵陈、佩兰、苦参；痰浊者加半夏、陈皮、茯苓、石菖蒲；烦躁易怒者加牡丹皮、栀子；情志不调者加柴胡、川楝子、郁金；眠欠安者加首乌藤、炒酸枣仁；肾阳不足者加仙茅、仙灵脾；脾气不足者加党参、黄芪；大便干燥者加熟军等。

(3)引经药的使用：白癜风可发生于身体的不同部位，蔡念宁教授在治疗白癜风时注重引经药的使用。根据发病部位用引经药，提高了用药的准确性，增加皮损部位的有效药量，从而提高疗效。如白斑发于身体左侧者用川芎，右侧者用当归；头面部者选桔梗；眉毛、上睑者选胆草、菊花；眼周者选枸杞子；鼻部者加用辛夷；口唇部的加芡实；项部、上背部者加葛根；胸腹者选厚朴、青皮、瓜蒌；胁肋者加用柴胡、青皮、川楝子；腰部加生杜仲；上肢用桑枝、片姜黄、羌活；下肢者加牛膝、独活；外阴部选蛇床子、车前子。

(4)常用方药解析

1)四生方：组成：生白术、生薏苡仁、生枳壳、生侧柏。解析：生白术益气健脾，生枳壳健脾理气，生薏苡仁健脾利湿，生侧柏清热凉血，四药合用，气血兼顾，以气为主，清热利湿，益气健脾，性味平和，攻补兼施，共奏调气和血、扶正祛邪之功。

2)四子方：组成：诃子、女贞子、地肤子、车前子。解析：女贞子补益肝肾，诃子敛肺下气，车前子利水清湿热，地肤子散风止痒，此方贯穿了驱邪扶正的思想，通过利湿、疏风散邪于外，同时补益肝肾于内。

3）四叶方：组成：桑叶、荷叶、枇杷叶、竹叶。桑叶疏风清热、清肺润燥，荷叶清暑利湿、升阳止血，枇杷叶化痰止咳、和胃降逆，竹叶淡渗利湿。四叶方重在驱邪，或疏风使邪自表解，或利湿使邪趋下渗，或化痰使邪从肺出，或清暑使邪自退去。

4）诃子：性平，味苦、酸、涩，归肺、大肠经。肺主皮毛，本品不仅可涩肠敛肺、降火利咽，还可引药达皮。

5）苏木：性微辛，平，味甘、咸，归心、肝、脾经。苏木入血分，活血祛瘀，通经止痛，李时珍在《本草纲目·苏方木》说：少用则和血，多用则破血。临床用于白癜风日久不散，以和血分、通经络、散瘀血、祛白驳，每获良效。

6）香附：性平，味辛甘微苦，归肝、肺、脾、胃、三焦经。《本草纲目》：香附之气平而不寒，香而能窜，其味多辛能散，微苦能降，微甘能和，乃足厥阴肝、手少阳三焦气分主药，而兼通十二经气分。临床用于治疗白癜风取其上下通行，外达肌肤并行气解郁之功。

蔡念宁教授治疗白癜风注重调和气血和滋补肝肾，有机地将患者的共性、个性及药理药性相融，形成了白癜风中医药诊疗特色。白癜风研究中需要现代医学理论与中药药理相结合。西医学认为白癜风是由于皮肤和毛囊的黑素细胞内酪氨酸酶系统的功能减退、丧失而引起的一种原发性、局限性或泛发性的色素脱失症。因此，蔡念宁教授在坚持辨证论治的基础上，在性味主治类似的中药中注重选择现代药理研究证实能调控黑素细胞内酪氨酸酶系统功能的药物。现代药理研究显示，能激活酪氨酸酶的光敏性中药有：补骨脂、白芷、独活、蛇床子、虎杖、沙参、麦冬、防风、乌梅、无花果等。鸡血藤、夏枯草、女贞子、薄荷、潼蒺藜、申姜、旱莲草、黄芩、泽兰、甘草和山（毛）慈姑对酪氨酸酶的激活作用均高于补骨脂素。而白蒺藜对酪氨酸酶有高浓度激活和低浓度抑制的双向调节作用。白癜风患者常为多种因素共同致病，几种证型间没有截然划分的界限，故治疗上多为各种因素综合考虑，采用补益肝肾＋活血化瘀＋引经药＋现代药理学酌选并用，注重加入行气通瘀之药，如川芎、川楝子、青皮、陈皮、苏木等行气理气、活血通经之品，根据患者地症候表现孰轻孰重，调整用药。针对儿童"阳常有余阴常不足"的生理特点，儿童白癜风治疗时可酌加黄连、竹叶、灯芯草等清心祛火，给邪出路，或消导调和脾胃诸药，以充后天之本。白癜风往往病情复杂，病程较长，治疗时不但需要紧紧围绕疾病的主要矛盾来组方用药，而且还要根据患者的具体情况在主要治法治则的基础上随症加减变化，在兼顾该病整体治疗通性、药理药性的基础上，充分体现中医药个体化的治疗优势。

### 十三、陈达灿教授经验

陈达灿教授在多年的临床实践中发现，肝肾不足及气血失和为本病的主要病机。治疗上善于运用滋补肝肾的药物，如常使用旱莲草、女贞子、补骨脂、菟丝子等药物。关于气血失和，陈达灿教授认为在小儿则主要因为先天不足，后天失养致脾肾两虚，易感风邪，继而出现气血失和。临床上此类患者常表现出面色苍白或萎黄、食欲缺乏、便溏等症状，治疗上重在健脾益气，多使用茯苓、白术、怀山药等健脾，使气血生化有源，重用黄芪以益气，以推动血液循环。对于成人，气血失和则多因情志不遂致气机阻滞，外感风湿热邪而致。临床上此类患者多表现为精神焦虑不安，纳眠差，舌红，苔薄黄，脉滑。治疗上重在疏肝理气、重镇安神及祛风除湿，多用牡蛎、龙骨、钩藤、防风等药物。陈达灿教授在临床上强调不同年龄患者的辨证治疗。小儿生机旺盛，但气血充足，脏腑娇嫩。本病年幼患者证候以脾虚为主，兼夹风湿证，故治疗上主要是健脾为主，辅以祛风除湿。且因小儿脏腑娇嫩，稚阴稚阳之体，易虚易实，不宜过用滥补的药物，故陈达灿教授临床上针对小儿少用黄芪、党参、首乌等药物。所用药物温和、剂量宜轻。对于青中年患者，其脏腑功能渐由盛转衰，其精血暗耗，阴阳渐亏，易出现脏腑功能失调。本病青中年患者常表现为肝肾不足为主的症状，故治疗上以补益肝肾为主。陈教授重视经络辨证，指出临床上好发于面部、四肢等暴露部位的患者占较大比例。而这些部位以阳经分布为主，故针对阳经使用相应药物可增强疗效。

### 十四、闵仲生教授经验

闵仲生教授认为，白癜风初发及进展期常表现为风湿外侵证，治当祛风除湿；白癜风静止期、中年白癜风患者常表现为气血失和证，治当益气养血；病久者、中老年患者常表现为肝肾阴虚证，治当滋养肝肾；因外伤诱发者、有同形反应者及中年女性白癜风患者常表现为气滞血瘀证，治当理气活血。白癜风发展迅速，春夏季或日晒后加重者多为血热夹风证，治当凉血祛风；病程较长者及挑食、偏食的青少年患者常表现为脾胃虚弱证，治当补益脾胃。白癜风的病因复杂，症状常有兼夹，闵教授认为，需要了解不同患者的侧重点，进行详细的辨证分析，才能确定证型，在明确治疗原则的前提下方可酌情加减。闵仲生教授认为，气血不和，津液不足，瘀血阻络，肌肤失之滋养，导致皮肤色素脱失而见白斑，故疏肝理气解郁、滋阴活血祛风治法贯穿白癜风治疗始终。肝郁气滞，气血失和者，治当疏肝理气，开达郁闭，取小柴胡汤合逍遥散加减；气虚，卫阳不固者，治当益气固表合祛风之品，取玉屏风散加味；营血不足，血虚生风者，治当补益心脾，常用四物汤、归脾汤加减；津液不足者，治当滋养津液，常用增液汤加南沙参、北沙参、石斛、玉竹、枸杞子、桑葚。根据气为血之帅、血为气之母、气滞则血瘀、血瘀则气更滞的理论，在临床上强调不同年龄患者的辨证治疗。正常小儿生机旺盛，气血充足，而白癜风患儿则因先天不足，后天失养致脾肾两虚，易感风邪，继而气血失和出现白斑。临床上患儿常表现纳差、便溏、面色苍白或萎黄等症状。治疗当益气健脾，祛风消斑。常用茯苓、白术、山药健脾，使气血生化有源，黄芪补益肾气，以推动血液循环。因小儿脏腑娇嫩，不宜过用滋补，故临床上药物宜温和，剂量宜轻，少用党参、何首乌。青年患者压力大，肝火旺，治疗首选疏肝理气解郁。中老年患者则因脏腑功能由盛转衰，精血暗耗，阴阳渐亏，临床上常表现肝肾不足为主的症状，治疗当补益肝肾为主。女子以肝为先天，宋代陈自明更有"凡医妇人，必先调经"的经验论述。闵教授临床治疗女性白癜风时，除了调肝血、疏肝郁、清肝火，更注重调经，月经通调则气血和顺，方能提高临床疗效。女性白癜风患者多因情志不遂，气机阻滞，外感风湿热邪而致气血失和，临床上常常表现为精神焦虑不安，睡眠差，舌红，苔薄黄，脉滑。治疗当疏肝理气、重镇安神，使用柴胡、郁金、龙骨、牡蛎、钩藤等。闵教授治疗白癜风还进行季节辨证。夏季发病或加重者加紫草、茜草等凉血活血药；冬季发病或加重者加桂枝、细辛、当归等温经通络药物；春季发病或病情加重者加浮萍、防风等祛风解表药。

### 十五、李文元教授经验

李文元教授认为白癜风的发病是由于"毒"损血络，导致气血、营卫失和，络脉失畅而发病。"内毒"所致病症，李教授将之总概为气郁化毒，营卫失和证。本型发病者多为性情忧郁或者过度要强者。皮损表现为白斑色泽明暗不一，无固定好发部位，发病可急可缓，情绪压抑或急躁易怒，情绪因素可诱发或加重病情，多见于女性，可伴有妇女月经不调、痛经，经行乳房胀痛，急躁易怒等症；苔薄白，脉弦。肝郁化火者，可兼见口干、口苦、便秘，失眠多梦，舌质红，苔薄黄，脉弦数等症。本病是气郁化火毒为患，表现为实证、热证，治疗方法是解郁化毒，调和营卫。现代社会是一个空前的工业化的社会，汽车尾气、工业化的各种排放物，大量的各种洗涤品、化妆品，食物中的各色添加剂、防腐剂及装修材料等，还有就是严重的光污染、噪声污染及全球气候变暖等对人体产生的直接的刺激和间接引起人体的免疫紊乱等，李文元教授认为可以概括为"外毒"致病说。"外毒"或搏于肌肤，或伤及脏腑，致气血不和，络脉失畅，发为白斑。这与传统中医认为白癜风的外因主要受风、寒、暑、湿、燥、火六淫之邪，邪侵皮腠，或外邪入里羁留，有一致性，但是李教授将这些因素概括为一个"毒"字，更形象地总结出病邪极盛而致病的特点。针对"内毒、外毒"所致白癜风，李文元教授创设解毒消白合剂。解毒消白合剂主要的药物有黄芪、白花蛇舌草、当归、川芎、自然铜、紫草、红花、何首乌、女贞子、旱莲草、补骨脂、蒺藜、白芷、防风等。纵观全方，具有益气化毒、调和营卫气血阴阳之效。

### 十六、王莒生教授经验

王莒生教授从事皮科临床工作几十年，在治疗白癜风上融汇了各家学说，形成了自己独特的理论体系，论述如下：

1. **基础药物选择**　王老治疗白癜风，用白芷、羌活、白蒺藜、白僵蚕、桑白皮、补骨脂、黑芝麻、荆芥、防风组成一个小的方剂，几乎每位患者均用。数味药主要归肺、肝、脾、胃、肾经，寒温适中，味辛发散，使药物更易直达肌肤，具有祛风燥湿、滋补肝肾的作用。采取取象比类或者取类比象的方法，以白治白、以黑打黑、以皮治皮、以皮达皮从而达到治疗的作用。现代医学研究表明，王老筛选的数味中药具有明显激活酪氨酸酶活性、光敏性、免疫抑制性的功效。

2. **脏腑辨证为主导**

(1)调养肝脏：《素问·六节藏象论》："肝应东方风木，通于春气，为阴中之少阳，内合于胆……肝藏血，为罢极之本……肝主疏泄，性喜条达。"表明肝藏血，主疏泄，喜条达，具有储藏血液和调节血量的作用。肝为将军之官，其性刚强，故须疏泄条达，以柔和为顺。情志精神因素在白癜风的发病过程中起着至关重要的作用，情志内伤影响肝之疏泄，肝郁气滞，郁久化热，肝火亢盛，导致肝阴不足，甚则阳亢化风、阴虚风动，产生不同阶段的病理变化。同时肝藏血，血液滋养五脏六腑、四肢百骸、腠理皮毛，一旦血虚，肌肤失养，则肌肤毛发会变白，故中医有"白色主血虚"之说。《本草经疏》亦认为白癜风是肝脏血虚生风所致，"盖肝为风木之位，藏血之脏，血虚则发热，热甚则生风。"王老非常重视肝脏功能，在不同的病理阶段分别加用不同的药物，肝气郁结，以调肝疏肝为主，选用柴胡、香附、郁金等药物；肝火上炎，选用清肝的龙胆草、夏枯草、黄芩等药物；肝阳上亢、肝阳化风加用镇肝、平肝、潜阳药物，如龙骨、牡蛎、磁石、紫石英、紫贝齿、天麻、钩藤等药物；肝阴不足、阴虚风动配合一贯煎、镇肝熄风汤，选用养肝、柔肝药物，如枸杞子、女贞子、旱莲草、当归、生地黄、白芍、沙参等药物。在综合考虑的同时，王老更重视养肝、调肝，多加四物汤养血润肤，用加味逍遥散以养血疏肝。

（2）补肾藏精：《素问·六节藏象论》："肾者，主蛰，封藏之本，精之处也，其华在发，其充在骨，为阴中之少阴，通于冬气。"《素问·灵兰秘典论》："肾者，作强之官，伎巧出焉。"指出肾为先天之本，生命之根，藏真阴而寓真阳，肾主骨生髓，主生长发育与生殖，肾藏精，精能化血。肾精不足，精不化血，肌肤失养，则皮肤会出现白斑。白癜风的家族遗传倾向、自身免疫的缺陷，均与肾脏功能有密切联系，该类白斑为纯白色，经久不愈，白斑处毛发亦白。因此，王老在治疗时根据病情会酌加补肾药物，如沙苑子、女贞子等。肝藏血、肾藏精，精血互化互生，皮毛腠理、肤色的晦明存亡，既依赖于肝肾精血的濡养，又需要肾气的温煦和肝气的条达。因此，滋补肝肾在白癜风的治疗中是比较重要的，对于更年期初发白斑的患者，会加强滋补肝肾、滋阴潜阳的作用。

（3）清宣肺卫：《素问·六节藏象论》："肺者，气之本，魄之处也；其华在毛，其充在皮，为阳中之太阴，通于秋气。"《素问·灵兰秘典论》："肺者，相傅之官，治节出焉。""肺在色为白"。肺主气，司呼吸，主治节，调节全身气机，推动血液运行及津液输布，合皮毛。由此可知，肺的生理功能正常，皮肤致密，毫毛光泽，抗御外邪侵袭的能力强；肺气虚损则阻碍气血流通，皮毛憔悴枯槁，皮肤的营养得不到改善，皮肤呈现色素脱失症状。正如《太平圣惠方·中风论》："夫白驳者，是肺风流注皮肤之间，久而不去之所致也，多生于项面，点点斑白，但无疮，及不瘙痒，不能早疗，即使浸淫也。"《普济方》中记载白癜风是"肺脏壅热，风邪乘之，风热相并，传流营卫，壅滞肌肉，久不消散，故成此也"。在临证时王老时常询问患者是否易患外感，有无咽痛、咳嗽、汗出之症，大便的性状，从而判断肺功能状态。根据不同的年龄段及其辨证的不同，分别给予宣肺，多选麻黄；肃肺，多选苏子；清肺，多选黄芩、石膏；泻肺，多用桑白皮、葶苈子等；温肺，多选甘草、干姜、麻黄等；润肺，多选沙参、麦冬等；补肺，多选熟地、当归、黄芪等；敛肺，多选五味子、乌梅等。并常常告诫学生，肺主皮毛，皮肤科疾患，一定要关注肺功能，才能取得良效。

（4）健运脾胃：《素问·经脉别论》指出："饮入于胃，游溢精气，上输于脾，脾气散精，上归于肺。"《素问·灵兰秘典论》："脾胃者，仓廪之官，五味出焉。"《素问·太阴阳明病篇》："四支皆禀气于胃，而不得至经，必因于脾，乃得禀也。"《素问·厥论》："脾主为胃行其津液也。"可以看出脾胃功能的重要。脾胃为后天之本，位于人体中焦，是人体气机升降转输的枢纽，脾主运化，胃主受纳，脾胃一脏一腑、一升一降相互配合，共同完成精微物质的消化、吸收和转输。脾主肌肉、四肢，肌肤依赖精微物质的营养，脾胃虚弱，肌肤缺少营养则变白。清代《疡科大全》："脾经积热……肺虚受风……气血运行失常，风邪所壅之处，渐变为白矣，然四肢为脾之本，皮毛乃肺之合，故起于手足者居多。"王老在治疗儿童患者时，关注患儿的营养发育状况，询问饮食情况，对于偏食、纳差、发育营养不良的患者均要加强健脾和胃药物的使用。常常指导我们，儿童接触社会较少，情感、思虑导致儿童白癜风较少，而饮食生活不健康往往是发病的原因之一，从健运脾胃入手，收效甚佳。临证时配以四君子汤等，选取山药、焦三仙等药物。近年，王老开始关注幽门螺旋杆菌对皮肤科疾患的影响，在无针对性的抽检患者中，白癜风患者的幽门螺旋杆菌感染率较高。这些患者往往无明显的胃肠道症状，因此在治疗中会加以清热解毒药物，多选用蒲公英、黄连等药物来健运脾胃，营养肌肤。

3. 重视调和气血　气血是各脏腑及其他组织功能活动的主要物质基础，气血各有其功能，又相互为用。在生理上气能生血、行血、摄血，故称"气为血帅"。而血能为气的活动提供物质基础，血能载气，故称"血为气母"。当气血关系失调时，也会造成皮肤白斑形成。《外科正宗·杂疮毒门》记载："紫白癜风乃一体二种，紫因血滞，白因气滞，总由热体风湿受侵，凝滞毛孔，气血不行所致，此皆从外来矣。"清代王清任明确提出"白癜风血瘀于皮里"之说，均表明白癜风与气血关系密切，气血失和，或气滞血瘀，血不滋养肌肤而成白斑；气机条达，皮肤腠理开泄，则营卫得和，肌肤得以荣润则白斑自除。王老强调气血和调离不开脏腑辨证，调气、调血一定要结合肺、脾、肝、肾功能，综合调理。在活血化瘀药物的选择上喜欢用虫类活血药物，如地龙、蜈蚣、全蝎、水蛭是常用的活血药，取其活血化瘀力强的同时，多有搜风通络、息风止痉的作用，白癜风是慢性、不易治愈的疾患，久病入络，选用虫类活血药，使药物直达病所。

4. 祛风胜湿兼顾　从白癜风以"风"命名可知，风邪是重要的致病因素，《素问·玉机真藏论篇第十九》："是故风者，百病之长也。"不论外风、内风（肺风、肝风）均不可忽视，《太平圣惠方·中风论》："夫肺有壅热，又风气外伤于肌肉，热与风交并，邪毒之气，伏留于腠理。与卫气相搏，不能消散，令皮肤皱起生白斑点，故名白癜风也。"《医学入门》卷之五外感篇认为："面皮、颈项、身体皮肉变色，赤者，谓之赤癜；白者，谓之白癜。乃肝风搏于皮肤，血气不和所生也。"风性开泄，善行而数变，发无定处，风邪所致易发展迅速，呈泛发之势。因此，王老在临证时非常重视祛风药的使用，几乎每位患者均用，不仅可以祛除外邪，而且可以抑制疾病的发展之势。常用药物有威灵仙、乌梢蛇、荆芥、防风、白蒺藜等。明代《古今医统大全》："湿热郁于皮肤，久而不散，发而为斑，黑白相杂，遍身花藻，甚者变而为紫、白癜风，虽无疾痛害事，不可以不防微而杜渐也。"可知湿邪亦是白癜风的发病原因，治以健脾利湿，常用药物有土茯苓、萆薢、白鲜皮、生薏苡仁等。

5. 顺应四季治疗　《素问·宝命全形论》："人以天地之气生，四时之法成。"《素问·六节脏象论》："天食人以五气，地食人以五味。"指出人体要依靠天地之气提供的物质条件而获得生存，同时还要适应四时阴阳的变化规律，做到春生、夏长、秋收、冬藏才能康健。《素问·四气调神大论》指出："春夏养阳，秋冬养阴。"不仅指明四季养生的方法，而且在治疗疾患上也有指导意义。白癜风的治疗是一个漫长的过程，很多患者坚持常年服药，因此，治疗上顺应四季气候变化用药，符合中医的基本理论。王老在治疗白癜风顺应四季用药时有自己的理论。春季肝木生发，万物复苏，白癜风皮损借助肝风易发展加重，王老加强疏风养肝药物的应用，选用白蒺藜、荆芥、白芍等药；夏季炎热，酌加清热凉血药物，如白茅根、丹皮、生地等药，长夏季节湿气偏重，选用香薷、藿香、佩兰、白鲜皮、白术、青蒿等药以健脾祛湿；秋季燥气当令，易伤津液，加强滋阴润肺药物的应用，多选麦冬、乌梅等药；冬季寒冷以藏为主，可以加温宣肺卫的麻黄，使药达表，同时增加补肾药物应用，如沙苑子、淫羊藿、旱莲草、制何首乌等。

6. 根据部位循经用药　引经药是指药物对机体某部位的选择性作用，即某些药物对某些脏腑经络有特殊的亲和作用，因而对这些部位的病变起着主要或者特殊的治疗作用。王老在治疗白癜风时亦运用归经理论，循经用药，使药物直达病所，增加治疗效果。临床上皮损以眼眶周围、身体两侧、少腹及阴部循着肝经分布为主的，多从肝论治，加以引经柴胡、青皮、川芎、香附等药物；皮损以后颈部、背部循膀胱经分布为主的，治疗多从足太阳膀胱经论治，用药以祛风宣肺为主；膀胱经引经药多用羌活、黄檗；皮损以口唇周围及四肢分布为主的，则治疗多从脾胃经治疗，用药以健脾和胃，选用升麻、葛根、白芷、石膏等为引经药。同时对于局限性白斑，根据部位选用药物，发于头部加用藁本或川芎；发于面部加用菊花、凌霄花；发于眉棱骨、额部加白芷；发于鼻部加辛夷、白芷；发于眼睑部常用谷精草、密蒙花；发于耳轮加龙胆草；发于背部加羌活；发于乳房加橘皮、橘叶；发于上肢或手可以使用片姜黄、桑枝引药达于末梢；发于下肢加独活、牛膝等；发于四肢多用橘络、鸡血藤；对于泛发的皮损多加祛风药物，如威灵仙、乌梢蛇等。通过循经辨证、引经药物的合理使用，极大地提高了疗效。

7. 加强心理治疗　心理治疗是以一定的理论为指导，以良好的医患关系为桥梁，应用心理学的方法影响或改变患者的感受、认知、情绪及行为，调整个体与环境之间的平衡，从而达到治疗目的的一种方法。白癜风是一种严重影响患者外观的顽固性疾病，它对人体的侵袭更多的是给患者带来的精神创伤，掩饰、焦虑、抑郁、自身隐蔽、情绪波动、性格内向、容易冲动等是每个白癜风患者都不同程度存在的通病。因此，适当的引导，使患者树立信心，平衡心态，消除心理障碍是至关重要的。王老教导我们看病的同时也要看心，心病比身体疾患更重要，几十年的管理工作，使王老在心理疏导方面有独到的一面，不能一味地劝诱，要看到患者的心理障碍的根结，才能有的放矢的疏导，消除悲观、紧张、自卑感，在白癜风的治疗中意义重大。

8. 合理调护　治疗白癜风，合理调护亦很重要。王老专门印制了调护说明，发给每一位患者，从多方面加强日常护理，在保持乐观的情绪、注重精神调护的同时，注重饮食护理。根据《素问·脏器法时论》："五谷为养，五果为助，五畜为益，五菜为充，气味和而服之，以补精益气。"王老强调饮食营养要搭配均衡，不要偏食，避免饮食不慎加重皮损，同时告诫患者用科学的思维治疗疾患，不要乱买假冒伪劣药物治疗，不要相信虚假宣传。王老在白癜风的治疗上根据中医基础理论，在基础用药的基础上，从脏腑、气血、风湿、循经辨证入手，注重祛风利湿、养血活血、滋补肝肾，加强心理治疗和调护，采取综合治疗的方法，治疗白癜风效果良好。

### 十七、黄蜀教授经验

黄蜀教授运用温阳法(温阳汤剂、火针、艾灸、穴位注射)治疗白癜风的经验介绍如下：黄蜀教授认为除其他病因病机外，阳气不足贯穿白癜风的始终。黄蜀教授认为阳气为一身之本，在人体内起着温煦、推动、固摄等重要作用。阳气不足，无力温煦机体化生气血，致肝血肾精不足；阳气不足，无力推动气血运行，气机阻滞，血行不畅，可致肝郁气滞、气血瘀滞，因此黄蜀教授主张温阳法贯穿本病始终，这主要体现在内服温阳汤剂温煦机体化生气血，外用火针、艾灸、穴位注射鼓动阳气升发、推动气血运行。黄蜀教授认为阳气不足贯穿上述证型的始终，尤其重视扶阳益气、温阳固本。常用潜阳丹合桂枝茯苓丸加减，温阳益气、祛瘀生新贯穿白癜风的始终。总结出温阳法治疗白癜风的综合方案，采用内服温阳汤剂温煦机体化生气血，温阳益气、祛瘀生新；外用火针、艾灸、穴位注射直接激发阳气，鼓舞气血运行，固护正气。黄蜀教授认为温阳法内外合治，治疗方法安全，可缩短病程、预防复发且疗效持久；且火针、艾灸、穴位注射操作简便，不良反应小，费用低廉，可持续性、贯续性治疗。

### 十八、李领娥教授经验

李领娥教授认为白癜风病机有三：寒、湿、瘀三邪所致。其一，寒邪凝滞。隋代《诸病源候论》记载："白癜者，面及颈项，身体皮肉色变白，与血色不同，也不痒痛，谓之白癜。"寒邪博于肌肤，寒邪伤阳，阳气不足，故出现皮肤色白。其二，湿邪内蕴。《文堂集验方》"脾滞而生……"，脾主运化，运化失常，生湿生痰，阻止阳气运行，阳气不足而所致。其三，瘀血内阻。《医林改错》则明确指出："白癜风"是"血瘀于皮里所致"。血瘀肌肤，气血失畅，血不容肌肤所致。所以李领娥教授在中医外治疗法中，常用温通法如火针疗法、艾灸疗法、蜡疗法、拔罐疗法等对皮损局部进行治疗。

（邱洞仙　武宁波）

# 第三节　白癜风的流行病学

### 一、总体患病率

世界上各色人种各民族均可发病，无明显性别差异，男女大致相等，亦即男性白癜风的发病率与女性白癜风的发病率大致相同，但女性发病年龄较男性提早约 5 年。白癜风发病率在美国为 1%、丹麦为 0.38%、印度 Surat 为 1.13%、Calcutta 为 0.46%。山西曾有资料显示 8 303 例白癜风患者中，有家族史者 438 人，占 5.3%，家族成员患病者中一级亲属患者为 57.5%~82.8%，提示本病还有一定的遗传背景。全世界人群发病率平均在 1%~2%，人口约按 50 亿计，白癜风的发病人数将高达 5 000 多万，且其中幼龄发病有继续上升的趋势。经调查，白癜风的人群发病率有地区、人种、肤色的差异，如在我国东北农村皮肤病普查提示，白癜风的人群发病率为 0.09%~0.15%，另有资料显示，白癜风的发病率南京地区为 0.29%，上海地区为 0.54%，湖北某县为 0.5%~1%，而山东济南竟高达 2.7%，这可能与人们的生活、饮食习惯及工作环境等因素有关。一般来说，肤色越深的人种发病率越高，如在法国、美国等白种人中白癜风发病率不到 1%，而印度居民中白癜风发病率则不会低于 4%；有些地区如非洲曾把白癜风视为地方流行病。黄种人介于黑种人与白种人之间，如日本发病率约为 2%，而我国大约在 1%。深色肤种人群与浅色肤种人群之间发病率相差显著，可能与合成的成熟黑素体形态上的差异有关。

### 二、发病年龄

白癜风通常开始于儿童和青少年，成年人和老年人也可发病。50%左右的白癜风患者在 20 岁前发病，这可能与他们处在身心发育阶段，神经内分泌系统相对不稳定，以及受免疫、营养与环境因素的影响有一定的关系，且随年龄增长，发生率下降。

### 三、发病部位和皮损类型

全身任何部位的皮肤均可发生，但好发于易受阳光照射及摩擦损伤等部位，特别是颜面部（如眉间、眉毛内侧、鼻根及颊部内侧相连部位、耳前、耳上，包括前额部之发际）、颈部、腰腹部、骶尾部、前臂伸面与指背等，躯干和阴部亦常发生。口唇、阴唇、龟头及包皮内侧黏膜亦可累及。

### 四、危险因素

调查发现白癜风的发生与遗传有很大关系，有白癜风家族史的人群白癜风发病率要比无家族史的人群发病率显著升高，其他的危险因素包括：遭受机械性刺激、压力、搔抓、摩擦（如紧身衣、过紧的胸罩、裤带、月经带、疝托等）的正常皮肤处发生白斑或出现使原白斑扩大的同形反应现象，其他形式的局部刺激，如烧伤、晒伤、放射线、冻疮、感染等也可有此反应，甚或因此反应而泛发全身。此外，精神创伤、急性疾病或手术等严重的应激状态也可造成发病或加重。

（牛占卫）

# 第二章　白癜风常见的发病因素

白癜风的发病原因涉及的方方面面均是推测和探讨性的，医家多倾向于黑素细胞产生黑素能力的进行性减少或消失。除黑素细胞外，酪氨酸、酪氨酸酶、多巴胺、铜、紫外线等都可以影响黑素的合成。因此，白癜风的发病因素是多方面的，也有相当一部分患者查不出任何诱发因素，但是近年来通过临床、生理、病理、生化、遗传、免疫等多途径、多元化的研究，已积累了不少的资料。

## 一、遗传因素

从临床观察来看，白癜风的发病与遗传有一定的关系，因此遗传因素被认为是白癜风重要的发病原因。通过大量的流行病学调查和实验室研究结果表明，白癜风是一种多基因遗传性疾病。其遗传基因可能存在于几条染色体上，最有可能被常染色体上两个或四个位点的隐性基因所控制。但需所有位点上的隐性基因为纯合子才有可能出现表型而引起发病。但遗传只是白癜风发病的一种因素，一般必须在遗传因素和危险因素都具备的条件下才会发病。因此，即使已存在遗传因素，只要杜绝危险因素的发生，也可能不发病，所以白癜风遗传给下一代的概率非常低。

为了减少下一代患病的风险，白癜风患者在选择配偶时最好选择非白癜风患者或非白癜风患者家族成员为好。如果父母有白癜风病史，子女应该注意环境因素的影响，生活应有规律，避免曝晒，避免精神刺激和参加体育锻炼。若发现皮肤有异常白斑，应及时就医。

## 二、环境因素

我们从大量的临床病例中发现，农村发病较城市低，工业薄弱地区较工业发达地区低。从已知的职业病中的证明，接触某些烷基酚化合物可诱发白癜风，如在工业中越来越多的生产和应用酚类化合物，白癜风的发病率亦随之增多。另外，水源、空气、蔬菜、粮食等污染，也可从生活中导致白癜风。工业排污对环境造成的污染是近年来发病率增高的原因之一。工业生产排放的未经处理的废气、废水以及迅速增长的机动车排放的尾气，均含有许多有害于人体的物质，如二氧化硫、强酸、强碱、铅、砷、汞、苯、酚等化学或重金属物质会直接对人体造成伤害。近年来，发现大量排放的氟类制冷剂破坏了大气层中的臭氧层，导致过量的紫外线照射到地球表面，会对人体造成伤害。以上这些因素都可能是皮肤病发病率增高的原因。

同时农作物过量的使用化学肥料及杀虫剂、杀菌剂、催熟剂等化学药品，肉食家禽过量喂食生长激素宰杀后在体内的残留，均会对人体健康造成不良影响，甚至导致白癜风的发生。

### 三、物理性因素

1. 日光　太阳光、荧光灯、白炽灯、太阳能灯等发出的光中均含有大量不同波长的紫外线。紫外线是电磁波谱的一部分，光谱位于紫色光的外侧，属不可见光。紫外线不宜穿透玻璃、纸张、衣服等，但是能穿透空气。我们在大量的临床实践中发现，白癜风的发生和病情加重往往与日光照射有关。

日光中的紫外线能激活黑素细胞，表现为单位黑素细胞增多，黑素小体生成旺盛，移动加快。因此，紫外线是黑素细胞制造的动力。但是过度的日光曝晒，又可导致黑素细胞功能过度亢进，促使其耗损而早期衰退；黑素生成过多，中间产物蓄积，造成黑色素细胞的损伤或死亡；晒伤不仅直接使黑素细胞受损，同时表皮细胞受损，黑素细胞与角质形成细胞接触不良。黑素小体不能通过表皮通畅排泄。导致黑素小体阻滞，继发黑素细胞功能衰退；受损的角质形成细胞释放多种炎症因子，可直接损伤黑素细胞，作为抗原进一步导致抗黑素细胞抗体的产生，诱导免疫功能紊乱，引发白癜风。

白癜风常发生于旅游、日光浴、晒伤后，且常出现在暴露部位及肤色较深的部位，说明黑素细胞功能活跃的部位或黑素细胞加速合成黑素时，容易使黑素细胞自身破坏。

2. 冻伤、烧伤、外伤、手术等因素　不仅能使局部皮肤变白，也可引起远隔部位的白斑，其发生机制不外乎黑素细胞损伤，诱发免疫功能紊乱所致。手术患者常在皮肤切口部位出现白斑。由于机体应激性改变，也可因神经化学因素或免疫失调导致散发型、泛发型白癜风。

3. 机械性刺激　摩擦、压迫、搔抓是白癜风常见的诱发因素，如戴眼镜者常在鼻梁两侧和耳部发生白斑；乳罩、内裤、腰带过紧等，常在乳房、腹股沟、腰部出现白斑；洗澡用力搓擦，在皮肤擦伤部位出现白斑；小儿因鞋大小、松紧不适，在足背或内外踝处发生白斑；蚊虫叮咬或皮肤瘙痒反复搔抓后诱发局部白斑。

### 四、化学性因素

常见病例是接触酚类化合物所致，如焦儿茶酚、对苯二酚、对叔丁酚、苯酚、丁基酚、丁基酸等化学物质。这类物质对黑素细胞有选择性破坏作用，从而引起色素脱失。色素的脱失主要是接触部位，如在橡胶、塑料和树脂制造业中，对叔丁酚是一种重要原料，经常戴橡胶手套可引起手部白斑，避孕套可引起男女外生殖器白斑；戴眼镜可引起鼻梁、颧骨和耳部白斑；儿童经常玩塑料玩具可引起手部白斑；外擦含有酚类的化妆品可引起面部白斑等。

本类物质不仅引起接触部位白斑，而且能诱发全身其他部位出现白斑，作用机制有以下两点：一是有害物质损伤局部黑素细胞后，可通过神经免疫系统扩散至其他部位；二是有些酚类物质可通过呼吸道或皮肤进入体内，如含有大量酚类的食物、咖啡、蔬菜、水果等，可经过消化道进入体内，通过全身作用而引起白癜风。

此外，外涂过氧化氢、氯化氨基汞软膏、皮质激素局部封闭，经常接触石油、油漆、沥青等，也可引起皮肤色素脱失。

### 五、饮食因素

现代医学证实，白癜风患者的血液和白斑部位可能由于缺少某些微量金属元素，而使体内酪氨酸的活性降低，影响黑素的代谢合成，从而产生病变。生活中也常遇到一些由于饮食不当或失调而诱发或加重病情的病例。

1. 酒与海鲜 由饮酒或食海鲜导致白癜风发生或加剧的病例屡见不鲜，常以过量饮酒或过食海鲜 1 周左右发病。一些门诊患者能明确指出自己初发病与饮酒、食海鲜的因果关系，一些患者诉说自己每次饮酒或食海鲜后白斑的扩大，部分患者反映自己饮酒后仅限于白斑部位的瘙痒。

一些从事饮食服务行业或酗酒者，白斑扩展往往很难控制，其病理机制可能与饮酒影响神经、内分泌功能，损伤肝脏，影响蛋白质与锌的吸收合成有关；可能引起反应，导致免疫失调有关。

2. 过量摄入维生素 C 维生素 C 是还原剂，参与酪氨酸代谢，抑制多巴的氧化，可使皮肤中形成的黑素还原为无色物质和使黑素转变为水溶性的胶样物质，从而使黑素形成减少。维生素 C 广泛存在于水果、蔬菜及一些植物的叶中。一般来说带酸味的水果、蔬菜中的维生素 C 普遍较高。因此，强调患者对柑橘、苹果、西红柿类可做必要的限制。但在门诊病史的搜集中，很少发现因过量摄入食物性维生素 C 而导致白癜风的发病或皮损扩大者。更多的是因为过量摄入药物性维生素 C，如日常保健性长期内服果味维生素 C，或其他疾病治疗中长期大量口服、注射(输液)维生素 C，从而导致局限型白癜风转化为散发型白癜风。

3. 含酚类食物　多种植物性食物、咖啡、蔬菜、水果中含有大量的酚对黑素细胞具有细胞毒性作用。

此外，在临床中发现许多挑食、偏食、饮料摄入过多以及肥胖儿童患者，病情往往难以控制。

### 六、炎症性因素

1. 局部炎症　包括感染性和非感染性两类。各种细菌、病毒和真菌以及变性、死亡的组织细胞所形成的病理性渗出物，可释放多种抗原物质，引发机体的免疫反应；局部炎症反应中释放的多种炎症介质、细胞因子，均可损伤黑素细胞；黑素细胞诱导生成抗黑素细胞抗体；炎症性皮肤病因基底细胞液化变性而致黑素细胞脱失引起局部白斑，并进一步引起远隔部位的白斑。一些慢性炎症由于角质形成细胞增生，表皮增厚，黑素细胞与角质形成细胞接触不良，影响黑素小体的转输和降解，致黑素小体阻滞，继发黑素细胞功能减退或死亡。

2. 全身性炎症　如感冒、发热、咽痛之后不久患白癜风；病毒感染如水痘病不仅可在皮损处引起白斑，而且在皮损之间的正常皮肤上出现白斑。更有一些白癜风患者在患水痘、感冒、咽痛后原白斑扩大、增多。过敏性皮肤病如湿疹、荨麻疹伴发白癜风可能是免疫系统紊乱所致。

### 七、精神因素

皮肤是心理活动的表达器官之一。大量的临床资料证明，精神因素是白癜风发病或病情加重的一个不可忽视的诱因。据估计，约有2/3的患者在发病或者皮损发展阶段有精神创伤，过度劳累、思虑过度、悲哀焦虑、寝食不安等精神过度紧张的状况。引发精神紧张的因素有经济纠纷、家庭矛盾、失恋、失业、车祸、失去亲人等。情绪反应的表现为惊恐、焦躁、忧虑、恼怒、沮丧、悲哀等，此所谓"因郁致病"。也有患者患病后，担惊受怕、忧心如焚，甚至悲观失望，丧失生活信心，致使病情发展迅速，治疗难以奏效，形成恶性循环，即"因病致郁"。

精神因素诱发白癜风的途径可能有两条通道。一条是酪氨酸的生化代谢途径，从组织发生学上，黑素细胞与神经细胞都为外胚叶的衍生物。黑素细胞利用酪氨酸合成黑素，神经细胞利用酪氨酸合成儿茶酚胺类。儿茶酚与多巴在结构上相似，当精神紧张时，交感神经兴奋，儿茶酚合成增多，对黑素合成构成竞争性抑制。另一条是神经、内分泌和免疫通道。近代研究证明心理应激能够影响中枢神经和免疫系统之间的相互作用，这部分是通过激素和神经肽来实现的。而白癜风患者往往伴有不同程度的内分泌紊乱和免疫功能失调，因此推测，精神因素诱发白癜风，可能是通过神经－内分泌系统而引起免疫系统紊乱所致。

### 八、季节因素

白癜风与季节有明显的关系。我们的统计表明，本病春季发病率最高，夏季次之，秋季第三，冬季最低。

许多患者常在春季或春末夏初发病或加重，其主要原因与紫外线有关，春季气候干燥，紫外线穿透性强，到达地面的量多，并且经过一个冬季，人体对紫外线的适应性又处于较低的水平，所以白癜风的发病率增多。在初春发病者又常与春节期间饮食、作息、情绪波动有关。不排除与季节的气温、气压、温度等自然因素影响内环境，引起精神内分泌有关。

### 九、作息因素

白癜风的发病与作息不规律有关。研究表明有相当一部分患者因为职业的关系，如从事夜间或倒班工作、一些办公室人员常常夜间加班加点、夜生活丰富的人员，都对白癜风的发病、病情波动及治疗效果产生明显的影响。推测可能是由于作息不规律，导致生物钟紊乱、神经内分泌失调所致。

### 十、年龄因素

青少年发病常与精神因素及免疫失调有关。青春期、月经初期、妊娠或临产前后、老年、更年期发病或病情波动与神经内分泌有关，中青年患者常合并有甲状腺、肝、胃、胰等器官疾病，给治疗增加了难度。老年患者组织细胞生理性减退，皮肤中多巴阳性黑素细胞数目减少，治疗效果较差，尤其是更年期女性病情往往难以控制，治疗效果更差。但是更年期过后的患者，对免疫调节剂、活血化瘀中药较敏感，常可收到较满意疗效。

综上所述，各种外环境因素，包括社会环境和自然环境因素，在白癜风的发病上有重要意义。患者在积极治疗的同时，应该尽可能的分析自己的病情活动规律，发现与自己病情变化相关的环境因素，是提高治疗效果、避免病情波动或疾病复发的一个重要环节。

（师小萌）

# 第三章　白癜风的西医病因及病机

白癜风发病原因及发病机制目前尚不十分明确，多数学者认为本病的发生与以下几方面有关。

## 一、遗传学说

临床研究发现，白癜风具有家族遗传倾向，存在着家族聚集和单卵双胞胎的同患现象。据国外报道，有18.8%~40%的患者具有阳性家族史，国内报道有3%~17.23%的患者有阳性家族史。各种研究发现，白癜风的频率在一级亲属从0.14%到高达20%，这些数字表明一个确定的遗传组成部分。由于白癜风是一种多基因疾病，一些候选基因包括主要组织相容性复合体（MHC）、血管紧张素转换酶（ACE）、过氧化氢酶（CAT）、细胞毒性T淋巴细胞抗原-4、儿茶酚-O-甲基转移酶、雌激素受体、甘露聚糖结合凝集素、蛋白酪氨酸磷酸酶、非受体型22、人类白细胞抗原（HLA）、X-box结合蛋白1（XBP1）和白介素-2受体。在各种白癜风相关自身免疫/自身炎症综合征的患者中，HLA单体型，特别是HLA-A2、HLA-DR4占重要作用。同时，仅在白癜风患者中，已发现PTPN22、NALP1和XBP1起到因果作用。

朱铁君报道650例患者，有家族史者112例，占17.23%。刘江波等调查1 035例白癜风患者发现159例有家族史，阳性率为15.36%，一级亲属、二级亲属、三级亲属患病率依次递减，说明血缘关系越近，其发病的危险性越高。孙秀坤等对286个白癜风家系调查发现，家族史阳性率为11.6%，男女发病比例相当，均可遗传下一代，性联遗传特点未体现，结合各自家系图谱提示绝大多数符合常染色体显性遗传特点。朱必才也报道过1个此类遗传家系。周福波等调查5 000例白癜风患者，家族史585例，占11.7%。分析这些患者发现存在父系遗传、母系遗传和其他遗传方式，故考虑白癜风为多基因遗传。由于缺少大样本、多中心的流行病学调查，白癜风的遗传方式有待更深入的研究。国外曾有研究者认为本病具有常染色体显性遗传的特征，但近年来的研究表明，本病的遗传方式并不符合简单的孟德尔遗传规律。国内吴红宣等报道：一对同卵双胞胎男性儿童同患白癜风，并且患儿的外祖母、舅舅及母亲亦均患白癜风。吴氏认为，这种男女均可传递的遗传方式，符合常染色体显性遗传规律。范雪莉等报道，一家系 3 例患者同患白癜风，其中两例为表姐妹，年龄分别为 42 岁和 36 岁，另一例为表姐的儿子，年龄为 11 岁。范氏指出，前两例患者均为女性，发病年龄较为接近，但第 3 例患者发病年龄明显偏低，提示若发病年龄小，则其遗传易感性较高。综上所述，现在尚无白癜风发病单基因完全外显的证据，即使白癜风发病完全由遗传因素决定，本病也不可能由单一位点控制。Naih 最近调查了 147 个白癜风家族，认为白癜风的遗传背景可能涉及多个基因位点。

有研究发现，人类白细胞抗原（human leucocyte antigen，HLA）与白癜风发病相关。1983 年，Foley 等最早报道白癜风与 HLA－DR4 相关。1991 年，Poloy 等报道 HLA－DRl 与白癜风之间的相关性。Ando 等发现家族性与非家族性白癜风的 HLA 相关性不同；HLA－B46 与家族性非节段性白癜风相关，而 HLA－A31 和 HLA－CW4 与非家族性白癜风相关。国内有人对 100 例患者进行了 HLA－A、HLA－B 位点抗原的检测，结果发现泛发型白癜风与 HLA－A2、HLA－A3 相关。HLA 基因，即人类白细胞抗原，是人体最复杂的多态系统，与疾病的遗传、免疫等密切相关。刘宏胜等检测 187 例汉族白癜风患者和 252 例正常对照组 HLA－Ⅰ类等位基因发现，白癜风患者 HLA－A2501、HLA－A30、HLA－B13、HLA－B27 与－Cw0602 等位基因频率较对照组显著升高，且上述等位基因在泛发型患者中升高更明显；而 HLA－A66 频率则较对照组显著降低。吴文育等检测华东地区汉族白癜风患者 HLA－Ⅱ类基因发现 HLA－DOA103 基因频率升高，而 DQA105 降低。王珊等检测 34 例北方汉族泛发型白癜风患者的 HLA－DRB1 等位基因发现 HLA－DRB10701/02、HLA－DRB11201/02 基因频率显著增高，且后者与家族史阳性有关，而 HLA－DRB10901、HLA－DRB111 降低，此研究结果与郝雁杰的有差异。王雪莹等检测吉林地区汉族白癜风患者发现 HLA－DRB107 和 HLA－DRB112 等位基因频率明显增高。刘玉梅等检测广东汉族泛发型白癜风患者发现 DRB10701 等位基因频率显著升高，DRw52（DRB30101/02、DRB30201、DRB30301）、DRw53（DRB40101/03/05）和 DRw51（DRB50101/

02、DRB50202）明显降低。以上研究说明，HLA与白癜风发病密切相关，不同HLA等位基因对于白癜风的发病呈现保护或促进作用，且其分布存在种族、地域等的差异。

### 二、免疫异常学说

目前国内外研究表明，免疫功能异常与白癜风的发病关系密切，白癜风患者中自身免疫性疾病的发生率明显高于正常人群，白癜风患者血清中存在着多种自身抗体，包括器官特异性抗体和抗黑素细胞抗体（MelAb）。有研究发现，白癜风患者存在着细胞免疫及体液免疫的异常现象，表现为细胞因子（白介素－2）、T淋巴细胞、免疫球蛋白（immunoglobulin，Ig）及朗格汉斯细胞（Langerhans cell，Lc）的异常变化。

1. 自身免疫性因素　白癜风患者中自身免疫性疾病的发生率明显高于正常人群。据国外报道，有20％~30％白癜风患者合并有自身免疫性疾病。可能是某种自身免疫机制引起黑素细胞的破坏，导致白斑发生。白癜风患者所伴有的自身免疫性疾病有甲状腺炎、甲状腺功能亢进、恶性贫血、糖尿病、Addison病、硬皮病、斑秃、晕痣、溃疡性结肠炎、重症肌无力、系统性红斑狼疮、寻常型天疱疮等。其中，晕痣和同形反应与白癜风的关系较为密切。白癜风患者常与晕痣并发，在痣周围白斑的表皮中缺乏有功能的黑素细胞，真皮内有淋巴细胞浸润而类似其他自身免疫性疾病的病理改变，血浆中可找到抗黑素细胞抗体。崔健等在对450例白癜风的研究中发现，晕痣伴发白癜风者高达5.78％，而在正常人群只有0.07％。组织学检查发现，晕痣痣体及其周围有大量的淋巴细胞浸润，痣细胞和黑素细胞被破坏。李铁男在对286例儿童白癜风的研究中发现，有9.1％为晕痣型。另外，白癜风患者的同形反应发生率较高。目前研究认为，同形反应属于一种自身免疫现象，是由于表皮及真皮的皮肤组织被破坏所产生的自身抗原引起的机体自身免疫改变。

2. 细胞免疫　近些年学者开始关注细胞免疫在白癜风发病机制中的作用。王忠等用单克隆抗体技术检测52例进展期白癜风患者血中的T淋巴细胞亚群，用流式细胞仪定量分析显示患者外周血 $CD_4^+$ T淋巴细胞明显减少，$CD_8^+$ T淋巴细胞增加，$CD_4^+/CD_8^+$ 比值降低，与正常人比较存在明显差异，其中泛发型 $CD_8^+$ T细胞增加明显，而局限型不明显。可能由于泛发型皮损范围大，免疫反应强烈，而局限型反之。GunduzK等也用同样方法研究白癜风患者外周血淋巴细胞亚群，发现其辅助性T细胞的含量明显降低，$CD_4^+/CD_8^+$ 比值降低,激活的 T 细胞的比率也降低。但 Pichle-17 发现,$CD_4^+$、$CD_8^+$ T 细胞计数并没有改变,而 $CD_4^+/CD_8^+$ 比值升高。说明白癜风患者外周血中 T 淋巴细胞亚群的数量及比例有一定的差异,可能与疾病的活动性、伴发疾病等有关,但不可否认细胞免疫对白癜风发病的影响。刘贞富等研究发现,白癜风患者血液中自然杀伤细胞活性显著升高。许爱娥等在对 51 例白癜风患者的调查中发现 NK 数目在各型白癜风中均低于对照组,除偏侧型外,均有显著性差异,并且病程长者更为明显。上述这些研究的结果虽然不一致,但是确能反映白癜风患者中存在着细胞免疫紊乱的情况。研究 T 淋巴细胞及其亚群的变化也能反映出这一点。蔡小嫦等以人类白细胞抗原的 DR 位点(HLA-DR)及白介素-2 受体亚单位 P55 和 P75(IL-2R,P55 和 IL-2R,P75)的表达作为 T 淋巴细胞活化的指标,用双色免疫标记流式细胞法对白癜风患者外周血 T 淋巴细胞(VPBTL)进行分析。实验发现:HLA-DR 在 VPBTL 及其亚群 T 辅助细胞(Th,$CD_4^+$ 细胞)和 T 抑制细胞(Ts,$CD_8^+$ 细胞)的表达均明显高于正常人,分别为:49.62 % 比 14.54 %;43.14 % 比 13.01 %;41.39 % 比 16.38 %。IL-2R、P75 在 VPBTL 及其亚群 Th 和 Ts 的表达高于正常人,分别为:38.54 % 比 13.05 %;35.73 % 比 17.08 %;49.69 % 比 18.10 %;而 IL-2R、P55 则与正常值比较,差别无显著性。上述结果表明:白癜风患者外周 T 淋巴细胞及其亚群出现异常活化现象,这表明白癜风患者体内存在自身免疫反应。赵辨等以培养的正常人黑素细胞为特异性抗原研究了白癜风患者淋巴细胞的增生反应。结果 26 例白癜风患者 3HTdR(氚标记的胸腺嘧啶核苷)掺入平均 cpm 值为 203.48 ± 28.94,22 例健康对照组 3HTdR 掺入平均 cpm 值为 99.03 ± 12.15,表明白癜风淋巴细胞转化率明显高于正常对照组。白癜风患者的淋巴细胞转化率与性别、病程无关。实验结果提示白癜风的发病与细胞免疫异常有关。许冰等检测了 41 例非节段型白癜风患者及 30 例正常人血清白介素-2 和肿瘤坏死因子(TNFa)及白介素-2 受体的水平,结果显示白癜风患者的血清 IL-2 水平明显下降,SIL-2R 和 TNFa 水平明显增高。

3. 体液免疫 临床发现,白癜风患者免疫功能有异常,甚至伴发自身免疫系统疾病,如自身免疫性甲状腺病、系统性红斑狼疮、糖尿病等,提示白癜风的发病与机体免疫状态密切相关。朱美财等检测 19 例发展期白癜风患者和 15 例稳定期患者血清中抗黑素细胞抗体,阳性率分别为 79 % 和 27 %,其中发展期有 10 例抗体滴度高于 1∶50。陈谨萍等也在儿童白癜风患者血清中发现了抗黑素细胞的自身抗体，阳性率为 76%，且部分存在高滴度，说明抗黑素细胞抗体滴度与疾病的活动性相平行。又有研究发现，寻常型白癜风患者外周血抗黑素细胞 IgG、IgM 抗体水平显著增高，这些抗体可以通过补体选择性地损伤体外培养的黑素细胞。缪泽群的研究也发现，寻常型白癜风患者血清免疫球蛋白 IgG、IgA、IgM 均显著高于正常对照，而补体 C3、C4 显著低于正常对照，推测白癜风患者可能存在体液免疫功能亢进。随着对抗黑素细胞抗体的研究，对其抗原也进一步得到认识，现已明确包括胞质抗原和胞膜抗原，抗原抗体结合，通过免疫复合物介导产生一系列免疫反应，最终破坏黑素细胞，支持白癜风发病的免疫损伤机制。

### 三、黑素细胞自毁学说

1971 年，Lerner 提出黑素细胞自身破坏学说，认为黑素细胞本身所合成的毒性黑素前体物质的积聚破坏了黑素细胞。但对于这些物质为什么在白癜风患者中会影响其黑素细胞的机制仍不清楚，推测可能与患者表皮黑素细胞功能亢进，存在黑素前体代谢障碍有关。有研究提出，白癜风患者黑素细胞的死亡是对氧化应激的敏感性增加所致。牟宽厚等发现，白癜风的皮损区存在着黑素细胞缺失，对白癜风有治疗作用的一些中药可促进附近黑素细胞的迁移，提示白癜风的发病又可能与黑素细胞的迁移有关。

国外学者从白癜风患者皮损旁的外观正常皮肤取材做黑素细胞（MC）长期培养，与对照组相比，发现 78.6% 患者 MC 的超微结构均有异常改变，包括粗面内质网（RER）扩张、出现环状 RER 及形成黑素小体内膜间隔。RER的异常不仅见于活动期白癜风，也见于稳定期和恢复期。当 MC 传代培养14.75 个月后，RER 的异常改变仍存在，提示白癜风患者的 MC 有内在缺陷。相似的改变还可见于鼠模型。患鼠与对照鼠杂交的后代 MC 内也有 RER 扩张，但 MC 的增生显著优于患鼠。提示白癜风鼠的 MC 可能具有遗传缺陷。研究观察发现，取自未经治疗的白癜风患者正常皮肤培养的 MC，在其开始增生前有一个 8~11 日的停滞期，取自白斑边缘色素增加区的 MC 不能生长。另外，患者的 MC 初始接种能力明显低于对照组，大多数 MC 不能传代。在培养基内加入重组牛成纤维细胞提取物后，对 MC 的增生前停滞期和初始接种能力虽无明显改善，但对停滞后 MC 的增生却有明显的促进作用，并使其能传 3~12 代。这提示患者 MC 可能缺乏某种生长因子。近年研究发现，角朊细胞能分泌多种细胞因子，对 MC 的生长起重要作用。体外实验已证实角朊细胞与 MC 混合培养能明显促进 MC 的生长。基于上述结果，推测白癜风的发病可能是由于维持 MC 正常结构及功能的某种局部和循环中的成分减少所致。

白癜风的基本病变是表皮黑素细胞部分的或完全的丧失功能，导致表皮明显缺少黑素细胞及黑素颗粒。动物体内的黑素在黑素细胞中合成。黑素的生物合成过程一般认为是先由酪氨酸在酪氨酸酶催化下氧化成多巴，多巴在酪氨酸酶作用下氧化成多巴醌，多巴醌经过成环化进一步氧化成某些中间产物如红醌素，红醌素经过重排和脱羧基生成 5,6 - 二羟基吲哚，后者再经过氧化生成相应的醌，吲哚 5,6 - 醌相互聚合最后生成黑素。在黑素形成过程中会产生许多中间产物如酪氨酸、多巴、多巴胺、多巴醌、5,6 - 二羟基吲哚等，这些中间产物属于单酚或多酚类化合物，具有很高的活性，它们的积聚或产生过多都对黑素细胞有选择性细胞毒性，能损伤黑素细胞。例如人们由于职业等原因，接触并吸收了这些酚与儿茶酚等化学品后可诱发白癜风。白癜风发病率有逐年增高的趋势，其原因可能和在工业上越来越多地制造和使用一些酚类等化合物有关。在正常情况下，人体的保护机制消除了黑素代谢中间产物的破坏作用，由于各种因素作用，一旦保护机制出了问题，黑素细胞便有被破坏的可能性。正因为以上这些原因，在临床上往往见到白癜风患者皮损常发生于平时色素较深的部位。

### 四、神经化学因子学说

Lermer 在 1959 年发现白癜风区域的血管收缩功能不良，出汗功能增强，因此认为皮损区域神经末梢肾上腺功能增强，从而提出了神经化学因子学说。Cucchi 应用高效液相色谱和电化学检测法发现，白癜风患者的去甲肾上腺素（NE）、肾上腺素（E）、高香草酸（HVA）和 5 - 羟基吲哚乙酸（5 - HIAA）的水平都显著高于正常组，而活动期患者的 NE、3 - 甲氧 4 - 羟基苯乙二醇（MHPG）和 HVA 又高于其稳定期水平。缪泽群运用同样的方法也发现 NE、E 水平在白癜风患者外周血中明显升高，并与疾病的活动性和病程呈正相关。由此推测白癜风患者皮肤神经末梢产生的儿茶酚胺类物质破坏黑素细胞并抑制黑素生成。白癜风患者神经末梢释放的化学介质如去甲基肾上腺素等物质，可能对黑素细胞有损害作用。实验研究证实，去甲基肾上腺素、肾上腺素、乙酰胆碱、褪黑素等在体外能使两栖类和鱼类的黑素细胞衰退。有人推测，黑素细胞产生黑素能力减退，是由于其周围神经化学物质增加，使酪氨酸酶活性减低的结果。神经组织学研究证明，白斑皮肤神经末梢有退行性变化，组织化学检查白斑皮肤胆碱酯酶活性降低。临床见到的节段型白癜风的皮损沿神经呈节段性分布，白癜风患者常伴发自主神经功能紊乱和白斑部皮肤出汗异常现象，均符合神经化学因子学说。邓宝珍等用免疫荧光法测定了8例白癜风患者皮损神经肽P物质，结果2例活动期病例中SP(神经肽P物质)呈阳性反应，而10例正常对照皮肤和1例活动期白癜风的正常皮肤均未见SP阳性染色。2例阳性病例新发皮损分别为2个月、3个月，处于活动期，其中1例患者(女，22岁)因毕业分配精神紧张，出现多处新发皮损，提示某些内源性或外源性刺激可成为白癜风的促发因素，符合国外学者提出的精神神经免疫学与皮肤病发生有关的学说。本实验2例活动期病例中SP呈阳性反应，而正常对照为阴性，这表明SP在白癜风患者的表达有异常。靳培英等认为，外伤与皮节型白癜风密切相关，他们观察的皮节型白癜风患者中，50.7%的患者是因为外伤所诱发的。其机制可能为：酪氨酸是黑色素合成以及神经介质合成的共同的前体，其间可以发生竞争性抑制。由于外伤使神经结构或功能发生改变，可能使神经介质合成增加，酪氨酸消耗过多，黑素合成减少而引起白癜风。亦可能为外伤后，使其附近的黑素细胞破坏，产生自身抗体，然后再攻击近处的黑素细胞，使局部发生白癜风。

**五、微量元素及血清自由基因素**

近年来的研究表明，白癜风患者体内自由基增多，微量元素缺乏。超氧化物歧化酶(SOD)是机体清除自由基的主要抗氧化酶之一，丙二醛(MDA)是一种能比较直接反映自由基使脂质发生过氧化的指标。微量元素中以铜(Cu)、锌(Zn)和本病的关系最为密切，在黑素代谢中主要起辅酶的作用。铜离子是酪氨酸酶的激活剂，铜离子的缺乏在动物中可以导致毛色变白，补充铜离子后，则可恢复正常。锌离子也参与黑素形成过程，某些重金属如铁、银、汞、金、铋、砷等也能使皮肤色素加深，这可能是通过与硫氢基结合，使酪氨酸酶的活性增强所致。谭庆梅等测定了58例白癜风患者血清SOD、MDA、铜、锌及皮损铜、锌的水平。结果表明，白癜风患者血清中铜、锌元素低于正常人，血清SOD也低于正常人，而MDA则明显高于正常人。这提示SOD活性的降低可能与血清铜、锌的降低有关。血清中MDA水平高于正常人，反映患者机体遭受了自由基的异常侵袭。检测结果还发现：皮损面积超过体表面积50%的患者血清中，SOD及皮损铜明显低于不超过50%的患者，活动期皮损血清铜水平低于静止期，这表明局部铜元素的低下可能与疾病的发展程度和活动有关。谭氏等认为白癜风患者血清中铜、锌元素水平低下，自由基清除系统受损，血清中自由基增多，促进黑素细胞的破坏。阿布都艾尼等研究了 35 例异常黏液质性白癜风患者外周血自由基水平的变化，检测了患者淋巴细胞(Ly)及多形核白细胞(PMN)化学发光强度(CL)，同时测定了谷胱甘肽过氧化物酶(GSH-Px)活力及血浆丙二醛浓度。结果表明，异常黏液质性白癜风患者 Ly-CL 及 PMN-CL 较对照组显著增强。全血 GSH-Px 活力较对照组显著下降，MDA 浓度明显增高。表明异常黏液质性白癜风患者体内 Ly 和 PMN 出现异常活化现象并伴有大量活性氧(AOR)的产生，这提示自由基导致的脂质过氧化损伤及异常黏液质的产生可能是该病发生发展的重要生化机制之一，同时说明自由基代谢失衡产生的脂质过氧化物(LPO)和黏液质代谢紊乱而形成的异常黏液质在白癜风的发病过程中具有共同点。

**六、环境因素**

外伤、化学因素、心理因素及暴晒/晒伤等环境因素与白癜风的发病也有着重要关系。

1. 外伤　白癜风患者正常皮肤在刮伤、抓伤、针刺等外伤刺激后，可能在该部位发生白癜风的皮损表现，这种现象被称为白癜风的 Koebner 现象。有学者研究白癜风患者正常皮肤上的细小机械损伤可引起黑素细胞的脱失和经表皮排出，可能是由于正常皮肤在外伤或摩擦后，受损部位的黑素细胞穿越到基底层上的各层皮肤中，从而导致黑素细胞减少或者消失。这种现象源于白癜风患者黑素细胞与基底膜角质形成细胞内在的黏附缺陷。

2. 化学因素　与白癜风相关的化学物质主要有苯酚、邻苯二酚等。有学者推测，这些衍生物由于在结构上与酪氨酸十分相似，可经酪氨酸酶的作用转化为黑素细胞杀伤性物质。最近研究表明，这些化学物质的黑素细胞杀伤性作用加大的原因是酪氨酸相关蛋白，而非酪氨酸酶的作用。酪氨酸酶相关蛋白可能通过某种反应，使化学物质的结构发生变化，产生氧自由基，从而使患者体内的氧化应激反应激活，通过氧化应激途径致黑素细胞损伤。

3. 心理因素　白癜风的发病被认为与儿茶酚胺和 5-羟色胺的代谢产物相关。5-羟色胺在抑郁及焦虑等症状的产生中有非常重要的作用，因此推测白癜风发病与心理因素有关。Bonotis 等研究发现白癜风患者在发病前经历的应激性生活事件明显高于正常对照组。因此做好白癜风患者个体的心理评估，进行合理的心理治疗干预，对白癜风患者的病情控制以及治愈也有一定作用。

### 七、氧化应激

氧化应激机制作为白癜风的发病机制之一已经得到了大多数学者的认可。Roberta 等研究结果表明，抗氧化可作为白癜风一种有效的补充治疗，能提高其他白癜风治疗方法的有效率。窄谱 UVB 治疗白癜风的疗效已经得到大多数人的认可，Grimes 等通过研究得出窄谱 UVB 治疗后患者血液红细胞中的 MDA 水平显著减少，GSH – Px 的水平显著增加，由此可知 NB – UVB 治疗的主要作用机制是抗氧化应激。也有部分学者认为，氧化应激不仅仅是白癜风的发病因素，更是白癜风发病的始动阶段。

Laddha 等研究发现白癜风患者的发病早期（＜3 个月）血清中检测到抗黑素细胞抗体较病程大于 3 个月的患者显著减少。同时，早期白癜风患者相比病程较长的白癜风患者红细胞脂质过氧化水平显著提高。于是我们推测，氧化应激反应可能是诱发白癜风的始动因素。白癜风患者血液及表皮中活性氧族（reactive oxygen species，ROS）过度产生，一方面可能会直接破坏黑素细胞，引起异常蛋白释放，这些异常蛋白有可能会作为自身抗原诱发自身免疫反应；另一方面可能刺激产生热休克蛋白，热休克蛋白作为一个报警信号，可激活抗原呈递细胞，随后启动 $CD_8^+$ T 细胞，产生黑素细胞的自身免疫反应。

### 八、病毒感染

病毒感染与多种自身免疫疾病的病原体有关，其中一些像桥本甲状腺炎，伴有白癜风患者频率增高，艾滋病患者可能出现白癜风。在最近的一项研究中，聚合酶链反应用于检测单纯疱疹、水痘 – 带状疱疹、爱泼斯坦巴尔病毒的前病毒 DNA 和 DNA 基因组、人类巨细胞病毒（CMV）、艾滋病病毒和人类 T 淋巴细胞病毒。在 29 例白癜风患者脱色素皮肤和未受累皮肤中，以及 10 名健康人和 12 名患有皮肤疾病的其他皮肤病患者的皮肤。CMV 在所研究的 38%白癜风患者和 0%对照受试者的脱色和未脱色皮肤中检测到 DNA，特别是在相对短暂的进行性白癜风的活检标本中发现 CMV – DNA，搜索其他病毒基因组为阴性，这些结果表明一些白癜风病例可能由病毒感染引发，然而需要更多的研究来确定这些初步结果，并澄清 CMV 在白癜风发病机制的作用。

## 九、维生素 D 代谢

维生素 D 是人类通过饮食获得的脂溶性维生素，对皮肤科医生特别重要，因为它是通过紫外线在皮肤中合成的。维生素 D，1，25 – 二羟基，维生素 $D_3$ 的活性形式不仅可以调节钙和骨代谢，还能控制细胞增生、分化，并发挥免疫调节活性。维生素 D 具有称为维生素 D 受体(VDR)的核受体。维生素 D 受体存在于参与钙和骨代谢的细胞中，并且也存在于皮肤的角质形成细胞、黑素细胞、成纤维细胞和免疫细胞中，维生素 D 受体中的多态性与多发性硬化症、炎性肠病、类风湿性关节炎和 1 型糖尿病的易感性增加有关。维生素 D 通过各种机制对黑素细胞和角质形成细胞发挥显著作用。体外研究表明，维生素 $D_3$ 与酪氨酸酶活性和黑色素生成增加有关，这可能有助于白癜风斑块色素再生。已知维生素 D 类似物包括卡泊三醇和他卡西醇可增强白癜风患者色素沉着。另一项研究报道，维生素 D 通过抑制白介素(IL) – 6、IL – 8、肿瘤坏死因子(TNF – α)和 TNF – α 的表达来发挥免疫调节作用，此外还显示维生素 D 的活性形式，降低了 UVB 在黑素细胞中的诱导的凋亡活性。

维生素 D 受体基因存在多个单核苷酸多态性位点，这些单核苷酸多态性位点在一定程度上影响维生素 D 生物学功能的发挥。有研究表明维生素 D 受体基因多态性与肿瘤以及多种自身免疫性疾病有密切的关系。李春英等发现维生素 D 受体基因多态性与黑素瘤具有明显相关性，Birlea 等在一小样本研究中表明 VDR 基因多态性与白癜风相关，因为这些研究结果以及维生素 D 受体的生物学特性，认为维生素 D 受体基因多态性可能与白癜风有着密切的关系。

## 十、日晒

相关性近些年研究者发现，白癜风在春夏季发病率达 75%，因此曝晒成为白癜风发病的重要原因之一。有研究发现曝晒引发白癜风内在机制主要为日光照射后产生的自由基对细胞膜、蛋白质、DNA 的损伤，并可以诱导细胞凋亡，因此引发白癜风的发生。$H_2O_2$ 可以将细胞膜磷脂分子中高浓度的不饱和脂肪酸氧化成过氧化脂质，使黑素细胞树突消失，从而损伤生物膜。膜结构损伤后使其通透性上升，同时使黑素细胞破坏，自由基可使黑素小体功能受损或破坏。自由基对蛋白质的损伤是由于发生了氨基酸的氧化和硝基化修饰。对 DNA 的损伤主要是羟基自由基，攻击脱氧核苷，使脱氧戊糖分解，磷酸二酯键断裂，引起 DNA 单双链断裂。自由基引起 bax(促进凋亡细胞蛋白)表达水平升高，同时伴有 bcl - 2(抗凋亡细胞蛋白)表达下降引起细胞凋亡(激活内切酶发生细胞程序性死亡)。

综合各种学说观点可以认为，白癜风的发病是可能具有遗传基因的个体在多种内外因素的激发下导致黑素细胞破坏，黑素生成或黑化过程障碍，最终使黑素脱失。

(师小萌)

# 第四章 白癜风的中医病因及病机

有些医籍中所述的"白癜风"实为现代的花斑癣，俗称"汗斑"，部分书籍中两者并存，或分不同章节，或相混重叠；但在宋代《太平圣惠方》《圣济总录》；明代《证治准绳》；清代《外科心法要诀》等书中已明确分开，在明清其他许多中医书籍中所称白癜风与现代花斑癣混杂。古籍中称为"白驳、斑白、白驳风、白钩、白癜"等指现代白癜风，如隋代《诸病源候论》记载："白癜者，面及颈项，身体皮肉色变白，与血色不同，也不痒痛，谓之白癜。"《圣济总录》曰："白驳之病，其状斑驳如癣，过于疮疡，但不成疮耳。"《太平圣惠方》云："夫白钩者……多生项面，点点斑白，及不瘙痒。"清代《外科心法要诀》《外科大成》白驳风的论述，如后者有："生于面颈间，风邪相搏白点斑，甚者则斑白，毛发亦变白，终年不瘥，延遍身不瘙痒。"清代《疡科大全》言："白癜风兼脾经……起于手足者居多。"在皮损的特征、分布、自觉症状等方面均与现代白癜风病症相同。

古代医家对白癜风病因病机的认识多从风邪相搏、气血失和立论。《诸病源候论》《证治准绳》《外科真诠》有"风邪搏于肌肤，气血不和而成"的论述。《圣济总录》云："风热搏于肌腠，脾肺经不利也。"《太平圣惠方》曰："肺风流注皮肤之间，久而不去也。"《普济方》中有"肺风流注皮肤之间，久而不去也……皆由风热搏于肌腠，脾肺经不利也"的记载，《医家金鉴》，认为"白驳风，肉色忽变白，并不痛痒，由风邪搏于皮肤，致令气血失和"，《医林改错》则明确指出：白癜风是"血瘀于皮里所致"。《素问·调经论》指出："血气不和，百病乃变化而生。"《丹溪心法之郁五十二》亦说："气血冲和，万病不生，一有怫郁，诸病生焉，故人生诸病。多生于郁。"亦有认为虚则生"风"者，如《本草经疏》认为白癜风是肝脏血虚生风所致，盖肝为风木之位，藏血之脏，血虚则发热，热甚则生风。明代《寿世保元》中指出白癜风"因心火之汗出，与醉饱后，毛窍开时，受风侵逆皮腠所致，而生食后即睡者常有之"，清代《疡科大全》有"脾经积热……肺虚受风……气血运行失常，风邪所壅之处，渐变为白矣。然四肢为脾之本，皮毛乃肺之合，故起于手足者居多"的说法，清代《文堂集验方》中病因为"白癜风，脾滞而生，食后即睡者常有之"。从中可知内因与肺脾心等脏器经络功能失调，外因与风邪侵袭肌肤。致气血失和有关，这些论述说明了临床用药应以祛风调和气血为主，指出了注意饮食起居的重要性。

白癜风总的发病机制是由于局部气血不和及气血瘀滞，导致皮肤失于濡养而发病。中医学认为人体是有机的整体，人体的各个部分是有机联系的，这种联系是以五脏为中心，通过经络的沟通和联系，将人体各脏腑、孔窍，以及皮毛、筋肉、骨骼等组织紧密地联结成一个统一的整体。所以，皮肤的生理活动及功能是通过经络与脏腑联系。故内外多种因素皆可导致局部气血不和或者气血瘀滞，继而皮肤失养，出现白斑。白癜风发病的外因最常指的是六淫邪气，即风、寒、暑、湿、燥、火6种致病因素，与白癜风发病关系最密切的是风、湿、热3种，外邪从体表而入，首先伤及营卫肌肤，直接导致皮肤气血不和，经络阻滞而生白斑。风邪为病，多发于春季，起初可有恶寒、发热、身痛、汗出、苔薄、脉浮等；湿邪为病，多发于长夏，肢体困倦、头晕纳呆，苔腻，脉濡滑等；热邪为病，多发于夏季，恶热、心烦、口渴饮冷、小便黄赤短少、舌红苔黄、脉洪数等。如临床上白癜风患者有白斑发展迅速，颜色淡红、边界不清、瘙痒等。根据以上相关症状，可以分别辨证为风血相搏证、风湿外侵证和湿热风燥证等。另外，有明显外伤史的患者大多对应瘀血阻络证。内因包括七情内伤、饮食失宜、劳倦内伤等，白癜风患者往往有这些发病原因，通过询问了解患者的发病内因，可以考虑相应的辨证类型。七情指喜、怒、忧、思、悲、恐、惊7种情志活动，人的情志活动与相应内脏有密切联系，如郁怒伤肝、忧思伤脾、惊恐伤肾等与白癜风发病较为密切。临床观察也提示神经精神因素与白癜风发病密切相关，2/3的病例起病或皮损发展阶段与精神创伤、过度劳累、焦虑过度有关，白癜风是一种典型的皮肤科心身疾病。舒友廉等研究提示心理因素与白癜风具有相关性，并提出加强对白癜风患者心理状态的重视与疏导，中医治疗方面重视补益之法、疏理气机、清热凉血、活血化瘀的运用；饮食失宜主要是损伤脾胃，或过食辛辣刺激和肥甘厚味而生湿助热，或过食生冷损伤脾阳，气血生化不足，这些都在临床上有据可证；劳倦可损伤肝、脾、肾，从而导致气血失调，局部皮肤失养而发白癜风，有学者对 2008 例白癜风患者进行临床总结分析，发现有劳累诱因的有 59 例(3%)，说明劳倦内伤也是不容忽视的原因。这些内因为病大多病程较长，相应的全身症状比较明显，对应的证型有肝郁气滞、气滞血瘀、肝肾不足、气血亏虚等，通过可以问诊的内伤病因和相应的临床表现便不难辨证。

风与白癜风发病关系：白癜风，顾名思义，与风邪相关，《素问·风论篇》所云："风气藏于皮肤之间，内不得通，外不得泄。"《太平圣惠方》云："夫肺有壅热，又风气外伤于肌肉，热与风交并，邪毒之气，伏留于腠理，与卫气相搏，不能消散。令皮肤皱生白斑点。故名白癜风也。"风为百病之长，毒、热、湿、燥、寒、痰、瘀诸邪多依附于风邪而侵犯人体，风性轻扬，善行数变，发无定处。风邪为诸邪的先导，亦是诸邪的媒介，风邪(兼其他六淫之邪)羁留，造成营卫瘀滞，搏结于肌肤而致病。风邪致病，治疗当以祛风为先，风既引邪来，还当带邪去，其他诸邪只有通过透表发邪的方法，才能最快捷、最方便的随风而去，祛风法具有宣肺气、发腠理、通表里、透皮肤的功效。治疗在首当祛风的基础上，根据兼夹的毒、热、湿、燥、寒、痰、瘀诸邪之不同，辅以解毒、清热、祛湿、润燥、散寒、化痰、活血，而成疏风解毒、疏风清热、疏风燥湿、疏风润燥、疏风散寒、疏风化痰、疏风活血诸法，临床上或以一法为主，或几法同用。风邪又分外风、内风，外风宜宣散疏通，内风宜搜剔息止。祛风多用荆芥、防风、羌活、白芷、细辛、川芎、苍耳子；疏风多用柴胡、升麻、薄荷、菊花、葛根、蔓荆子；息风多用天麻、白蒺藜、龙骨、牡蛎、代赭石、石决明；搜风多用乌梢蛇、全蝎、蜈蚣、地龙、蜂房等虫类药。

湿与白癜风发病关系：湿为阴邪，其性重浊黏腻，易阻滞气机，困阻损伤阳气，影响脾胃运化，致病迁延缠绵难愈。湿邪重浊趋下，有其形而性属阴；但湿又不独趋下而可漫走全身，在《素问·生气通天论》载"因于湿，首如裹"，就是形容湿邪困阻，清阳之气不升而浊气熏蒸于上。湿邪害人最广，为诸邪之窠臼，且多兼挟他邪致病，其中以寒热暑邪尤多，湿与热合则为湿热，与寒结则成寒湿，故《景岳全书》曰："湿证最多，而辨证之法，其要唯二，则一曰湿热，一曰寒湿而尽之矣。"湿邪致病有内外两端。外湿多有季节和地域性特点。湿为长夏主气，夏秋之交，炎热而又多雨，空气湿度很大，久居湿地，伤人阳气，尤其脾阳，影响消化吸收功能，临床可见食欲缺乏、脘腹胀满等。除此以外，夜宿雾露浸渍、涉水淋雨、湿衣黏身，也易外感湿邪。内湿多因饮食不节、嗜食肥甘厚腻、沉湎烟酒或好食生冷之品等，酿生湿邪，困阻脾胃，导致脾胃受损。脾运不健，即成湿困脾土之证；也可因肺气壅滞，不能宣发肃降，水道不通，则痰湿内生。湿为阴邪，久则伤阳，阳虚失于温化，则水湿不运而潴留致病。中医学理论认为，病色可分为青、赤、黄、白、黑五种。《灵枢·五色》记载："青黑为痛，黄赤为热，白为寒。"《素问·皮部论》记载："其色多青则痛，多黑则痹，黄赤则热，多白则寒，五色皆见则寒热也。"明确指出白色的病因为寒邪所致，白癜风主要症状为皮肤上出现大小不等的圆形或椭圆形的白斑，白为寒之主色，湿为阴邪，湿邪滞于肌肤腠理，最易困阻和消耗阳气，阳气推动乏力，不能敷布气血于全身肌肤皮毛，肌肤皮毛失养；湿邪困阻阳气，阳气不达肌肤局部，局部肌肤失却阳气温煦，故发为白斑，湿邪阻滞气机，气滞血行不畅，又可致瘀，气滞血瘀则肌肤失养而致病，又可见久病之白斑周围可见肌肤颜色较原来变黑。正如清代王肯堂《医林改错·通窍活血汤》所治症目中所载："白癜风，血瘀于皮里，并以通窍活血汤治之。"又《景岳全书·血证》中说："润颜色，充营卫，无非血之用也。"湿邪困脾，脾运不健，气血生化乏源，不能荣养肌肤、润肌肤以颜色而发为本病。白癜风之湿证，可伴胸脘痞满、舌苔厚腻、脉滑的特点，偏寒或偏热苔色有所变化；兼夹肝肾不足，则可见头晕目眩、腰酸耳鸣、五心烦热等症状；兼夹气血瘀滞，多久治不愈，妇女常伴月经不调，经血色暗有块，并可见舌质紫暗或有瘀斑、瘀点、脉涩等症状；复感风邪，可见恶风、脉浮等症状，此时内外俱病，本虚标实，病情较复杂。

瘀与白癜风发病关系：《医林改错·通窍活血汤所治症目》中有"白癜风血瘀于皮里"之说，通窍活血汤、补阳还五汤皆为治疗节段型白癜风的妙方。中医有"久病必瘀"之说，病久入络，白癜风不论病因如何，最终表现为血瘀阻络，肌肤失于荣养而色白。气虚、气滞、血热、寒凝、外伤都可以导致血瘀。另外，血不利则为水，还会导致湿瘀互结。治疗上宜补气托瘀、行气逐瘀、凉血祛瘀、温通散瘀、活血化瘀、利湿除瘀祛瘀六法。补气托瘀可用黄芪、党参、白术；行气逐瘀可用黄芪、川芎、香附、郁金、川楝子；凉血祛瘀可用丹皮、赤芍、紫草、生地榆；温通散瘀可用制附子、肉桂、细辛、炮姜；活血化瘀可用桃仁、红花、乳香、没药；利湿除瘀可用生薏苡仁、白芷、生侧柏、夏枯草。另外，视血瘀程度适当应用破瘀药物如三棱、莪术、苏木、刘寄奴等。

古代及近现代医家对于白癜风的认识各有见地，归纳为以下几个方面。

1. 气血失和　七情内伤，情志不遂，过度的忧思悲恐，均可导致气机紊乱，气血失和，风邪乘虚而入，滞留于皮肤腠理，阻滞经脉，肤失所养，而蕴生白斑。

2. 气滞血瘀　跌打损伤，皮肤破损，伤及血脉，瘀血阻滞；或暴怒伤肝，气机壅滞，经脉不通，血运受阻，脏腑经络功能活动失调；或久病失治，瘀血阻络，新血不生，不能循经濡养肌肤，均可导致局部皮肤失养，酿成白斑。

3. 气血两亏　多因禀赋不耐，先天肾气不足，阴精亏乏，气血生化无源；或后天脾胃虚弱，水谷精微化生不足，营卫虚疏，卫外不固，邪入肌腠，化生白斑。

4. 风湿致病　春主风，长夏主湿，风湿之邪搏于肌肤，致使肌肤经脉不通，气血运行不畅，日久则气血失和，血不荣肤，肌肤失养而发病。所以白癜风多在春夏季节发病或者加重。

5. 肝肾不足　肾为先天之本，肾藏精，肝藏血，肝肾同源，精血互生。若肾虚精少，精不化血，导致肝血亏虚；或肝郁气滞，肝血不足，血不化精，均可导致皮肤络脉失于濡养，生成白斑。

6. 脾胃不足　脾胃共居中州，为后天之本，气血生化之源。若脾胃虚弱，气血生化乏源，肌肤络脉不充而失于荣养，则见皮肤发生白斑。

在临床实际中发现，关于白癜风的症候研究，各医家在脏腑辨证的基础上，提出了从心、肝、脾、肺、肾论治，以及湿热、血瘀、气滞、热毒、阴虚、冲任失调、脾胃不足等的新观点、新理论。这些新观点、新理论，不仅补充和完善了中医对白癜风的病因病机的认识，同时发挥了中医辨证的特色，充实了辨证分型，对临床治疗有重要的指导意义。

（边　莉）

# 第五章 白癜风的临床表现

## 第一节 白癜风皮损表现

### 一、症状

白癜风的主要临床表现是皮肤出现局限性白色斑片，白斑区皮肤颜色减退、变白。白的深浅尚有灰白色、乳白色或瓷白色等之分。一般无自觉不适，少数病例在发病之前或同时局部有瘙痒感，也有患者在病情稳定时，因某种因素发生痒感，随之白斑扩大或出现新的白斑。白癜风患者在没有其他因素影响而出现瘙痒感时多数随病情有发展。有的由于外用药物的强烈刺激而使白斑扩大，不少病例还可在遭受机械性刺激、压力、搔抓、摩擦后，原先正常皮肤处发生白斑或出现使原来白斑扩大的同形反应现象。其他形式的局部刺激，如烧伤、晒伤、放射线、冻疮、感染等也可有此反应而泛发全身。

本病一般夏季发展快，冬季减慢或停止蔓延，病程长短不一，常在曝晒、精神创伤、急性疾病或手术等严重的应激状态后迅速扩散，也可缓慢进展或间歇性发展，或可长期稳定不变，或有一部分先在患部出现一些色素沉着的斑点，以后逐渐增多和扩大，完全的自愈者极少，亦有不少愈后复发者。

### 二、体征

1. 病损好发部位　全身任何部位的皮肤均可发生白癜风，损害处皮肤颜色减退变白，好发于易受阳光照晒及摩擦损伤等部位，特别是颜面部(如眉间、眉毛内侧、鼻根与颊部内侧相连部位、耳前及其上部、前额发际，帽檐处及唇红部)、颈部、腰部(束腰带)、骶尾部、前臂伸面及手指背部、眼睑及四肢末端等，躯干与阴部亦常发生。掌跖部也可受累，白斑多数对称分布，亦有不少病例损害沿神经节段(或皮节)排列。在对称分布于眼睑及四肢末端的病例常见掌跖部白斑，除皮肤损害外，口唇、阴唇、龟头及包皮内侧黏膜亦常累及。

2. 皮损特点　白斑多数对称分布,也有不少沿神经节段(或皮节)排列,初期白斑多为指甲至钱币大,近圆形、椭圆形或不规则形,也有起病时为点状减色斑,境界多明显;有的边缘绕以色素带。在少数情况下,白斑中混有毛囊性点状色素增生,后者可增多、扩大并相互融合成岛屿状,白斑处除色素脱失外,患处没有萎缩或脱屑变化,白斑上毛发可失去色素以至完全变白,亦有毛发历久不变者。白斑的数目不定,可局限于身体某部分,或分布在某一神经节段(或皮节),白斑自行消失者极少。大多数病例往往逐渐增多扩大,相邻的白斑可相互融合,而连成不规则的大片,泛发全身,有如地图状。

3. 同形反应　白癜风的同形反应是指由皮肤炎症或外伤后开始局部发生白斑或使白斑扩大的一种现象,被列为白癜风的激发因素之一,由同形反应诱发的白斑大多数局限在炎症或外伤部位,逐渐向四周扩大,亦可在远隔部位的正常皮肤上逐渐发生白斑损害。从外伤到局部皮肤发生白变的时间为10日至2个月不等,多数在3~4周。同形反应可能属于自身免疫现象。

### 三、并发症

大多数白癜风患者病情不痛不痒,一般无不适症状,但也有少数患者伴发其他疾病。临床上先后有许多白癜风病例合并一些自身免疫性、内分泌疾病的报道,有学者对国内文献报道的白癜风伴发疾病进行统计分析。我国现有皮肤科期刊中记载的有关白癜风伴发疾病的文献所统计的10 607例白癜风患者中,男性5 372例,占50.6%;女性5 235例,占49.4%;男女比例为1.03∶1。10 607例白癜风患者中有伴发疾病(包括21种皮肤疾病;15种内脏疾病)的共1 339例,即12.6%。其中皮肤疾病有802例,占59.9%;内脏疾病537例,占40.1%。

白癜风常伴发一些自身免疫性或与免疫相关的疾病,如合并甲状腺功能亢进或减退、糖尿病、慢性肾上腺皮质功能减退和慢性活动性肝炎。此外,还有报道提示,白癜风与恶性贫血、晕痣、普秃或斑秃、银屑病、硬皮病、硬斑病、恶性肿瘤、药疹、带状疱疹、支气管哮喘、异位性皮炎、类风湿性关节炎、重症肌无力、慢性皮下组织念珠菌病和眼疾患有相关性,以及并发于疱疹样皮炎、肢端肥大症、副银屑病、慢性持久性红斑、迟发性皮肤卟啉病、硬化性萎缩性苔藓等疾病。

（张　月）

# 第二节 白癜风的分型

临床上按白斑的形态、部位、范围及治疗反应一般有如下类型。

## 一、五型划分法

1. 局限型 白斑单发或群集于某一部位。

2. 散发型 白斑散在，大小不一，但多对称分布。

3. 泛发型 常由局限型或散发型两种发展而来，白斑的总体面积大于体表的50%以上。

4. 节段型 白斑按皮节或某一神经分布区分布，即按神经分布的带状或条状脱色斑，白斑的边缘如刀切样整齐。

5. 肢端型 白斑初发于人体的肢端，如面部、手足指趾等暴露部位，而且主要分布在这些部位，少数可伴发躯体的泛发性白斑。

## 二、两型划分法

根据病变处色素脱失情况简单地将白斑分为完全型、不完全型两种。

1. 完全型 白斑表现为纯白色或瓷白色，白斑中没有色素再生，白斑组织对多巴(二羟苯丙氨酸，DOPA)反应阴性；白斑组织内黑色细胞消失，在治疗上却存在相当大的困难，一般暂时性的可使用遮盖疗法以达到某种美容的需要。

2. 不完全型 白斑脱色不完全，白斑中可见色素点；白斑组织对多巴反应阳性；白斑组织中黑素细胞减少。不完全型白斑药物疗效好，其治愈概率较大。

## 三、三型划分法

根据脱色的范围和分布，国外有学者将本病分为三型。

1. 局限型 一个或数个脱色斑，局限于一个部位。包括节段型和黏膜型。

(1)节段型：一个或数个脱色斑按皮节分布。

(2)黏膜型：脱色斑仅累及黏膜。

2. 泛发型　大量脱色斑随机广泛分布于体表，最常见，包括寻常型、面肢端型、混合型。

（1）寻常型：脱色斑散在分布于体表。

（2）面肢端型：脱色斑分布于肢体远端和面部，可能是寻常型的早期。

（3）混合型：面肢端型＋寻常型、节段型＋面肢端型或寻常型、节段型＋面肢端型＋寻常型。

3. 全身型　全身表皮完全或近全脱色。

### 四、十三型划分法

郭长秀、陈守礼等学者，通过十几年上万例白癜风患者临床治疗观察，根据患者部位不同，形状不一、病程长短不等，发展快慢有别，发病面积大小有异等错综复杂的情况，将白癜风划分成了13种类型。

1. 圆型与椭圆型　多发于腹部和腰部，病灶初起多呈独立存在，发展时由斑块中心向外扩大，发展快者相邻的独立斑块可连接。其病因属免疫功能低下，患者常因感冒引起咽炎、急慢性扁桃体炎、口腔溃疡，经久不愈，缠绵反复，使白癜风反复发作，部分患者眼周青、紫、灰暗。

2. 晕痣型　多发于面部、胸背部，病灶中间原有或现仍有黑、红痣，或异常隆起物。此类型白癜风边缘清晰，中间隆起物可大可小，有的隆起物色素先有脱失，然后白斑扩大，也有的先有白斑区，然后隆起物消失或仍存在，此类患者多有心悸、乏力等症。

3. 外伤型　指利刃或钝器刺破表皮或烧伤、灼伤、烫伤、各类手术后、摔伤、扭挫伤、动物抓咬伤、蚊虫叮咬伤等外界因素损伤表皮后黑素恢复缓慢或不完全恢复。此类患者的白斑多发生于伤口周围，也有在其他部位出现的。

4. 椎体型　多发于前后躯干部位，病灶及发病趋势循任、督脉上行，二阴、口唇多有病变。此类患者多有腭垂异常，常向左或右偏斜。

5. 色素失调型　多发于面部，双手偶见。此类患者本身黑素并没有减少或脱失，而是在同一区域类有黑素不均匀聚集，也有白斑的出现。病灶有片状、带状、泼墨状，有单侧亦有对称；有先天亦有后天所得，先天多与遗传有关，后天发生的多由于内分泌失调所致；女性多有妇科病，男性多有疝气或肾炎等泌尿系疾病。

6. 内翻型　多发于双手，起于双手心，由内向外到手背、十指末端，并在肺俞穴、大肠俞等穴多出现白斑。此类患者多有咽干、干咳、口唇红，脱皮干裂，遇感冒加重发展，其病因为肺津不固，精微不敛所致。

7. 散发型　斑无定处，可在全身各处发展，其表现形状不一，斑块大小不等，色有浅有深，行无定处，其病因为多种因素共存。

8. 簇状白点型　多发于前胸、上肢。初起时，病灶周围每个毛囊后部隆起白点，由内向外，由点到片，向中心接近，一旦连接为一大块白斑后，周围又有新鲜的群体出现，严重时可泛发全身。此型多见于中年男女，多因饮食不节、过食肥甘厚腻及辛辣刺激性食物等诱发，自觉手脚发胀、痰多、脂肪层加厚，湿热之邪不能排出体外所致。

9. 眉、睫、发、面型　是指白斑发生在面部，多为单侧，多有眉毛、睫毛、头发、腋毛、阴毛等被侵害变白，不论其面积大小，毛发变白的多少多属此种类型，此类患者多见于牙病，如牙齿 1～3 度龋齿、残根、重叠、移位、乳牙残余不脱落、智齿延出、咬硬物或磕碰断裂、牙龈出血，咬牙或平常牙齿怕冷、热、酸、甜、风吹、牙神经外露等，以致白癜风发生。

10. 神经节段型　多发于躯干四肢单侧而不过中线者，白斑边缘顺其神经走向发生的白癜风，在肋间、腹背、小腹、腰椎、上下肢多见，可能与单侧挫扭伤有关。

11. 固岛型　多发于下颌、小腹等脂肪易堆积处，其他部位亦可见，其病灶在较长一段时间无甚变化，生成的黑素岛少则十几个，多则几十个出现后不再扩散，亦不见消失变化形成固定的斑片。造成这种外形的原因是外用刺激药过量，致病灶起疱，层层脱皮，使体液渗出，若继续不当用药，加重刺激，使表皮和(或)真皮及皮下组织受到破坏，形成表皮粗糙、皲裂。

12. 婴幼型　多发于婴幼儿额部、颈项、耳后、胸背及上肢。民间多称"白记"。病灶呈片状、带状、线条状、表皮略粗糙，色略淡，除一部分的斑块继发为白癜风外，绝大部分患儿在较长一段时间内变化不大，也有的患儿伴有其他部位的白癜风。

13. 中老年颗粒型　多发于胸背四肢。为中老年男女自身的整体素质及功能下降，或因患其他慢性疾病，如糖尿病、气管炎、甲状腺疾病、恶性出血、肿瘤、关节炎等并发白癜风，白斑呈米粒、豆粒大小。此类白斑一般情况不扩大，斑点色泽略低于正常皮肤。

以上分型划类，十三型的划分指定"型归脏腑，症对病因"，实为郭长秀、陈守礼等学者凝聚之宝贵经验，内容新颖，参考价值甚大。

### 五、特殊类型

马宏裕、倪修年等在临床中观察到四种特殊类型，即中线型、黏膜型、腹型和晕痣型。晕痣型一些患者先出现晕痣，随后在其他部位发现白癜风白斑，也有一些散发性和泛发性白癜风患者，也会出现晕痣；中线型、黏膜型位于任督两脉上；腹型位于神阙穴周围，这些患者往往病情进展快，治疗困难，预后较差。这四种类型都具有自身免疫特点，故列于寻常型中，对指导治疗和判断预后有较大价值。

（张　月　师小萌）

# 第三节　白癜风的分期

根据白癜风病期的临床表现可分为进展期与稳定期。

### 一、进展期

白斑增多，原有白斑逐渐向正常皮肤移行、扩大，境界模糊不清；常可见到由于药物的强烈刺激而使外阴白斑扩大；不少患者还可因遭受机械性刺激如压力，或因紧身衣、过紧的胸罩、腰带、月经带、疝托等，使原先正常的皮肤发生白斑或促使原来白斑扩大而开始出现同形反应现象。其他形式的局部刺激，诸如烧伤、晒伤、冻伤、放射线照射与感染等也可有此反应，甚至因该反应而使皮损泛发全身。

### 二、稳定期

白斑停止发展，境界清楚，白斑边缘色素加深。此期白斑不会因外涂药物或机械性刺激而出现同形反应现象。因此可选用有光敏作用的刺激性较大的外涂药物，促使稳定期白斑向好转期转化。在好转阶段，白斑境界清楚，边缘色素加深，并出现色素带，后者逐渐向白斑中央渗入而使白斑内缩，或在白斑中出现毛孔周围散在或岛屿状的色素区，白斑的数目也随之逐渐减少。

（张　月）

# 第六章　白癜风的诊断与鉴别诊断

## 第一节　皮肤病的诊断方法

诊断是依据主诉、病史、体征及其他检查手段来判断疾病的本质和确定疾病名称的过程，是取得预期治疗效果的前体。正确的早期诊断可使疾病得到及时、合理的治疗，缩短或终止自然病程，早期治愈康复；反之模糊或错误的诊断，可能造成盲目或错误的治疗，延误或加重病情。因此，必须重视诊断，应用基本的诊断方法，综合分析判断，得出正确的结论。

诊，诊察了解；断，分析判断。"诊断"就是通过对患者的询问、检查，以掌握病情资料，从而对患者的健康状态和病变的本质进行辨识，并对所患病、证候做出概括性判断。

皮肤病多位于体表，有些一眼就能确诊，有些的诊断则颇为不易，甚至经多年观察也不能确诊。因此，在皮肤病的接诊中，诊断是一个大问题，否则病急乱投医，将适得其反。因此，必须询问病史，详细进行体格检查，周密进行辅助检查，认真"审症求因"，才能做出正确或比较正确的诊断，以利于妥善地制订治疗措施。

### 一、皮肤病的中医诊断

中医诊断学是根据中医学的理论，研究诊察病情、判断病种、辨别证候的基础理论、基本知识和基本技能的一门学科。

1. 中医四诊　辨证是中医独特诊断疾病的手段，其手段归纳为四诊。所谓四诊即为问诊、望诊、闻诊、切（脉）诊。四诊相辅相成，才能达到辨证的目的。

（1）问诊：问一般情况、生活习惯、七情平和、起病等。

（2）望诊：望神、望形、望舌（舌神、舌色、舌形、舌态）以及分部望诊（头面、颈、四肢、肌肉）。

（3）闻诊：听声音、闻呼吸、闻气味。

（4）切诊（脉诊）：包括通诊法、三部诊法和寸口诊法。

（5）按诊：医生用手对患者体表某些部位进行触摸按压，以获得诊断印象的诊察方法。按诊又称触诊，为四诊的辅助之法。

2. 中医辨证方法　一般而言，凡急性、泛发型、瘙痒性、变化迅速的皮肤病，常伴有发热、口干、口渴、溲赤、便结、烦躁等，脉见浮、洪、滑、数，舌质红或舌尖红，苔黄或白腻者多为阳证、实证、表证、热证。

凡慢性、湿润性、肥厚性、自觉症状较轻的皮肤病，伴口淡黏、食欲缺乏、腹胀、便溏、脉沉缓或沉细，舌质淡。舌体胖或有齿痕，苔白滑或白腻，则多为阴证、虚证、里证、寒证。

中医辨证有阴阳辨证、表里辨证、寒热辨证、虚实辨证、脏腑辨证、六淫辨证、卫气营血辨证、六经辨证、自觉症状辨证（疼痛辨证、瘙痒辨证、麻木辨证）等。

### 二、皮肤病西医诊断

1. 病史　与其他科室一样，应包括年龄、性别、职业、籍贯、种族、婚姻状况等，这些资料有一定的诊断价值。

（1）主诉：包括部位、体征、症状、发病时间。

（2）现病史：应记录以下信息：①疾病最初发生的特点；②皮损的部位、发生的先后次序；③疾病发展的快慢、有无规律、有无加重、缓解及复发；④有无全身症状及局部症状；⑤病期；⑥诱发因素；⑦既往治疗情况，用过的内服药、外用药，疗效如何、有无不良反应；⑧详细询问病因：包括内因、外因及诱发因素。

（3）既往史：过去曾患疾病的名称、经治疗的方案及疗效，应注意有无药物过敏史和其他过敏史、手术病史、外伤史、传染病史。

（4）个人史：包括生活习惯、饮食习惯、婚姻、生育情况及性生活史等。

（5）家族史：家族中有无类似的疾病及其他遗传病病史，有无近亲结婚等。

2. 体格检查　主要对皮肤及其附属器的各种损害或变化进行检查，包括视诊、触诊及其他特殊检查。因为皮肤病的形态学非常重要，要求对任何皮损均需详细描写，这样能反映实际情况。强调同一疾病在不同患者中的共性与个性及其意义，皮肤病产生的病理基础，全身各系统反应，结合病史达到初步的诊断。体格检查时应注意以下两方面的问题，最好在自然光下做仔细的全身检查，特别是诊断不肯定的疾病；需要对黏膜、毛发和指甲进行仔细的检查。

（1）视诊：对一些高度特异的皮肤病，仅通过视诊就能明确诊断。但应注意皮损在疾病的不同阶段可能出现的不同状态，必要时可借助放大镜检查。对皮损进行视诊应注意以下几方面：

1）性质：应注意区别原发性损害与继发性损害。

2）大小和数目：大小可实际测量，也可用实物描述；数目为单发或多发，也可用数目表示。

3）颜色：可用正常皮色或红、白、黄、黑等表示。

4）界限及边缘：界限可表示为清楚、较清楚、模糊；边缘可整齐或不整齐。

5）形态：可用圆形、椭圆形或实物表示。

6）表面：可为光滑、粗糙、糜烂、渗出、鳞屑等。

7）基底：可为较宽、较窄或呈蒂状。

8）内容物：主要用于观察水疱、脓疱和囊肿，可描述为清亮、血性、脓液等。

9）排列：带状、线状、环状、孤立或群集等。

10）部位与分布：应明确特定的部位，如暴露部位、覆盖部位等；分布方式为局限性或全身性、是否沿血管或神经分布、单侧或对称分布。

（2）触诊：主要了解皮损的质地（坚实或柔软）、位置（深浅）、浸润、增厚、萎缩、松弛等，有无压痛、粘连、感觉过敏，局部淋巴结的情况。另外，要了解皮肤的湿度、温度及油腻程度。

（3）其他检查

1）鳞屑刮除法：主要了解皮损表面的性质，如寻常型银屑病刮除鳞屑可见薄膜及点状出血现象。

2）皮肤划痕试验：在荨麻疹患者皮肤表面用钝器以适当压力划过，出现以下三联反应：①红色线条；②红色线条两侧出现红晕；③划过处出现苍白隆起状线条，称为皮肤划痕试验阳性。

3)棘层松解征(尼氏征):是对一些水疱性疾病的一种诊断方法,可有四种阳性表现:①手指推压水疱一侧,使疱液沿推压的方向移动;②手指轻压疱顶,疱液向周围移动;③稍用力在外观正常的皮肤上推擦,表皮即剥离;④牵扯已破损的水疱壁,可见水疱以外的外观正常的皮肤一同剥离。

4)玻片压诊:用以区别出血性和充血性皮损,玻片压迫皮损处15秒后,充血性红斑消失,出血性红斑和色素斑不会消退;寻常狼疮可出现特有的苹果酱颜色。

(4)实验室检查:常用的有以下几方面。

1)真菌检查:主要用于检查浅部真菌病和深部真菌病,常用的方法有:①直接涂片:为最简单而主要的诊断方法,用于检查有无菌丝及孢子,但不能确定菌种;②培养:将标本接种在培养基上,根据菌落的形态及显微镜下形态的判断来提高真菌的检出率,并能确定菌种。

2)变应原检测:用于确定过敏性疾病患者的致敏物质,对于过敏性疾病的预防和治疗有一定的指导意义。主要有两种:①斑贴试验:用于接触性皮炎、职业性皮炎、手部湿疹、化妆品皮炎等。方法:目前多用市售的铝制小盒斑试器进行斑贴试验。结果及意义:24~48小时后观察,根据受试部位有无反应及反应的强度,依次为(+)~(+++),阳性反应说明患者对受试物过敏。②皮内试验:用于测试Ⅰ型和Ⅳ型变态反应。方法:选择前臂屈侧为受试部位,取配制好的皮试液在皮内注射一个0.1cm的皮丘。结果:15~20分钟观察结果,根据有无反应及反应的强弱,依次为(+)~(+++)。

3)性病检查:①淋球菌检查:直接涂片,在涂片干燥后,加热后做革兰染色,主要用于急性感染患者;细菌培养有助于进一步明确淋球菌感染。②衣原体检查:主要有三种方法:细菌培养法、衣原体抗原检测法、免疫荧光法。这些方法对衣原体的诊断都有一定的意义。③支原体检查:主要采用细胞培养法。④梅毒螺旋体检查:主要有梅毒螺旋体直接检查、快速血浆反应素环状卡片试验(rapid plasma reagin test,RPR)、梅毒螺旋体颗粒凝集试验(treponema pallidum particle agglutination test,TPPA),以上方法操作较简单,对梅毒诊断有很大的帮助。⑤醋酸白试验:用棉签清除局部分泌物后,蘸5%冰醋酸涂在皮损及正常皮肤黏膜,2~5分钟后皮损变为白色为阳性。主要用于诊断尖锐湿疣。

4)疥螨及毛囊虫检查:疥螨常用针挑法从皮疹中找到;毛囊虫常用挤压

法或透明胶带粘贴法从扩大的毛囊孔内查见，均需在低倍镜下证实。

（5）细胞学诊断：适用于大疱性、水疱性，病毒性皮肤病和基底细胞癌皮损。在显微镜下，这些损害的细胞涂片检查，可较快的获得比较正确的诊断。该方法简单，较易掌握。外周血检测红斑狼疮或 Sezary 细胞，对明确诊断也有帮助。

（6）组织病理学检查：此法更为细致全面，根据需要可做 HE 染色、特殊染色、免疫病理、电镜或免疫电镜等检查。这样对病情的了解更为深刻，是常用的有价值的方法。

（王月美　师小萌）

# 第二节　白癜风的病史采集

病史采集是医生通过对患者的系统询问而获取临床资料的一种诊断过程，详细真实的病史是正确诊断疾病的基础和前提。白癜风患者病史采集包括以下几个方面：

## 一、门诊资料

1. 一般资料　包括姓名、性别、年龄、职业、民族、婚姻状况等。一些白癜风病症与上述原因有关，因此患者的一般情况不可忽视。

2. 发病情况　白癜风发病常有诱发因素或明显的原因、首次发病年龄、疾病的首发季节、缓解季节、加重季节、发病持续时间（即病程）、伴发疾病等资料。

这些有助于对病因的判断，进而帮助诊断。

3. 白癜风的特征　主要包括白癜风色素脱失斑的发生部位、皮损面积、临床分型、临床分期等资料。

4. 病程　白癜风病程长短不一，数月至数年不等，可快速扩散，也可缓慢发展或长期稳定不变以致终身存在。了解起病急缓和病程长短，与治疗方法的选择密切相关。

5. 既往史、个人史和家族史　既往史主要包括药物过敏史、长期用药史以及本次发病有关的诊治史等。了解这些不但为尽早做出正确诊断提供依据，而且是安全有效治疗的前提。另外，还应询问、了解患者生活习惯及家族成员的遗传史等。

**二、相关定义**

1. 白癜风病程　是指白癜风患者从发病当天算起，至本次就诊为止的一段时间。如果有自愈后复发者，也是从首次白癜风发病当天算起，至本次就诊为止的一段时间。

2. 用药史　主要包括干扰素、噻嗪类、磺酰脲类、磺胺、避孕药、砷剂等。

3. 发病前经历　发病年龄是指白癜风患者或者其家属首次发现该病时的年龄，按周岁计算；发病季节是指患者或者其家属首次发现该病时的季节；发病前经历是指首次发病或再次加重之前1个月内的经历。

4. 皮损面积　以患者本人手掌并指大小作为体表面积的1%计算。

5. 家族史　白癜风家族史是将家族中在医院就诊的第一个被明确诊断为白癜风的患者作为先证者，先证者的遗传物质与Ⅰ级亲属的遗传物质只经历了一次减数分裂，即有一半的可能性遗传物质是相同的，其余Ⅱ级、Ⅲ级亲属遗传物质依次递减。先证者的Ⅰ级、Ⅱ级、Ⅲ级亲属中只要有一位患有白癜风的患者，则认为其家族史阳性。

6. 三级亲属　Ⅰ级亲属是指先证者的子女、父母以及同胞的兄弟姐妹；Ⅱ级亲属是指先证者的舅、姨、叔、伯、姑、外祖父母、外甥（女）、侄子（女）、外孙（女）、孙子（女）；Ⅲ级亲属是指先证者的堂兄弟姐妹、表兄弟姐妹、重孙子（女）和（外）曾祖父母。

7. 发病诱因　是指患者发生白癜风之前的3个月内的经历，主要包括精神因素、饮食性、环境污染、物理性因素（日光、外伤、机械性刺激等）、化学性因素、炎症性因素、季节因素、年龄因素等。

精神因素主要是指超过1个月以上的长期精神抑郁、精神紧张、失眠或极度悲伤等。精神抑郁指的是心情低落、情绪低沉、对生活感觉失去兴趣等；精神紧张是指人体适应周围环境或应对挑战需要尽全力去动用脑力或者体力；失眠是患者在无系统性疾病、神经系统疾病及用药等情况下，出现了睡眠障碍、入睡困难或睡眠质量差，每周至少3次并持续1个月；极度悲伤主要指夫妻离异、亲人离世等。

外伤是指皮肤局部损伤或身体的创伤（如烧伤、骨折）等损伤；曝晒是指以从事户外工作为主或是在无防光的措施下皮肤长时间暴露在很强的日光下，每天连续 3 小时并连续 3 日以上；接触化学物质是指从事的特殊行业、接触特殊环境或在生活中经常接触燃料、涂料、染发剂、油漆、农药、沥青等一些含苯或酚系物的化学物质。

（王月美　师小萌）

# 第三节　白癜风的诊断

### 一、临床特点

1. 发病年龄　任何年龄均可发病，多见于青壮年。

2. 发病部位　任何部位皮肤均可发生，但好发于易受光照及摩擦损伤部位，如颜面部、颈部、躯干部和四肢等。口唇、阴唇、龟头及包皮内侧黏膜亦可累及。大部分白斑对称分布，亦有部分患者白斑沿神经节段分布。

3. 皮损特点　皮损为局限性色素脱失斑，乳白色，自指甲至钱币大小，圆形、椭圆形或不规则形。白斑处毛发也可变白。在进展期，脱色斑向正常皮肤移行，发展较快，并有同形反应，即压力、摩擦、外伤后可形成继发白癜风。少数病例白斑相互融合成大片，泛发全身如地图状。另有少数患者的皮损中，毛孔周围出现岛状色素区。在稳定期，白斑停止发展，境界清楚，边缘有色素沉着环。

4. 自觉症状　一般无自觉症状或仅有轻微痒感。

5. 病程　慢性迁延，可持续终身，亦有自行缓解的病例。

### 二、实验室检查

1. 血液检查　白癜风在治疗前或在治疗中做一些血液检查是必要的，可从中发现异常，或发现潜在的内脏病变、查明原因，可提高治愈率，有利于白癜风的康复。常见的化验项目包括：血尿常规、肝肾功能、电解质、甲状腺功能、免疫标志物(包括甲状腺球蛋白抗体、甲状腺微粒体抗体、抗核抗体、抗平滑肌细胞抗体、抗心肌细胞抗体、抗胰岛素抗体等)、病原微生物、血清自由基清除能力、微量元素、血清铜蓝蛋白铜氢化酶等检测。

发现很多白癜风患者伴有贫血、白细胞及血小板减少。白癜风患者中有关自身抗体的检出：血清中自身抗体阳性率比正常人高，其主要是抗甲状腺抗体、抗胃壁细胞抗体和抗核抗体。外周血 T 细胞群检查，辅助性 T 细胞明显下降。在病变白斑边缘部，即病变活动部位表皮内部朗格汉斯细胞数目明显增多，并且形态异常。

2. 组织病理　白癜风基底细胞层黑素体和黑素细胞减少或缺乏。在活动期损害内、中心处黑素细胞密度降低，周围处有异常增大的黑素细胞，且是边缘区处正常区域的 2～3 倍。在较早的炎症期可观察到所谓白癜风隆起性边缘处的表皮水肿及海绵体形成，真皮内可见淋巴细胞和组织细胞浸润。已形成的白癜风损害的主要变化是黑素细胞内黑素体减少乃至消失。朗格汉斯细胞据报道可有增加、正常或重新分布。已有部分证据认为整个表皮—黑素体单位被损害。晚期脱色皮损内无黑素细胞，即使用特殊染色和电镜观察亦不例外。经紫外线照射的皮肤可见反应性角质增生，初期真皮上层还见有嗜色素细胞。病变边缘色素沉着处的表皮黑素细胞内黑素体增多。镀银染色和电镜观察皮损部末梢神经有变性改变。DOPA 反应检查，完全型白斑几乎看不到黑素细胞，而在不完全型仅见少数黑素细胞，且其反应也是弱的。上述这些组织病理现象为白癜风的共性，在没有并发皮肤炎症的情况下，一般无须进行组织病理切片检查；但在下列情况下可酌情予以考虑：①对疑似白癜风的色素脱失斑，经长期随访观察又不能确诊时，或疑有恶性变时；②对久治无效的白斑，既不能明确是完全性白斑，患者又迫切希望治疗时，可做组织病理检查，以判断是否存在黑素细胞，特别是对多巴反应阳性的黑素细胞，以作疗效估计的参考。

白癜风皮损组织病理表现为：表皮基底层无黑素细胞，表皮细胞内无黑素颗粒，在活动损害的边缘，真皮浅层可见稀疏淋巴细胞浸润。有时需要采用特殊染色（如氨化硝酸银或多巴胺）来确定黑素细胞的存在。对于早期白癜风损害，取边缘部位皮肤可见黑素细胞增大，树突增多，且富含黑素颗粒，其下方的真皮浅层可见稀疏淋巴细胞浸润。免疫病理显示，部分患者基底膜带 IRG 或 O 沉积，角质形成细胞内有 IgG 或 C3 沉积。

3. Wood 灯检查　伍德灯（Wood 灯）是通过含氧化镍之滤玻片而获得的 320～400nm 波长的紫外线照射患处，如果黑素减少则折光强，显浅色；而如果黑素增加则折光弱，显暗色。白癜风皮损中黑素细胞缺失，伍德灯诱导产生的自体荧光来源于真皮胶原，即亮蓝白色荧光，故色素脱失性白斑在伍德灯下表现为明亮、境界清楚的蓝白色斑片，与周边皮肤反差明显，对明确白癜风诊断与鉴别诊断具有很高的价值。特别是对于早期初发的不明显的白斑或肤色白皙患者的白斑的鉴定，其优势更加明显。用伍德灯为白癜风患者做全身皮肤筛查和体检，多能发现不被患者发现的损害。

4. 皮肤 CT 检查　其系统是基于光学聚焦原理，利用计算机三维断层成像技术，直观实时、动态地观测皮肤病的产生、发展、治疗及其皮损情况等。随着国内三维皮肤 CT 成像检测系统应用的逐步开展，为目前顽固性白癜风的诊断提供了可靠依据，对久治不愈的各种类型白癜风患者直接扫描出白斑皮下黑素细胞的数量，为治疗白癜风提供了可靠依据。与传统病理活检相比，其优势如下：

（1）患者舒适度高，检查速度快，一次检查只需十几分钟，减少了白癜风患者的就诊时间。

（2）可实时动态地进行监测，可对同一皮损进行多次成像，以对其发展变化、治疗后的改善状态进行观察，特别是可观察皮肤血流的动态变化。

（3）可重复性好，当常规组织病理学检查难于确定取材部位时，皮肤 CT 可以在一次检查中观察许多可疑病灶，无须取材及组织病理学复杂烦琐的处理过程。成像迅速，数据易于存储和输出。

（4）由于皮肤 CT 对病变部位扫描时无须进行组织活检及其他处理，能够无创、迅捷地对皮肤病进行诊断和随访观察，从而成为近年来最具临床应用价值的无创性皮肤影像学诊断技术。

（师小萌　邱洞仙）

# 第四节　鉴别诊断

## 一、单纯糠疹

1. 概述　单纯糠疹，又称之为白色糠疹，是一种病因不明，通常发生在儿童或青少年面部的鳞屑性浅色斑。多见于儿童及十几岁的青少年，发病率为 30%～40%。任何季节均可发病，但以冬、春季较为明显。病因不明，现多认为是一种非特异性皮炎。营养不良、维生素缺乏、日晒、皮肤干燥、肥皂浸洗及感染因素如细菌、病毒或糠秕孢子菌等是可能的诱发因素。好发于面部，偶可侵犯颈、肩、躯干、臀部及股上部，皮损呈对称性分布，初起为大小不等的圆形或椭圆形，边缘不太明显的淡红斑，1～2周以后红色逐渐消退，变为浅色斑，表面干燥，上覆以少量灰白色糠状鳞屑，浅色斑常为多个，直径1～4cm不等。一般无自觉症状，有时感觉轻度瘙痒。组织病理表现为：棘层肥厚，轻度水肿，中度角化过度及斑片状角化不全，黑素减少。

2. 鉴别要点　白癜风白斑颜色较明显，边界清楚，边界有色素加深，白斑表面光滑无鳞屑，白斑部毛发变白，无一定好发部位。白色糠疹好发于颜面，色素减退，白斑颜色较白癜风浅，边界欠清，上覆以少量鳞屑。冬春明显，夏秋稍缓。白癜风黑素细胞消失或减少，白色糠疹黑素细胞存在。

### 二、花斑癣

1. 概述　花斑癣，又称汗斑、色素癣菌病，是一种由糠秕马拉色菌引起的皮肤浅部真菌感染。本病世界各地均有，但以热带、亚热带和温带多见。在我国南方居多，患者多为成人。糠秕马拉色菌曾被称为正圆形糠秕孢子菌或卵圆形糠秕孢子菌，是正常皮肤菌群的组成部分。本菌为亲脂性，故好发于皮脂腺分布较多的区域。皮损多分布于皮肤温度、湿度、$CO_2$浓度均较高的衣服遮盖的躯干部位。糠秕马拉色菌可产生一种物质（即壬二酸，能抑制DOPA和酪氨酸酶起反应从而抑制黑素的生物合成），直接影响表皮色素沉着的正常机制；有学者发现培养基提取物含有$C_9 - C_{11}$二羧酸，可完全抑制酪氨酸酶。好发于上胸部或背部，逐渐蔓延至颈前、肩部，甚至面部，腹部和下肢皮损开始为细小斑点，逐渐扩大为黄豆至蚕豆大小的圆形或类圆形斑疹。边界清楚，表面覆盖灰尘样或糠秕样鳞屑，皮损颜色随患者肤色、病程、日晒等而异，斑常呈淡色，亦可呈灰色、黄色、棕色或褐色。有时皮损仅隐约可见，皮损常较密集，一般不高出皮面，有光泽，微微发亮，类似于衬衣上汗浸，故称之为汗斑。由于皮屑的存在，紫外线不能透过。因此，去除皮屑后，老皮损常较正常皮肤为淡，甚至发白而误诊为白癜风，如此，新老损害一深一浅，黑白相间，形成花斑，故有花斑癣之称，当皮损好转或冬季不活跃皮屑减少或消失，可遗留暂时性色素减退斑。多无自觉症状，偶有轻度瘙痒。

实验室检查：①直接镜检：可见成群的3～8nm大小的圆形厚壁孢子，间或出芽，外周有簇集微弯的香蕉样短菌丝，有诊断意义；②培养有糠秕马拉色菌生长；③Wood灯检查：显示棕黄色荧光；④组织病理：发现圆形、卵圆形、瓶形的不同大小酵母细胞和延长菌丝。

2. 鉴别要点　白癜风皮损多局限，形态大小不一，边缘色素加深。花斑癣好发于上胸部及背部，为圆形或类圆形斑疹，黑白相间，入冬消失或减轻。白癜风皮损区黑素细胞减少或消失。Wood 灯下为亮白色荧光，真菌阴性。花斑癣镜检，培养为糠秕马拉色菌，Wood 灯下为棕黄色荧光。

### 三、贫血痣

1. 概述　贫血痣是一种先天性减色斑，多在出生时或儿童时期就已发生，可发生于全身任何部位，以躯干部多见。皮损表现为苍白色、边界清楚而形态不规则的局限性色素减退斑。皮损处组织结构无异常变化，患处注射交感神经阻滞剂后浅色斑可消失，故被认为是由于该处血管组织发育异常，对儿茶酚胺的反应性增强，血管处于收缩状态所致。

2. 鉴别要点　贫血痣的浅色斑是因该处血管先天性功能性异常，即由于血管组织发育缺陷，对儿茶酚胺的敏感性增强，血管处于收缩状态，因此摩擦患部时，浅色斑本身往往不发红，周围皮肤却发红充血，使白斑更趋明显。如果此时用玻璃片压迫，周围皮肤充血退去，减色斑就不易辨认。由此可与白癜风区别。

### 四、无色素痣

1. 概述　无色素痣为常染色体显性遗传，可能是神经痣的一型，出生时或出生后不久发病，持续终生不变。皮损表现为不完全性色素脱失斑，形态多形性，可为斑点状、条纹状或螺纹状，皮损好发于身体的一侧，常沿着神经节段分布，无自觉症状。

2. 鉴别要点　无色素痣与白癜风区别之处是白斑没有后者明显，其边缘亦无色素加深现象。无色素痣患者约一半伴有其他系统疾病，主要是外胚叶及中枢神经系统异常。

### 五、老年性白斑

1. 概述　老年性白斑是一种老年性退化现象，由于皮肤中的多巴阳性黑素细胞数目减少所致。此病常发生于 50 岁以上的人群。好发于胸背、四肢或颈部（颜面部不会发生）。皮损为粟粒或绿豆大小的淡白或纯白色小斑点，呈圆形至卵圆形，不扩大也不相互融合，白斑处皮肤凹陷，皮损内毛发不发白，无自觉症状，除白点外，常伴有其他老年性皮肤改变，如皮肤萎缩、干燥、弹性降低，皱纹增多，皮下脂肪减少而引起的松弛老年疣、老年性血管瘤等。组织病理皮损区黑素细胞数目减少。

2. 鉴别要点　白癜风皮损无一定好发部位，多局限，形态大小不一，边界清楚，伴边缘色素加深，老年白斑为粟粒至绿豆大小的白斑，呈圆形或椭圆形，好发于胸背四肢，边缘无色素增加，常伴有皮肤老化症状。白癜风皮损区黑素细胞消失或减少，老年白斑为减少。

### 六、斑状白化病

1. 概述　斑状白化病本病又称斑驳病，是一种先天性局限性皮肤和毛发的色素缺乏性皮肤病，为常染色体显性遗传，在一个家系中可有数人发病。

皮损特征是大小不等、形状不定的白色或者粉红色斑片，毛发也变白，皮损上可见有色素加深的斑点。皮肤白斑与生俱有，既不扩大，亦不消失，一般没有自觉症状。白斑可发生在身体的任何部位，最具特征的是发生在额部中央或稍偏部位的三角形或菱形白斑，并伴有跨发际的局限性白发（称为白色额发），白发呈网眼状。较常见于身体前侧，如胸部、腹部，而手足背部很少累及。斑驳病亦可伴发其他畸形。

2. 鉴别要点　斑状白化病与白癜风的区别是后者为后天性发病，皮肤白斑可以不断扩大或逐渐消退，一般无其他症状。

### 七、进行性对称性白斑

进行性对称性白斑仅日本和巴西有报道，病因不清。皮损特征为：点状皮肤色素脱失斑，多发生于四肢伸侧，对称分布而无自觉症状。其点状白斑可逐渐增多而持续终身，好发于青年人。

### 八、特发性滴状色素减退症

特发性滴状色素减退症是一种原因不明的多发性色素减退斑，常见于多阳光地区或者经常日晒的人们，因而推测光线可能是激发因素之一。

皮损特征为针头至黄豆大小的瓷白色斑点，一般直径小于1cm，边界清楚，表面光滑，呈圆形或不规则形，多发生于下肢及胸背部，上肢及暴露部位亦可见到。白斑一旦发生则长期存在，不会再生色素而自然消失。

### 九、晕痣

晕痣又称离心性后天性白斑，多见于青年人，其皮肤病损特点是单发或多发的色素痣周围有圆形或椭圆形白斑呈晕轮状，边缘清楚。并有一些患者皮肤其他部位并发白癜风。一部分患者色素痣或周围白斑均可自行消退。这一点和一般色素痣不同，后者不会自行消退。偶尔中心色素痣由蓝痣、黑素细胞瘤、神经纤维瘤代替。晕痣病程可持续数年或数月，整个病程约分为三个阶段，早期白晕逐渐扩大，中期中心色素痣逐渐消退，最后白晕内色素出现，皮损恢复正常。晕痣的病理改变镜下可见：

1. 中心痣可见痣细胞。

2. 白斑晕轮处可见黑色素阙如，但黑素细胞数量亦不减少，这点与白癜风不同，白癜风的白斑处黑素细胞数量减少或阙如，多巴反应、酪氨酸酶反应可为阴性或弱阳性。

本病患者老少皆有。本病与白癜风有一定的关系，部分患者同时患有白癜风，国内有一组资料，31 例晕痣患者中，伴发白癜风的有 14 例（45.1%），所以有学者认为离心性后天性白斑可能是白癜风的一种特型。

### 十、无色素性色素失禁症

无色素性色素失禁症又名伊藤黑素减少病。病因不明，可发生于任何种族，女性多于男性，临床上分为皮肤型与神经皮肤型，以皮肤型多见。皮损特征为条纹状、漩涡状、泼墨状以及似大理石样花纹状白斑。若为神经皮肤型，可伴有中枢神经系统功能障碍。

### 十一、黏膜白斑

1. 概述 黏膜白斑是一种发于唇、颊黏膜、女阴及肛门的角化过渡性浸润性白斑，发病原因不明。皮损特征为微隆起的灰白色斑块，触之有韧硬感，常伴有剧烈瘙痒，其邻近皮肤无色素减退斑。

（1）口腔黏膜白斑

1）好发人群及部位：好发口唇、两颊、上腭、舌背及牙龈黏膜。

2）症状：皮损为点状、片状或条状灰白或乳白的角化性斑片，境界清楚，肥厚浸润。皮损表面早期可有乳白色光泽，呈网状改变，有时可形成白色膜，黏着较牢，强行剥去可出血。日久病变表面变粗糙，有裂痕及溃疡。一般无自觉症状。对冷热刺激敏感，形成裂口或溃疡后有疼痛感。

（2）女阴白斑

1）好发人群及部位：皮损好发于小阴唇、阴蒂、大阴唇内侧、阴道口及阴道前庭等处黏膜部，不累及大阴唇外侧及肛周。小阴唇不萎缩、黏膜外皮肤不累及。一般认为此病属癌前期病变，长期不愈的患者5%～10%可发生癌变。极少数男性也可发生黏膜白斑，主要发生在龟头黏膜，可累及包皮内侧。

2）症状：皮损为白色或灰白、灰蓝、紫红色的角化性斑片。单发或多发，损害特征与口腔黏膜白斑基本相似。多数患者伴局部瘙痒。因搔抓可继发湿疹样变、苔藓化、皲裂、溃疡，可引起外阴狭窄。

2. 鉴别诊断　黏膜白斑可与白癜风相鉴别，后者仅见色素减退，黏膜和皮肤同时发病，皮损表面无角化，瘙痒不明显。

**十二、梅毒性白斑**

1. 概述　梅毒性白斑又称颈部白斑，系二期梅毒疹的皮肤表现之一，发病部位在颈部两侧及项部，偶见于颊部及头部的侧面等，皮疹为淡白斑或网状白斑，圆形或卵圆形，边缘不清，可持久不退。

2. 鉴别诊断　梅毒性白斑与白癜风的区别在于皮损边界不清，有不洁性接触史、硬下疳史及二期梅毒疹，梅毒血清检查阳性。

**十三、假梅毒性白斑**

假梅毒性白斑并不少见，病因不明，可发生于任何种族。一般多见于肤色比较深的青中年男性，皮损为浅色白斑，甲片至硬币大小，呈圆形或者椭圆形，境界模糊，慢性病程，有的色素减退斑能自行消退。

**十四、硬化萎缩性苔藓**

硬化萎缩性苔藓是一种好发于女阴和肛门周围的皮肤病，发病原因不明。皮损特征为瓷白色丘疹和斑块，呈圆形或卵圆形，略微隆起，具象牙色，可融合成边界不规则的斑块，质硬，病久皮损中心萎缩，形成微凹陷性瘢痕。以资鉴别。

**十五、继发性白斑**

1. 职业性白斑　是指经常接触橡胶制品、乳胶及塑料制品而引起的接触部位皮肤及黏膜色素脱失性白斑。其原因可能为某些化学物质抑制酪氨酸酶的活性所致。如经常戴乳胶手套或使用避孕套等，可于手部和外阴部出现白斑。一般在脱离接触上述物质后，皮肤色素可以逐渐恢复正常。

2. 炎症后白斑病 是指皮肤发炎部位继发性色素脱失斑。其发生原因可能是皮损内黑素细胞减少或消失，如湿疹、皮炎、扁平苔藓、银屑病、玫瑰糠疹、盘状红斑狼疮等，愈后可以出现暂时性色素减退斑，这种色素减退斑一般无须治疗，经过半年至一年后，色素可以自行恢复。

### 十六、白化病

白化病又称为白斑病、先天性色素缺乏等，是一种涉及皮肤、毛囊和眼黑素合成减少或缺乏的遗传性疾病。若病变累及皮肤、巅囊、眼三器官者称为眼皮肤白化病；主要累及眼者则称为眼白化病。本病世界上各民族均可罹患，患病率为 5/10 万 ~ 10/10 万。其中以黑种人，尤其是在以同族通婚为主的荒岛边远地区发病率可高达 62.5/10 万。有学者报道在我国为 1/28 000。眼皮肤白化病主要是常染色体隐性遗传，偶有不规则的显性遗传。眼白化病则是 X 性联隐性遗传。本病患者黑素细胞数目正常，色素脱失是由于酪氨酸酶先天性缺陷，黑素体不能产生正常的黑素所致。患者的毛发、眼及皮肤缺乏黑色素，皮肤呈乳白或粉红色，易晒伤，毛发为淡黄色细丝状，瞳孔呈红色，虹膜呈粉红色或淡蓝色，并常见畏光、流泪等症状。

### 十七、盘状红斑狼疮

盘状红斑狼疮（discoid lupus erythematosus，DLE）特别是发于面颊及口唇的盘状红斑狼疮，治愈后常遗留边界清楚的脱色素性斑片而类似白癜风，但是此脱色斑总有些萎缩及毛细血管扩张，有时还可发现黏着性鳞屑及其下扩大的毛囊口与角栓。临床需仔细观察，注意区别。

### 十八、伊藤黑素减少症

1. 概述 伊藤黑素减少症，又称无色性色素失禁症。大多数病例为散发型，女男比例为 2.5∶1。本病可能为常染色体显性遗传；但也有人认为与遗传无关。部分患者的外周血淋巴细胞和真皮成纤维细胞中有染色体嵌合现象，最常见异常为二倍体、三倍体、18 三体和 12P 四体，嵌合现象可能是本病系 2 个具有不同色素潜能细胞克隆移行发育所致。多数患者的皮损在出生时即有或在 1 岁内出现，婴儿期内损害范围增大，较大年龄时可自发性恢复色素沉着。损害为奇怪的条纹状、漩涡状、泼墨状白斑，类似大理石花纹分布广泛，好发于躯干、四肢、头面部的一侧或双侧，不对称，无自觉症状，早期损害有蔓延至未被侵犯部位的倾向。白斑出现前无炎症现象：不发生疣状损害、无水疱，白斑的境界可清楚，白斑处相对性多汗、弥散性脱毛、厚唇等。患者可伴有智力低下、癫痫、脑电图异常、听力传导障碍、张力减退、斜视、角膜混浊、近视、脉络膜萎缩、视网膜色素异常、马鞍鼻、脊柱侧凸等。组织病理学表现色素减退区的黑素细胞正常或减少，基层内黑素含量降低，真皮不见炎症细胞或嗜黑素细胞。

2. 鉴别要点　白癜风为后天性疾病，发病较晚。伊藤黑素减少症为先天性疾病，发病较早。白癜风皮损多局限，边界清楚，边缘色素加深。伊藤黑素减少症白斑部相对性多汗，形态为奇怪的条纹状、漩涡状、泼墨状，类似于大理石，分布广泛。白癜风除皮损外多无伴随症状。伊藤色素减少症多伴有智力低下、癫痫、听力障碍、张力减退、斜视、近视等。

### 十九、特发性滴状色素减少症

1. 概述　特发性滴状色素减少症病因不清，日光为可能发病因素。男女老幼均可罹患，但以中年以后为多。皮损为圆形或多角形的淡白或纯白色斑点，界限大都清楚，但亦可模糊，直径 0.1 ~ 0.8cm，少数可达 2cm，数目由 1 个至数百个不等。四肢与躯干均可被犯，但发生在手足和面部者少见。白斑的表面光滑，有的稍凹陷，散在性分布，长期存在。可随年龄的增长而逐渐增多，斑点密集时可相互融合而呈不规则形，毫无自觉症状。组织病理表现为表皮基底层可见多巴反应阳性的黑素细胞，但与正常皮肤相比，其反应强度减弱，在黑素体中的黑素沉积显著减少。

2. 鉴别要点　白癜风的白斑常较大，不凹陷，边缘可有色素增加，特发性滴状白斑常较少，凹陷。白癜风黑素细胞减少或消失，特发性滴状白斑为黑素细胞减少表皮萎缩。

### 二十、福格特—小柳(Vogt—Koyanagi)综合征

1. 概述　福格特—小柳综合征又名脑炎-眼病-白斑综合征,是一种少见的伴有神经病变的眼皮肤综合征。以体质性色素沉着者多见，好发于 20 ~ 40 岁年龄组。病因未明，可能与免疫、遗传因素有关。发病前可先有发热或脑炎、脑膜炎的症状，但也可无这些症状。几乎所有患者均发生双侧性眼色素层炎。伴有视力减退或睫状体充血等，经数月或一年左右，眼色素层炎可有不同程度恢复，造成永久性失明者较少见。在葡萄膜炎发作后 3 周至 3 个月可发生

对称性的白癜风样改变，往往发生于眼的附近，对称分布，约半数患者发生脱发，有80%~90%的患者毛发变为灰白色或灰色，头发、眉毛、睫毛及腋毛脱落。约50%患者伴有耳聋、耳鸣及听觉障碍。组织病理为皮损处缺乏黑素细胞。

2. 鉴别要点　白癜风不伴有眼部损害、脱发、耳聋、耳鸣及听觉障碍，福格特—小柳综合征以双侧眼色素层炎，白癜风样皮损、白发、秃发、听觉障碍为特征。

（王月美　张　月）

# 第七章　白癜风的治疗

## 第一节　白癜风治疗的研究进展

### 一、中药治疗白癜风作用机制的研究进展

1. 中药治疗白癜风的免疫调节研究　　大部分学者认为白癜风最重要的病因学是自身免疫学说，此学说治疗机制的研究也是最多。目前研究认为，白癜风可能是一种 T 淋巴细胞介导的自身免疫性疾病，其中 Th1/Th2 比例失衡学说格外受到重视。部分学者认为白癜风患者白介素(IL) – 2、肿瘤坏死因子(TNF) – α 等由 Th1 细胞分泌的细胞因子明显增多，而 IL – 4、IL – 10 等由 Th2 细胞分泌的细胞因子相对减少是引起白癜风发病的重要原因。谢勇等通过对具有补益肝肾、活血祛风功效的退白汤(处方：当归 10g，丹参 10g，白蒺藜 30g，炙黄芪 10g，鸡血藤 15g，何首乌 15g，补骨脂 10g，红花 10g，陈皮 10g，乌梢蛇 10g，白芷 15g，菟丝子 15g，黑豆衣 10g)联合窄谱中波红外线(NB – UVB)治疗白癜风发现，患者白斑得到明显改善，患者血清 TNF – α 水平下降，特别是进展期下降程度尤为明显，而患者血清 IL – 10 水平升高，同样是进展期升高程度更为明显，表明 TNF – α、IL – 10 在白癜风发病中的重要作用，中药是通过调整机体的免疫功能发挥治疗白癜风疗效。姜丽莎等通过对 17 味中药乙醇提取液对豚鼠皮肤 TNF – α、IL – 10 水平作用的影响得出相同的结论，即当归、甘草、枸杞子、红花、女贞子、首乌、黑芝麻、栀子通过对 TNF – α 下调作用；枸杞子、合欢皮、沙参、沙苑子、菟丝子、黑芝麻对 IL – 10 上调作用来治疗白癜风。大量临床报道表明，中药复方具有明显的免疫调节作用，魏亚东等通过检测两组白癜风患者治疗前后外周血 $CD_4^+/CD_8^+$ T 淋巴细胞比值及 $CD_3^+$、$CD_4^+$ 调节性 T 淋巴细胞水平，即对照组单用吡美莫

司，治疗组联合白癜风丸(主要成分为补骨脂、黄芪、红花、川芎、当归、香附、桃仁、丹参、乌梢蛇、紫草、白鲜皮、山药、干姜、龙胆、蒺藜)治疗3个月后，治疗组患者 $CD_3^+$、$CD_4^+$ 调节性 T 淋巴细胞水平、$CD_4^+/CD_8^+$ 比值明显低于对照组，差异具有统计学意义。黄芪、丹参等单味中药也具有很好的免疫调节功能。刘印华等通过实验研究证明黄芪的主要成分黄芪多糖具有多种免疫调节功能，其中包括抑 $CD_4^+$、$CD_{25}^+$ 调节性 T 淋巴细胞的增生，同时还能刺激 B 淋巴细胞增生，提高体液免疫和细胞免疫。祝逸平等通过丹参对体外培养的 $CD_8^+$ T 淋巴细胞增生的抑制研究，证明了丹参对 $CD_8^+$ T 淋巴细胞增生的抑制情况，并随着浓度增加其抑制明显增强，高浓度组抑制率可达82%。

2. 中药促进黑素细胞活性的研究　白癜风发病机制中，还有一个重要学说，即黑素细胞自毁学说，部分中药主要可通过促进黑素细胞活性来治疗白癜风。刘国艳等通过对蒺藜首乌汤(白蒺藜30g，制首乌30g，熟地20g，沙苑子15g，补骨脂12g，女贞子15g，豨莶草10g，旱莲草12g，白芷12g，当归15g，川芎15g，赤芍10g，紫草15g，丹皮15g，甘草6g等)以及其君药蒺藜的有效单体蒺藜皂苷对氧化应激损伤黑素细胞活力和凋亡的影响研究发现，其复方和单体均具有明显的抗氧化作用，可增加氧化应激诱导下黑素细胞的活力，减少其凋亡，从而达到治疗白癜风的目的。李情等通过检测辣椒碱，姜黄素，银杏叶提取物、茶多酚、青石莲提取物对 4 羟基壬烯醛(4 - hydroxynonenal，4HNE)诱导的人表皮黑素细胞氧化损伤的保护作用发现，5种植物提取物均可保护 4HNE 损伤的黑素细胞，提高细胞抗氧化活性，增强黑素细胞活性，其中增强黑素细胞活性最强的是姜黄素，降低细胞内活性氧最强的是茶多酚，降低细胞凋亡率最强的是银杏叶，提高黑素细胞总的抗氧化能力最强的是辣椒碱。对 4HNE 损伤黑素细胞的保护作用由强到弱排序：辣椒碱、银杏叶和茶多酚。高良姜等单味中药也具有增强黑素细胞活性的作用。高莉等通过研究高良姜的主要成分高良姜素对氢醌诱导白癜风小鼠模型的影响发现，经过高良姜素治疗后，小鼠背部毛发颜色由白变黑，与模型组相比，高良姜素治疗组的小鼠皮肤含黑素的毛囊数量明显上升，高良姜素组基底层黑素细胞数量和含黑素颗粒表皮细胞数量显著上升。

3. 中药增强酪氨酸酶活性的药物研究　部分学者认为，白癜风发病原因是神经、化学因子学说，即各种因素导致酪氨酸酶活性降低，从而使黑素细胞分泌黑素减少而致病。陈晓燕等通过观察复方首乌蒺藜汤(方剂组成：

制何首乌15g，旱莲草12g，防风12g，当归15g，女贞子12g，炒蒺藜30g，生地黄15g，威灵仙12g，浮萍9g，沙苑子12g，苍耳子9g，炙甘草9g)联合复方卡力孜然酊治疗白癜风的临床疗效发现，复方首乌蒺藜汤联合复方卡力孜然酊疗效明显优于单纯应用复方卡力孜然酊，且能够提高酪氨酸酶活性水平，缩小白斑面积和增加色素沉着，具有良好的疗效和安全性。

罗浪等通过自制白癜消酊剂(主要成分为补骨脂18g，苏木18g，红花18g，首乌藤18g，菟丝子6g)对豚鼠白癜风模型作用机制的实验研究发现，白癜消酊给药后，豚鼠皮肤颜色明显加深，外周血酪氨酸酶水平均显著升高，同时表皮毛囊黑素明显增加。赤芍、菟丝子等单味中药也具有增强酪氨酸酶活性的作用。李洪武等通过赤芍与菟丝子对豚鼠皮肤黑素细胞酪氨酸酶活性及mRNA基因表达水平的检测发现，赤芍与菟丝子均呈剂量依赖性地促进酪氨酸酶活性的增加，与正常对照组相比，赤芍、菟丝子组酪氨酸酶及相关蛋白mRNA表达水平上升，且差异有统计学意义，作者认为赤芍、菟丝子的乙醇提取液均可上调豚鼠皮肤黑素细胞酪氨酸酶活性及促进mRNA表达，从而促进皮肤黑素生成。

4. 中药活血化瘀改善微循环的药物研究　在白癜风的发病原因中，神经、化学因子学说中衍生出内分泌、代谢功能障碍从而使酪氨酸酶活性受到抑制或黑素细胞的破坏，导致患者皮肤色素脱失。中医药具有明显改善内分泌紊乱、调节代谢功能障碍的作用。洪志林等通过观察具有活血化瘀，滋补肝肾的紫黄汤(主要成分紫草、黄芩、赤芍、鸡血藤、当归、红花、地黄、牡丹皮、杜仲、白芍、女贞子、桃仁)联合西药治疗白癜风发现，白癜风患者的有效率明显高于西药对照组。汤勇军等通过对复方当归注射液局部注射治疗白癜风观察发现，复方当归注射液联合NB-UVB，并外用补骨脂酊，其有效率明显高于对照组。方芳等研究认为，复方当归注射液可以扩张周围血管，改善外周血循环，增加血流量，加速组织代谢。

**二、白癜风的药物治疗进展**

1. 常规用药

(1)局部用药：治疗白癜风的一线外用药仍是糖皮质激素和钙调磷酸酶抑制药，这两种药物均可抑制细胞免疫反应。有学者对比了这两种药物的使用，发现外用糖皮质激素(0.1%的莫米松或0.05%的氯倍他索)与钙调磷酸酶抑制药(0.1%他克莫司或1%吡美莫司)功效近似，药物不良反应均可耐受。Kose 等的一项研究表明，单纯应用 3 个月的外用药治疗，莫米松组的复色率为 65%，吡美莫司组为 42%，两者差异无统计学意义（$P = 0.154$），但作者认为吡美莫司优于莫米松，因为使用激素后产生皮肤萎缩、毛细血管扩张及细纹形成等许多不良反应。Udompataikul 等用他克莫司治疗不同亚型的白癜风，得出结论非节段型白癜风（NSV）（包括泛发性和局限性）的疗效优于节段型及肢端性白癜风（分别为 94%、77% 和 56%）。

（2）系统用药

1）糖皮质激素：为控制病情的迅速进展，系统性激素常用于急性期白癜风的治疗。Kanwar 等在一项大样本回顾性研究中发现：小剂量口服地塞米松微脉冲治疗，即口服 2.5mg/d，每周连续服用 2 日，平均治疗（$13.2 \pm 3.1$）周，可以阻止 91.8% 的受试者白癜风持续发展；同时观察服药（$16.1 \pm 5.9$）周的复色程度，发现在治疗平均（$55.7 \pm 26.7$）周之后有 12.3% 患者白斑复色。Lee 等应用口服激素联合局部及系统免疫抑制药治疗白癜风，效果令人满意，这其中包括 2 例局限性 NSV，在接受 2~3 个月局部 0.03% 他克莫司加口服泼尼松 20mg/d 的联合治疗后，白斑彻底消除。

2）米诺环素：口服抗生素类药物米诺环素在治疗白癜风方面具有较好的应用前景。白癜风患者血清及皮损中均可检测到较高浓度的过氧化氢（$H_2O_2$），高浓度的 $H_2O_2$ 可能是导致白癜风患者黑素细胞损伤的原因之一。米诺环素具有非特异性抗炎作用 - 自由基清除性能，可以有效对抗 $H_2O_2$ 诱导的细胞凋亡，从而对氧化应激下的黑素细胞提供抗氧化保护作用。口服米诺环素 100mg/d 治疗活动期发展缓慢的白癜风患者，可阻止 91% 患者白癜风的进展（29/32），并阻止 10 例患者 1 个月后的复发。一项较大型随机对照试验也再次证实米诺环素治疗活动期白癜风的疗效。该试验分 2 组，一组口服米诺环素 100mg/d，共计 6 个月，另一组糖皮质激素微脉冲治疗，即口服地塞米松 2.5mg/d，每周连续服用 2 日，共计 6 个月，结果发现 2 组均可有效控制活动期白癜风的进展。

3）他汀类药物：如大家所熟知，这是一类治疗高胆固醇血症及动脉硬化的特效药物。但是，近年的研究发现，他汀类药物可下调参与细胞免疫反应的多种黏附分子的表达，以及抗原递呈细胞（APC）中的主要组织相容性复合体（MHC）Ⅱ、T 细胞趋化因子受体和包括肿瘤坏死因子（TNF）- $\alpha$、干扰素（IFN）- $\gamma$、白介素（IL）- 6、IL - 2 在内的多种炎症细胞因子的表达。它们也是抗氧化剂，能阻断一氧化氮合成酶，增加调节标志物 IL－12 和 TGF－β 的产生。对他汀类药物治疗白癜风的兴趣始于 1 例每天服用辛伐他汀 80mg 而致白癜风消退的病例报道。临床前期数据表明他汀类药物通过阻止皮肤自身反应性细胞毒性 T 细胞的增生，以及通过降低 IFN－γ 的产生，来预防和阻断色素脱失。

4）甲氨蝶呤：因该药用于治疗炎症性和免疫介导性疾病如银屑病和炎症性肠病而被知晓，随着研究的深入正逐渐用于白癜风的治疗。Sandra 等于 1998 年报道了第 1 例甲氨蝶呤用于治疗快速进展期白癜风患者。在接受为期 3 个月，每周 7.5mg 治疗量的初始治疗后，白癜风的色素脱失停止蔓延，之后的复色也较为显著。Alghamdi 等对 6 例稳定白癜风患者采用甲氨蝶呤进行治疗，每周服用甲氨蝶呤 25mg，为期 6 个月。结果患者的白斑均未见明显改善。Singh 等最近对 52 例不稳定期白癜风患者进行了甲氨蝶呤（每周 10mg）与口服微脉冲糖皮质激素的随机对照开放性试验，发现两者在阻止脱色进一步扩散的疗效上差异无统计学意义。

5）生物制剂：用于治疗其他免疫介导性疾病，如银屑病和类风湿关节炎，也正因其逐渐成为治疗白癜风的前景用药而受到关注。最近有学者报道使用一种口服的 Janus 激酶 1/3 抑制药－枸橼酸托法替尼（Tofacitinib），成功治疗了 1 例累及 10%体表面积（BSA）的女性泛发性白癜风患者，5 个月后出现明显的复色效果，无不良反应发生。还有 1 例报道并发斑秃的白癜风患者使用一种 Janus 激酶 1/2 抑制药－卢索替尼（Ruxolitinib）治疗 20 周，出现原白斑区大量复色，但停止用药 12 周之内大部分复色区再次脱色。

2. 非常规治疗药物

（1）米诺环素：具有抗炎、免疫调节和抗氧化作用。Parsad 等纳入 32 例进展期白癜风患者，予口服米诺环素 100mg/d 治疗，29 例患者皮损症状稳定，仅 3 例患者出现新发皮损或原有皮损扩大。Siadat 等纳入 42 例进展期白癜风患者，随机分为单用窄谱中波紫外线（NB－UVB）治疗组和口服米诺环素单药治疗组，每组 21 例，其中米诺环素治疗剂量均为 100mg/d。治疗 3 个月结果显示，NB－UVB 组 16 例患者皮损进展停止，米诺环素组 7 例患者皮损进展停止。提示，与口服米诺环素相比，NB－UVB 对稳定白癜风患者病情更有益。另有研究表明，治疗进展期白癜风，口服米诺环素 100mg/d 与地塞米松微脉冲疗法疗效无差异。

（2）前列腺素：可增加酪氨酸酶活性，促进黑素细胞增生，刺激黑素小体及黑素细胞的发育、成熟，从而促进黑素代谢。Kapoor 等采用前列腺素凝胶治疗 56 例稳定期白癜风患者，71% 患者出现复色，其中 8 例患者完全复色，22 例患者复色面积大于 75%。病程短于 6 个月者复色效果最好。近期研究也发现，0.03% 比马前列素眼用滴液联合糠酸莫米松治疗局限型稳定期白癜风皮损效果优于两种药物单独治疗。

（3）辛伐他汀：属于羟甲基戊二酸单酰辅酶 A（HMG – CoA）还原酶抑制药，其具有经典的调节血脂的功能外，还具有一定的免疫调节、抗炎和抗氧化作用。Noël 等研究发现，1 例接受辛伐他汀 80mg/d 降血脂治疗的患者，其白癜风病情得到好转。然而，Vanderweil 等报道小规模辛伐他汀随机对照双盲研究结果并不支持口服辛伐他汀治疗白癜风有效，考虑到辛伐他汀易致女性患者发生肌肉组织病变，该研究纳入 15 例男性白癜风患者，随机分为两组，一组口服安慰剂治疗，另一组口服辛伐他汀治疗，剂量为第一个月40mg/d，后 5 个月 80mg/d，结果显示，辛伐他汀治疗组白癜风面积评分指数（VASI）较治疗前升高 26%，安慰剂组较治疗前 VASI 未发生改变，辛伐他汀组 VASI 平均水平升高主要是由于其中 1 例患者为炎症性白癜风患者。两组 VASI 评分及血清 CXCL10 水平差异均无统计学意义；治疗过程中发现辛伐他汀组有 4 例患者出现自限性肌痛，2 例患者出现腹泻，3 例患者出现短暂的轻度转氨酶升高，4 例患者出现轻度肌酸磷酸激酶升高，1 例患者出现头晕。该研究建议需要用更灵敏的指标评估辛伐他汀治疗白癜风的疗效，考虑到辛伐他汀系统用药的不良反应，进一步试验可改成外用制剂。Iraji 等纳入 88 例白癜风患者，随机分为两组，一组接受外用 0.1% 戊酸倍他米松治疗，另一组接受外用 0.1% 戊酸倍他米松联合口服辛伐他汀 80mg/d 治疗，共 46 例患者完成了为期 12 周的治疗，结果发现，与倍他米松单药治疗组相比，口服辛伐他汀联合倍他米松治疗组治疗并未取得更好的治疗效果。治疗过程中，两组均未发生不良反应。至此，部分案例中辛伐他汀治疗白癜风成功的机制仍有待进一步探索。近期，李春英等研究发现，辛伐他汀可通过抗氧化作用保护白癜风黑色素细胞抵抗氧化应激损伤，为辛伐他汀应用于临床白癜风治疗提供了新的理论依据。

（4）酪氨酸激酶（JAK）抑制药：γ – 干扰素（IFN – γ）诱导的角质形成细胞通过分泌大量 CXC 趋化因子配体 10（CXCL10）等趋化因子参与了白癜风

的发病,酪氨酸激酶(JAK)抑制药可以抑制 IFN – γ 信号转导从而下调 CX-CL10 的表达。已上市的口服 JAK1/3 抑制药托法替尼和 JAK1/2 抑制药鲁索替尼对白癜风患者复色有益。外用 JAK 抑制药 1.5%鲁索替尼霜治疗皮损面积较小的白癜风患者,为期 20 周,患者面部、躯干、四肢皮损均有所改善,其中面部皮损改善最为明显。近期一项口服托法替尼治疗白癜风的病例对照研究发现,JAK 抑制药治疗白癜风过程中需联合光疗,与单独光疗相比,JAK 抑制药联合光疗治疗可降低患者的照光剂量。

(5)抗肿瘤坏死因子 – α(TNF – α)生物制剂治疗:TNF – α 在白癜风的发生发展中有着重要的作用,白癜风患者皮损处 TNF – α 水平较高。TNF – α 抑制药有望成为治疗白癜风的新靶点。Alghamdi 等纳入 6 例泛发型白癜风进展期的患者,2 例接受英夫利昔单抗(5mg/kg)治疗,分别在治疗初始及治疗第 2、第 6 周静脉滴注一次,之后每 8 周静脉滴注一次;2 例接受依那西普治疗,剂量为 50mg,每周 2 次,皮下注射;2 例接受阿达木单抗治疗,初始剂量为 80mg,之后每两周皮下注射 40mg,所有患者均治疗 6 个月,于治疗前、治疗中每两个月以及治疗完成 6 个月后观察白癜风皮损的变化,结果发现,6 例患者皮损均未复色,但有 1 例接受英夫利昔单抗治疗的患者病情恶化,出现了银屑病样皮损,余 5 例在治疗过程中及治疗后随访的 6 个月内均未出现新的皮损。Rigopoulos 等纳入 4 例进展期白癜风患者,均采用皮下注射依那西普治疗,前 12 周剂量为每周 50mg,后 4 周剂量改为每周 25mg,结果发现,4 例患者既未出现皮损恢复也未出现皮损加重的情况,治疗过程中未出现不良反应,该研究结果不支持单一使用依那普利治疗白癜风。然而,Kim 等纳入 2 例泛发型白癜风进展期患者接受 NB – UVB 及他克莫司外用治疗无效后联合依那西普治疗(50mg,每周 2 次,皮下注射治疗),治疗数月后疾病进入稳定期并且在 4 个月后开始出现复色,治疗 1 年后用药剂量改成 50mg,每周 1 次继续治疗,患者皮损缓慢改善并且没有复发,且治疗过程中未出现不良反应。另有报道称接受英夫利昔单抗治疗强直性脊柱炎的过程中,患者出现白癜风皮损逐渐消退的现象。临床需要注意,英夫利昔单抗治疗类风湿关节炎、顽固性溃疡性结肠炎、银屑病关节炎和毛发红糠疹的过程中以及接受阿达木单抗治疗的强直性脊柱炎和克罗恩病病例报道均有引起白癜风发生或加重的案例。近期一项多中心回顾性研究也发现,接受 TNF – α 等生物制剂治疗慢性炎症性疾病时,会有白癜风发生或加重的可能。以上研究表明,TNF – α

抑制药治疗白癜风效果仍不明确，抗 TNF－α 生物制剂是否会加重或诱发白癜风也成为其治疗白癜风时的顾虑，需要进一步探究 TNF－α 抑制药治疗白癜风的作用机制及更大样本的随机对照试验以验证其对白癜风治疗的有效性及安全性。

3. 新型药物

（1）新型外用制剂

1）吗替麦考酚酯（mycophenolate mofetil，MMF）：目前，自身免疫介导的黑素细胞破坏是一种公认的导致白癜风发病的主要假说。MMF 作为一种新型免疫抑制药，可选择性抑制活性淋巴细胞的增生，诱导活化淋巴细胞的凋亡，减少淋巴细胞（$CD_4^+$ 和 $CD_8^+$）和单核细胞进入炎症部位，已被用于治疗自身免疫性疾病如免疫性大疱性疾病、红斑狼疮等。已有研究发现，MMF 能有效减少 $CD_8^+$ 淋巴细胞在皮肤上的聚集。因此，在理论上其可用于治疗白癜风。Handjani 等通过对 30 例局限型白癜风患者局部应用 15％ MMF 外用制剂（2 次／日），3 个月后 36.6％的患者实现约 25％的复色率，且治疗过程中均无严重的不良反应出现。研究者同时认为，只有 TCS 属禁忌或 TCS 引起严重的皮肤萎缩等不良反应时，MMF 外用制剂才会被考虑使用。另外，该研究属小样本量前瞻性研究，且未设置对照组，故 MMF 外用制剂对于白癜风的治疗效果仍需进一步确定。

2）比马前列素：研究表明，光疗过程中以 PGE2 和 PGF2α 为主的前列腺素（PGs）的释放，可增加黑素细胞的大小和数量、参与黑素细胞的迁移。故 PGs 在白癜风的逆转中可能发挥着重要作用。比马前列素是一种合成的前列酰胺 F2α 衍生物，在临床上常被用于治疗青光眼和睫毛斑秃，因应用该药物后会产生皮肤色素沉着，已有学者将其应用于白癜风的治疗。多位学者报道 0.03％比马前列素滴眼液可使面部难治性白斑复色。Jha 等对 8 例稳定型面部白癜风患者使用 0.03％比马前列素滴眼液（每晚 1 次，共 12 周），4 例复色率 ＞75％。Bagherani 等报道比马前列素治疗白癜风疗效确切，且单独应用比马前列素或联合糠酸莫米松治疗非面部白癜风皮损均比单独使用糠酸莫米松更加有效。另外，比马前列素治疗面部白癜风皮损时，患者多因多毛症中止治疗，且对于如何有效、规范的使用比马前列素仍需进一步探究，但可以预见比马前列素将为治疗白癜风带来新选择。

3）JAK 抑制药：白癜风发病与辅助 T（Th1）细胞介导的干扰素（IFN）－γ

水平升高相关，JAK抑制药可通过抑制IFN等细胞因子参与的JAK-STAT信号传导通路，降低IFN-γ、CXCL9和CXCL10水平，达到治疗目的。也有研究表明白癜风患者体内JAK 1水平高于正常人，在进行311nm窄谱中波紫外线（311nm NB-UVB，以下简称NB-UVB）治疗后，JAK 1较前降低，故JAK抑制药有望成为一种新型分子靶向治疗药物。有学者将1.5%卢索替尼软膏用于面部白癜风皮损处（2次/日），可实现白斑复色，且接受阳光照射的暴露部位复色效果更佳。研究者提出，对于白癜风的治疗应同时兼顾相关免疫反应抑制和刺激黑素细胞再生两方面，故强调JAK抑制药联合光疗的必要性。目前白癜风的一线光疗法是每周2~3次NB-UVB照射治疗，操作方式和治疗次数等给患者带来诸多不便。JAK抑制药可靶向性抑制免疫反应，同时只需联合自然光照或低剂量NB-UVB照射即可达到治疗目的，如此既可降低紫外线光疗可能引发的同形反应和皮肤癌风险，加大患者依从性，又可有效实现治疗目的。但也有学者提出，JAK抑制药联合NB-UVB光疗是否安全有效还需进一步确定。

（2）新型口服药物（托法替尼）：前文提到，外用JAK抑制药有望用于治疗白癜风皮损。多项研究表明，泛发性白癜风患者口服托法替尼5mg/次，2次/日，可有效实现白斑复色，且与外用制剂相似，暴露部位如前臂的复色效果明显优于其他未暴露的部位。但停药后，白斑会重新出现。目前对于托法替尼等JAK抑制药口服药物的安全评估多来自银屑病等大型临床试验，研究中表明口服托法替尼5mg/次，2次/日即可达到治疗目的，特殊时最大剂量可至10mg/次，2次/日，有肝肾功能损害或同时使用氟康唑、酮康唑等药物者，需减少使用剂量。此外，用药前应进行血清学检查，如血常规、肝肾功能等，用药后也应每3个月监测相关指标。由此，口服JAK抑制药治疗白癜风同样需要注意相关事项，且口服制剂是否优于外用制剂，还需进一步探究。

**三、白癜风的外科治疗新进展**

1. 单独手术治疗　白癜风的各种移植技术，有针刺、黑素细胞-角质形成细胞移植、刃厚皮片移植、自体钻孔移植以及负压发疱移植等。手术治疗传统上对于节段型白癜风（SV）是最有效的，其中病变往往是稳定的和局灶性的。

（1）针刺：破坏性最少的方法之一是针刺。针刺是将黑素细胞从白癜风皮损边缘区选择性地转移到中央脱色区，将其作为黑素生成的储备器。两项手术后 4 个月对针刺效果进行评估的小型研究($n = 4 \sim 12$)显示了治疗后 $10\% \sim 100\%$(平均 $61.36\%$)的复色率。

(2)刃厚移植和负压吸疱移植:近年有学者对白癜风的外科治疗进行了系统性回顾,在对各种移植技术进行评估后发现,刃厚移植和负压吸疱移植一直保持着 $80\% \sim 90\%$ 的复色率。负压吸疱移植是先从真皮中分离出表皮,并随后将有活性的表皮提取并移植到打磨处理过的受皮区。目前发现其成功率高,并发症发生率低。对 28 例患者的 129 处移植皮片进行回顾性研究,报告 $68\%$ 患者的 $87\%$ 移植皮片存活并复色。同时发现,20 岁以下患者移植存活率最高($100\%$),40 岁以上者最低($75\% \sim 78\%$)。颈部和面部白斑的复色率较高,而手足区域较低。

(3)非培养的表皮细胞悬浮液(non - cultured epidermal cell suspension,NCES)或黑素细胞 - 角质形成细胞移植(melanocyte keratinocyte transplant,MKTP):NCES 是先获取自体皮肤移植物和血液样品,悬浮细胞来源于患者表皮连接处,并将溶液移植于提前进行过机械性或热磨削处理的受皮区。其他技术还包括将细胞悬液注入受皮区的医源性水疱中。一项评估该方法疗效的临床试验显示,10 例患者均有不同程度的复色率[ $> 76\%$($n = 4$),$51\% \sim 75\%$($n = 2$),$26\% \sim 50\%$($n = 2$),$0 \sim 25\%$($n = 2$)]。随机研究表明,NCES 在诱导复色和提高患者生活质量方面明显优于负压吸疱移植。NCES 的客观结果与非培养的毛囊外根鞘细胞悬液相比,具有相似的安全性和更高的患者满意度。此外,已有学者证实了该项技术的疗效,手术后 $9 \sim 12$ 个月持续观察,发现超过 $90\%$ 的合并白发的白癜风患者,均产生良好至优良($50\% \sim 100\%$)的复色效果,同时又避免后续的毛发移植。MKTP 也被证明比单纯地进行皮肤磨削术更有效,白癜风皮损面积及严重程度评分(VASI)平均降低了 $45\%$($95\%$ 可信区间:$26\% \sim 64\%$)。Quezada 等对 11 例白癜风患者进行了一项小型研究,评估皮肤磨削治疗和 MKTP 移植治疗稳定期白癜风的安全性和有效性。其结论是,虽然 MKTP 组早期复色率更突出,但在治疗后 3 个月的评价中两者差异无统计学意义。一项前瞻性、随机、安慰剂对照的多中心试验研究发现($n = 22$),使用聚(DL - 乳酸,PLA)膜作为移植细胞载体的 MKTP,在 $45\%$ 的患者中产生超过 $70\%$ 的复色率,而对照组中仅 $4.5\%$ 患者产生 $70\%$ 复色率($P = 0.002$)。未来的发展方向或许将着眼于不同皮肤磨损技术的比较($CO_2$、激光和机械)和用于 MKTP 受皮区不同敷料(胶原蛋白敷料与凡士林油纱)的比较研究。

2. 与手术联合治疗 尽管移植手术治疗白癜风特别是对局限性 SV 很有效，但是外科治疗的局限性也较明显，如仅适于局限性 SV，还有花费、耗时、特殊培养、所需材料等因素的影响。于是非常有前景的药物与手术联合治疗白癜风的方法应运而生。Saldanha 等在一项小型研究($n = 11$)中证明，钻孔移植联合外用莫米松比单独钻孔移植有更好的复色效果。同样，对 9 例稳定期节段性白癜风患者口服泼尼松龙 20mg/d 治疗 2 周后，再行负压吸疱移植，复色效果良好($>90\%$)。所有患者随访 1 ~ 2 个月，仅伴有轻度供体部位色素沉着。其他研究者则将表皮移植术与光疗结合起来。多项研究发现，单色准分子激光(monochromatic excimer light，MEL)疗法与窄谱中波紫外线(NB – UVB)类似，移植后的效果不稳定，有时效果不佳，似乎依赖于移植技术。对 40 例稳定期白癜风患者进行刀厚皮片移植，随后进行 NB – UVB 治疗，研究结果显示，超过 83% 的患者取得了大于 90% 的复色率，并且 90% 的受试者获得满意的美容效果。一项针对手臂白斑区进行治疗的类似研究，将培养的黑色素细胞移植联合 NB – UVB 治疗与单独进行 NB – UVB 治疗进行比较，80.5% 的联合治疗组复色率达到 90% ~ 100%，而对照组复色率仅为 43.6%。El Hoseny 等治疗了 14 例稳定期四肢末端 NSV 患者，口服泼尼松龙 0.3mg/kg，随后用 $CO_2$ 激光对受皮区进行表面磨削，再行表皮移植，最后外用 0.1% 倍他米松。这一联合治疗使 87.7% 的患者停止进展，并且在 70.4% 患者中产生较高(80% ~ 100%)的复色率。

**四、光疗的治疗进展**

2013 年欧洲白癜风指南中提出，NB – UVB 照射治疗是目前活动性和(或)泛发型白癜风的首选光疗方法。308nm 准分子激光能够诱导更多的 T 细胞凋亡，且仅治疗皮损部位，治疗白癜风效果优于 NB – UVB。但 308nm 准分子激光光斑小、价格昂贵、无家庭仪器，目前适用于治疗皮损面积 < 30% 的局限型白癜风。

UVA1 是目前报道的新型光疗，UVA1 是波长为 340 ~ 400nm 的长波紫外线，与 UVB 相较其穿透皮肤能力强，可深达真皮深层和皮下组织，调节炎症细胞因子，增强黑素细胞的活性和表达，实现复色。Babino 等对 17 例白癜风患者进行 355nm UVA1 治疗(80 ~ 140J/$cm^2$ 照射剂量，2 次/周，连续 8 周)，88.23% 的患者实现临床复色，不良反应仅为暂时性的轻微红斑、瘙痒，且在随后的 12 周随访中无复发。但该研究未设置对照组。El – Zawahri 等将 UVA1 与 NB – UVB 相较得出，NB – UVB 治疗白癜风效果优于 UVA1。目前，国内外对于 UVA1 治疗白癜风的研究相对较少，其疗效是否优于 NB – UVB 或 308nm 准分子激光仍需进一步探究。

### 五、维吾尔医治疗白癜风的研究进展

维吾尔医学是祖国医学的重要组成部分之一。维吾尔医治疗白癜风历史悠久，治疗方法多，治疗效果高等独特。维吾尔医认为白癜风是各种内外因素的共同作用下，体内异常黏液质过盛，体内湿气过重，支配器官功能失调，自然力下降从而皮肤的营养力失衡而所致。维吾尔医治疗白癜风包括内服药、外用药和非药物疗法等。斯拉甫·艾白等国家"十一五"科技支撑计划课题中对 360 例白癜风患者进行疗效评价，按照"白癜风白斑面积评价"，临床痊愈率 10.3%、显效率 26.7%、有效率 40.7%、无效率 22.3%、总有效率为 77.7%。可见维医治疗白癜风疗效显著。阿西热江·斯迪等对 5 327 例白癜风患者进行治疗，治疗时间 40~135 日，其中痊愈 1 303 例，占 24.5%；显效 2 388 例，占 44.8%；有效 1 428 例，占 26.8%；无效 201 例，占 3.7%；总有效率达 96.3%。维吾尔医治疗白癜风药物种类繁多，主要是通过成熟及清除异常体液，改善血液循环及支配器官功能，提高自然力，自然恢复已被紊乱的免疫功能，实现身体免疫功能的平衡，从而治疗白癜风。

### 六、白癜风治疗的新方向与进展

目前白癜风的治疗方法虽然较多，但其疗效常常欠佳，且很多治疗方法缺乏循证医学的证据。近年来随着对白癜风发病机制的探索不断深入，一些新的治疗靶位的发现，使得白癜风的治疗方向与方法得到发展。

1. 基于抑制氧化应激的治疗　越来越多的证据表明，白癜风患者黑素细胞本身存在缺陷，且这些固有缺陷降低了黑素细胞氧化应激的能力。当表皮持续暴露在应激源环境中时，如紫外线辐射、化学物质等，细胞内的活性氧族(reactive oxygen species，ROS)大量积聚。健康细胞可以抵御并清除这些过量的自由基。但白癜风患者的黑素细胞却更脆弱，出现皮损周围的黑素细胞的内质网膨胀，线粒体和黑素小体结构异常等细胞应激特征。Boissy 等(1991)在患者皮损的表皮中可以发现 $H_2O_2$ 大量积聚而过氧化氢酶量降低的现象，也证实了皮损内的氧化应激现象。这也提示使用抗氧化剂和其他控制

ROS 的药物可能是治疗白癜风的一个有效方法。假过氧化氢酶是由数种能够将 $H_2O_2$ 和一般 ROS 转化为水和氧气的金属离子构成的乳膏，Schallreuter 等（1998）应用假过氧化氢酶联合光疗治疗白癜风疗效似乎不错，但这项研究既缺少对照也没用盲法试验，后续的研究也没有再产生积极的结果。基于维生素等营养品或自然保健品的抗氧化和抗炎效应，口服或局部使用这些制剂可以作为白癜风的一种治疗方法。有研究显示，银杏萃取物对于治疗白癜风也有所帮助。一小样本研究中发现，水龙骨提取物有助于提高窄谱中波紫外线（narrow band－UVB，NB－UVB）的反应性。Dell Anna 等发现，在进行 NB－UVB 光疗时，是否辅助使用抗氧化剂的治疗效果显著不同。但是抗氧化剂对白癜风的作用与机制仍需要进行大样本的对照试验来验证。

2. 基于调节自身免疫的治疗　van den Boorn 等发现，最终是细胞毒性 $CD_8^+$ T 细胞导致了黑素细胞损伤。而皮肤中分泌的细胞因子作为早期的信号帮助自身反应性 T 细胞定位应激的黑素细胞。这一过程可能对于黑素细胞损伤很重要，因为表皮血供缺乏，需要某种机制来帮助有效定位黑素细胞。趋化因子是一种小分泌蛋白，能引导 T 细胞迁移。干扰素－$\gamma$（interferon－$\gamma$，INF－$\gamma$）及其受体（CXCL9 和 CXCL10）在白癜风患者和小鼠模型的皮肤及血液中高度表达，且 INF－$\gamma$ 和 CXCL10 在疾病的进展和维持中是必需的。研究发现，白癜风患者血清中 CXCL10 含量高于正常对照组，且其含量与疾病活动相关，当疾病治愈后，CXCL10 含量显著降低。CXCL10 可能用来作为一种监控疾病活动和治疗效果的分子标记。IFN－$\gamma$/CXCL10 轴是白癜风进展和维持的重要信号通路，针对 IFN－$\gamma$/CXCL10 轴的多种抗体和小分子抑制药已经在一期临床实验中被证实在治疗银屑病、类风湿关节炎和克罗恩病上安全有效，但很多相关试验无法发挥最大疗效，可能是因为 IFN－$\gamma$ 不是这些免疫疾病的主要驱动因子。近期在白癜风患者和白癜风动物模型的研究中发现这些 IFN－$\gamma$/CXCL10 轴的多种抗体和小分子抑制药试验药物适用于治疗白癜风。JAK 信号通路是许多细胞因子（如 IFN－$\gamma$）向细胞核传导信号的重要通路。当细胞因子与感受器连接后，JAKs 通过磷酸化使 STAT 蛋白活化，引发靶基因转录，JAK1 和 JAK2 通过激活 STAT1 引发 IFN－$\gamma$ 相关基因转录而直接参与 IFN－$\gamma$ 信号传导。目前已有多种 JAK 的小分子选择性抑制药正在研发，有的已经进入三期临床阶段。托法替尼（Tofacitinib）是一种用于治疗重度风湿性关节炎的 JAK 抑制药，曾有泛发型白癜风患者口服后痊愈的报道。目前认为，口服托法替尼治疗白癜风用量为 5～10mg，2 次/日。鲁索利替尼是一种 JAK 特异性选择抑制药，已被美国食品和药品管理局（Food and Drug Administration，FDA）批准用于中高危或极高危骨髓纤维化和反应性红细胞增多的治疗，曾有 1 例白癜风患者口服鲁索替尼后，面部皮损迅速复色的案例。目前研究建议鲁索替尼口服剂量为 20mg/次，2 次/日；眼睑部位外用建议用 0.6%的托法替尼，非眼睑部位外用建议用 1.5%浓度的鲁索替尼，2次/日。在使用托法替尼和鲁索替尼治疗中，联合 NB－UVB 或日光照射促进黑素细胞迁移，有利于更好地复色。此外，托法替尼和鲁索替尼有很多不良反应，如继发机会性感染、引起血细胞异常，甚至引起恶性肿瘤。或许局部使用这些药物可以避免不良反应，并达到治疗效果。除了 JAK 抑制药，STAT 抑制药对白癜风也有类似效果。诱导性热休克蛋白 70（hot shock protein，HSP70）是由氧化应激的黑素细胞释放的一种应激蛋白，可以引发皮肤中的固有炎症反应。通过动物实验发现，将降低了免疫原性的 HSP70i 突变体蛋白在小鼠皮肤中表达后，白癜风模型小鼠对其耐受，并且阻止了白癜风的发生。因此这项研究有可能成为未来治疗白癜风的新方法，但向患者皮肤传递突变体蛋白的技术开发及其安全性的验证需要一定的时间。

3. 刺激黑素细胞再生　Wnt 信号通路是促进黑素细胞前体分化的一条重要信号通路。有研究发现，白癜风患者的 Wnt 信号通路存在缺陷，研究者们认为该缺陷与白癜风的发病相关，尤其与治疗期间受损的黑素细胞再生和复色有关。研究者们通过体外移植人类皮肤发现，Wnt 激动药能促进黑素细胞分化。所以，针对 Wnt 通路的治疗可以辅助促进白癜风患者黑素细胞再生。富血小板血浆（platelet rich plasma，PRP）是自体全血提取物，含多种生长因子，包括血小板源性生长因子、转化生长因子 D、血管内皮生长因子、EGF、Fb 生长因子、胰岛素样生长因子、骨钙素、骨连接素、纤维蛋白原、玻璃体结合蛋白、纤维连接素等。这些生长因子对细胞的增生、分化起着重要作用。Ibrahim 等在白癜风皮损部位注射 PRP 联合 NB－UVB 照射治疗稳定期非节段型白癜风，结果显示，PRP 组 55%的患者达到 75%以上的复色，20%达到 50%～75%的复色，而对照组复色率均没有达到 75%，6.7%复色达到 50%～75%，随访 3 个月发现，PRP 组皮损继续复色缩小。李嘉等应用自体 PRP 皮损内注射联合 308nm 准分子激光治疗白癜风，通过 9 周的治疗，治疗组 77.50%的白斑复色率达到 50%以上，观察组临床总显效率高于对照组，显示 PRP 可以有效地促进白癜风皮损复色，自体 PRP 微针注射联合 308nm 准分子激光对各部位的白斑均有效，在面颈部和躯干部的疗效最佳，肢端疗效最差。PRP 皮损内注射，一方面通过针刺引起的炎症反应可以刺激黑素细胞再生，另一方面 PRP 中多种生长因子也可以有效促进黑素细胞再生和迁移。因此 PRP 皮损内注射联合光疗能有效提高光疗的疗效，并且对局限型和泛发型的白癜风都适用，比皮肤移植或黑素细胞移植应用更广泛，在眼睑部位、生殖器部位、手指头和皱褶部位皮损都可以应用。

光疗是目前治疗白癜风的一线治疗方法，尤其针对泛发型白癜风。光疗的作用机制还没有完全了解，其复色作用可能是由于它可以引起免疫抑制并能诱导黑素细胞分泌和迁移。α - 黑素细胞刺激素（α - melanocyte stimulating hormone，α - MSH）是人自然生成的一种刺激黑素基因的激素。阿法诺肽是一种人工合成的 α - MSH 类似物，现已被欧洲药品管理局（european medicines agency，EMA）批准用于治疗原卟啉病引起的光敏感。阿法诺肽可以提高光疗对白癜风的治疗效果。目前，一项多中心随机对照实验正在研究皮下注射阿法诺肽联合 NB - UVB 治疗白癜风的效果和安全性。这种联合疗法虽然耐受性较好，但仍有部分患者因恶心、色素沉着等不良反应退出试验。研究显示，阿法诺肽联合 NB - UVB 治疗白癜风比单纯光疗复色更快，总复色率也明显提高，而且在深肤色（Fitzpatrick 皮肤分型为Ⅳ～Ⅵ型）人群中效果更显著。但阿法诺肽是否对于白癜风真的有改善作用尚不明确。

**七、儿童白癜风的研究进展**

白癜风是一种获得性色素脱失性疾病，表现为由黑素细胞破坏或缺失引起皮肤黏膜脱色性白斑，临床上较为常见，该病全球发病率为 0.06%～2.28%。白癜风男女均可发生，无明显性别差异，可发生于任何年龄，本病好发于青少年，有 50% 的患者在 20 岁之前发病，25% 的患者在 8 岁之前发病。儿童白癜风发病平均年龄为 4～5 岁。白癜风影响儿童和青少年的生活质量，容易导致自我认知障碍、交流困难和学习困难，白癜风的严重程度与儿童和青少年的生活质量障碍相关，本病属中医"白驳风"范畴，唐代《备急千金要方》始称白癜风。

1. 病因及发病机制　白癜风为多因性疾病，发病原因及发病机制尚不完全清楚，目前的研究多认为白癜风的发病多与遗传因素、神经精神因素、黑素细胞自毁、免疫发病学说、细胞因子因素、自由基因素、表皮氧化应激因素、微量元素等有关。近些年来氧化应激、自身免疫学说日益受到关注。中医认为白癜风发病由外感六淫、内伤七情、脏腑功能失调所致。初起多为风邪外袭、气血不和，情志内伤、肝郁气滞，故白斑发展迅速。日久常有脾胃虚弱、肝肾不足、经络瘀阻，故白斑色淡或边有色沉。小儿脏腑娇嫩，形气未充，五脏六腑皆不足。《育婴家秘·五脏证治总论》中指出："五脏之中肝有余，脾常不足，肾常虚。脾为后天之本，主运化水谷精微，为气血生化之源。"小儿生长发育迅速，生长旺盛，对气血精微需求较成人相对为多，但小儿脾胃薄弱，运化未健，饮食稍有不节，便易损伤脾胃而患病，故小儿"脾常不足"。肾为先天之本，肾中元阴元阳为生命之根，关系到人的禀赋体质与成长，各脏之阴取之于肾阴的滋润，各脏之阳依赖于肾阳之温养。小儿生长发育，抗病能力以及骨髓、脑髓、发、耳、齿等的正常发育与功能，均与肾有关。小儿初生正处生长发育之时，肾气未盛，气血未充，肾气随年龄增长而逐渐充盛，故小儿"肾常虚"。

2. 治疗

（1）中医中药治疗

1）辨证论治：我国中医学者和专家对白癜风在临床上展开了各种实践，进行了较为深入的研究和探索，结合前人的研究结果以及当今的临床经验，认为白癜风多由气血失和、脉络瘀阻所致。情志内伤，肝气郁结，气机不畅，复感风邪，搏于肌肤；素体肝肾虚弱，或亡精失血，伤及肝肾致肝肾不足，外邪入侵，郁于肌肤；跌打损伤，化学灼伤，脉络瘀阻，毛窍闭塞，肌肤腠理失养，各种因素单独致病或相互作用，多从以下几个证型论治。主要包括：①气血不和证：治宜疏风通络、调和气血，方用浮萍丸或四物消风饮或加减；②肝郁气滞证：治宜疏肝解郁、行气活血，方用柴胡疏肝散加减；③脾胃虚弱证：治宜健脾益气、和胃消斑，方药人参健脾丸加减；④经络瘀阻证：治宜理气活血、祛风通络，方用通窍活血汤加减；⑤肝肾不足证：治宜滋补肝肾、养血活血，方用左归丸合二至丸加减。另有学者从肺、脾、肾三脏论治儿童白癜风，分为以下几个方面：①脾胃失和证：治宜健脾和胃、开胃消食，方用香砂六君子汤加减；②肺卫不固证：治宜益气固表、调和营卫，方用桂枝加黄芪汤或玉屏风散加减；③肝肾不足证：治宜滋补肝肾方用左归丸或肾气丸加减；④气滞血瘀证：治宜活血化瘀、疏通经络，方用桃红四物汤加减。

2）从脏腑论治：由于独特的生理病理特性，儿童白癜风与成年相比有自身的特点，多伴有脾胃虚弱、肝肾不足的症候，临床表现为厌食、挑食、时感腹胀等，舌象多淡胖或有齿痕。于叶认为根据小儿"脾常不足"的特点，治当健脾，方选参苓白术散加减、异功散加减，从脾胃论治益气健脾。蔡瑞康教授认为儿童白癜风发病主要在于脾肾不足、气血违和，治宜健脾益气、补肾活血，选方：黄芪、党参、茯苓、白术、山药、菟丝子、女贞子、潼蒺藜、枸杞子、覆盆子、刺蒺藜、当归、白芍、丹参、鸡血藤、白芷、虎杖、独活、透骨草、片姜黄。遣方用药时将健脾补肾活血法与光敏性中药结合，既补益肝肾，又促进皮损复色。

3）外治法：现代药理学研究表明，胎盘组织中含有激素、抗体、生长因子和免疫调节因子等多种生物活性物质。有研究认为紫河车提取物能激活黑素细胞增生，促进黑素合成，激活酪氨酸酶活性。王涛等采用紫河车提取物、人胎盘组织液及人胎盘脂多糖外用联合红外线照射治疗儿童白癜风162例，紫河车提取物有效率78.50%，显效率38.32%；人胎盘组织液有效率47.06%，显效率23.53%；人胎盘脂多糖有效率57.14%，显效率38.10%。宋远等采用复方卡力孜然酊联合他克莫司外用治疗儿童白癜风63例，治疗组痊愈6例、显效14例，有效率为62.50%；对照组痊愈4例、显效11例。和对照组的48.39%相比，治疗组疗效优（$P < 0.05$）。徐莉等采用观察外涂复方卡力孜然酊联合NB–UVB照射治疗儿童白癜风52例，治疗组痊愈9例、显效14例、有效3例，有效率100%；对照组痊愈4例、显效9例、有效11例，有效率92.31%。

4）内外合治：罗光浦等用桂枝汤加味联合他克莫司治疗气血不和型儿童白癜风134例，方药有桂枝、白芍、大枣、生姜、甘草、茯苓、白术等。观察组痊愈18例（28.57%）、显效23例（36.51%）、有效12例（19.05%），总有效率为84.13%；对照组痊愈11例（17.46%）、显效16例（25.40%）、有效13例（20.63%），总有效率为63.49%。观察组临床疗效高于对照组，治疗后观察组VASI指数低于对照组（$P < 0.01$）。王胜春等采用中药自拟消白汤（主要方药组成：炙黄芪、酒当归、苍术、制何首乌、川芎、白芷、酒丹参、新疆紫草、炒白芍、盐补骨脂、刺蒺藜等）联合复方甘草酸苷、复方卡力孜然酊治疗儿童白癜风90例。治疗组痊愈22例（24.44%）、显效49例（54.44%），愈显率78.88%，总有效率95.55%；对照组痊愈5例（9.26%）、显效17例（31.48%），愈显率40.74%，总有效率81.48%。两组愈显率及总有效率比较

差异均具有统计学意义（$P<0.05$ 或 $P<0.01$）。王榴慧等采用自拟养血祛风汤（主要方药组成：黄芪、炒党参、炒白术、菟丝子、沙苑子、补骨脂、枸杞子、女贞子、旱莲草、黑芝麻、当归、丹参、鸡血藤、白芍、防风、刺蒺藜、白芷、甘草等）联合局部外用药治疗儿童白癜风 85 例。治疗组痊愈 21 例、显效 12 例，有效率 91.1%；对照组痊愈 10 例、显效 6 例，有效率 72.5%。治疗组有效率显著高于对照组（$P<0.05$）。巩现等采用火针配合中药（主要方药：制何首乌、炒蒺藜、炒苍耳子、威灵仙、生地黄、当归、酒女贞子、旱莲草、防风、浮萍、盐沙苑子、甘草等）治疗儿童白癜风 11 例。痊愈 1 例（9%）、显效 3 例（27%）、有效 7 例（64%），临床疗效显著。任虎等采用外用中药玉屏风搽剂（黄芪、防风、白术、桂枝、补骨脂、丹参等加入 75% 乙醇浸泡 2 周）联合西药复方甘草酸苷治疗 90 例儿童白癜风，治疗组 48 例，临床治愈 13 例（27.1%）、显效 19 例（39.6%），总有效率为 89.58%；对照组 42 例，临床治愈 8 例（19.1%）、显效 17 例（40.5%），总有效率为 90.48%，不良反应较少。

综上所述，中医药在白癜风治疗中起到了重要作用，众医家不拘一格，形式方法多种多样，国内诸多报道采用中医、中药治疗本病取得显著疗效，中医药治疗以辨证论治为指导，兼顾整体观念和个体差异，具有灵活性大、可选方案多的优点，已成为白癜风治疗的重要方法。但是由于中药治疗疗程相对较长，再加上患儿独特的生理病理特点，在一定程度上影响了服药的依从性和疗效。此外，对于中药治疗白癜风的作用机制研究仍然较少，在未来的研究中需加强中药作用机制研究，同时针对儿童生理特点，注重补益、调和脾胃后天之本，充分体现中医药灵活运用、个体化的原则治疗优势，为临床治疗提供更多依据。

（2）局部治疗

1）糖皮质激素：外用糖皮质激素是治疗儿童局限型白癜风的首选疗法，一般用于 2 周岁以上患儿。糖皮质激素可能是通过免疫调节的作用促进黑素细胞再生。临床上较小儿童常用中强效或弱效制剂如糠酸莫米松、丙酸氟替卡松、可的松等，较大儿童可以先短期使用强效或超强效糖皮质激素，逐渐改为中弱效糖皮质激素。Morelli Meta 分析显示，60% 的儿童白癜风患者接受强效及超强效外用糖皮质激素治疗后至少有 75% 皮损复色。有学者报道患者在使用 0.1% 糠酸莫米松每日 1 次，12 周后，皮损复色率为 65%，颜面、躯干及四肢白斑均有复色。另有报道 25% 的患者在使用 0.05% 氯倍他索每日 1

次，3 个月后皮损复色率达 75%，这些患者皮损主要位于躯干和四肢近端。糖皮质激素在儿童中使用应注意，长期大面积外用强效糖皮质激素容易发生皮肤萎缩、毛细血管扩张、多毛等不良反应。小于 2 岁的儿童，可外用中弱效糖皮质激素治疗，并采取和其他非糖皮质激素类药物间歇疗法、序贯疗法等较为安全。皮肤褶皱及黏膜部位用弱效糖皮质激素较为安全。如连续外用糖皮质激素治疗 3~4 个月无复色，则表明对糖皮质激素治疗疗效差，应更换其他疗法。

2) 维生素 D 衍生物：卡泊三醇和他卡西醇已有大量的临床经验用于治疗白癜风。有研究证实卡泊三醇治疗白癜风的有效率达 55.6%，其作用机制尚不明确，可能是维生素 D 受体介导的免疫调节、角质形成细胞的生长及黑素的合成。Kumaran 等研究发现卡泊三醇软膏治疗白癜风有效率为 40%。联合倍他米松乳膏治疗可提高疗效，复色率达 46.7%。证实无论是成人还是儿童白癜风患者，联合应用这两种药物比单独应用其中一种起效快且不良反应轻微。国内有研究显示他卡西醇软膏联合 NB – UVB 治疗 12 周后 45.7% 的患者复色率为 50% 以上，25.7% 患者复色率达 75%，疗效优于单独运用 NB – UVB。日本一学者发现 11 岁儿童白癜风患者使用他卡西醇软膏后，面颊暴露部位接受自然光照射复色好，而额头被头发遮盖部位几乎无复色，目前尚未见报道单独使用他卡西醇软膏治疗白癜风患者疗效，说明他卡西醇必须联合光照才能达到较好疗效。维生素 D 衍生物不良反应少见，少数患者会出现可以耐受的轻微刺激和烧灼感，罕见报道使用他卡西醇软膏后加重雀斑。因此 2 岁以内儿童可以使用该类药物，尤其他卡西醇更安全。

3) 钙调神经磷酸酶抑制药：已经作为治疗儿童白癜风的重要治疗药物，与长期外用糖皮质激素相比更安全，不会出现皮肤萎缩、毛细血管扩张等一系列不良反应。常用药物有他克莫司和吡美莫司。其作用机制可能是通过减少黑素细胞表面抗原的自身识别、抑制 T 淋巴细胞细胞毒反应、减少皮肤局部氧化应激使得原有皮损复色。研究表明，他克莫司对颜面颈项部位皮损的疗效要好于躯干、肘、膝部位。Udompataikul 等发现他克莫司治疗颜面部白癜风 12 周后，17% 的患者复色率达 50%，45.9% 的患者复色率达 25%。Montree 研究发现 0.1% 他克莫司治疗 6 个月后，寻常型白癜风皮损复色率达 94.12%，头面部皮损复色率达 56.25%。同时他还发现，相比成人而言，儿童对 0.1% 他克莫司的治疗反应性更好，有效率达 94.4%，远高于成人的

64.29%。结合两者的研究可发现，使用他克莫司有效的情况下，6个月疗程复色率优于3个月疗程。Fara‐jzadeh等发现，2~18岁的白癜风患者使用吡美莫司3个月，复色率为81.7%。钙调神经磷酸酶抑制药治疗时应连续应用3~6个月，间歇应用可更长。

4）外用光敏剂：目前临床常用的外用光敏剂包括补骨脂素、甲氧补骨脂素、复方卡力孜然酊等。甲氧补骨脂素、补骨脂素有效成分相同，属于呋喃香豆素类，其作用机制是通过吸收紫外线增加黑素细胞的密度及黑素细胞中酪氨酸的活性，从而促使黑素细胞合成、转运及扩散，最终使白斑复色。复方卡力孜然酊由驱虫斑鸠菊、补骨脂、何首乌、当归、防风等组成，现代药理研究表明它可激活络氨酸酶活性、直接局部补充微量元素和改善局部微循环。该类药物因其具有光敏性，临床治疗过程中如用药后长时间暴露，可引起局部瘙痒、红斑、水疱等不良反应。儿童皮肤更加娇嫩，因此，在治疗过程中要注意使用部位，尽量避免使用头面部、手足等曝光部位，控制用药剂量与光照时间，一般外涂后照自然光1~2分钟，以皮肤轻微发红为度，最好和中弱效激素混合或交替使用，避免不良反应发生，如不良反应严重，应降低用药频率、减少光照时间。该类药物一般可用于5岁以上儿童。

（3）系统口服糖皮质激素：口服糖皮质激素对于进展期白癜风控制病情发展有非常显著的疗效。但系统应用糖皮质激素可能出现明显的不良反应，最常见的是痤疮、多毛、体重增加、下丘脑‐肾上腺轴抑制、库欣综合征等，儿童甚至会出现生长停滞、延缓骨龄、阻止长骨生长等。快速进展期儿童白癜风患儿，可以使用小剂量糖皮质激素口服治疗，推荐口服泼尼松5~10mg/d，连用2~3周。如有必要，可以在4~6周后再重复治疗1次。微脉冲口服激素疗法（OMP: oral minipulse of steroid）作为一种疗效确切可迅速控制疾病进展的治疗方案引起各界学者关注。Majid使用微脉冲疗法（OMP）的具体方法是每周前2日甲泼尼龙0.8mg/kg早晨顿服（最大剂量不超过32mg）联合睡前皮损处外用一次0.01%丙酸氟替卡松，共治疗400例儿童白癜风患者，90%的患儿接受治疗初皮损便复色。治疗8周后，13.4%的患者完全复色，75%的患者治疗有效。OMP不良反应轻微，极少数患者可出现暂时性的颜面手足水肿、乏力及消化道不适等症状，罕见向心性肥胖，停止用药后可恢复。系统口服糖皮质激素疗法仅可以控制病情进展，临床应用时应联合其他疗法以取得疗效。

（4）光疗

1）窄波 UVB（311 nm）：窄波 UVB（NB - UVB）光疗适用于局限性或者泛发性白癜风患者，作用机制与抑制局部 T 淋巴细胞及刺激黑素生成有关。国内外多项研究肯定了 NB - UVB 治疗儿童白癜风的安全性和有效性。NB - UVB 治疗 6 个月后，63% 的患者皮损复色；治疗 12 个月后，22% 的患者皮损复色率达 75%。面颊、手臂、后背、臀部和大腿处皮损复色较好，手足背部、肘膝关节处治疗效果差，几乎无色素恢复。年龄、病程、疾病活动状态不影响 NB - UVB 的治疗效果。NB - UVB 不良反应轻微，约 22% 患者出现一过性红斑和瘙痒，随着治疗的进行自愈。一般 4 岁以上可以使用该方法，每周 2～3 次。

2）308 nm 准分子激光：近年来 308 nm 准分子激光在儿童白癜风治疗领域取得了较大的进展。308 nm 准分子激光复色机制与 NB - UVB 相似。但 308 nm 准分子激光能量高、见效快同时靶向性强，可以减少皮肤紫外线的总积累量、不影响周围正常皮肤，又可降低周围皮肤老化概率。Suhyun 等观察发现，308 nm 准分子激光治疗儿童白癜风，50% 的儿童复色率达 50%。进展期白癜风患儿接受 308 nm 准分子激光治疗后，皮损复色率达 80%，可能是因为进展期患者黑素细胞未完全损毁，接受治疗后黑素细胞合成增加。308 nm 准分子激光治疗的主要不良反应是皮损周围色素沉着、烧灼感、毛囊炎等，颜面部最易发生此类不良反应，可能与面部光敏性强，皮肤娇嫩相关。308 nm 准分子激光适用于 4 岁以上儿童，每周 1～2 次。推荐在治疗前测定最小红斑量，起始剂量为最小红斑量的 70%。下一次照射剂量视前次照射后出现的红斑反应情况而定。

此外，吴纪园研究发现点阵式 Er: YAG 激光疗效显著。无论何种光疗，临床治疗 6 个月无皮损复色则应停止治疗转寻其他疗法。

（5）外科手术治疗：手术不是儿童白癜风的治疗首选。只有对其他治疗无效、皮损至少稳定在 3 个月以上、可以配合手术的患儿才考虑外科手术治疗。手术主要有手术切除、单纯皮肤磨削及自体表皮移植 3 种。手术切除适用于面积小、特别是毛发区域的患者，可直接切除缝合或行皮瓣局部转移的方法，术后需口服小剂量糖皮质激素 1～2 个月，每日 10～15 mg 防止出现同形反应。单纯皮肤磨削适用于皮损面积为 1～2 cm² 的稳定期白斑，自体表皮移植适用于节段型白癜风患者。无论行何种外科手术治疗都要求患儿为非瘢痕体质，皮损至少稳定 3 个月以上。手术不良反应为受皮区色素不均匀，部分患者可能出现复色失败及供皮区同形反应。

（6）微量元素的补充：维生素 $B_6$、维生素 $B_{12}$、维生素 C、维生素 D、维生素 E、叶酸及微量元素铁、锌、硒可增强细胞免疫，维生素 A、维生素 C、维生素 E 和微量元素锌还可以增强表皮屏障功能。研究证实白癜风患者血清锌、铜含量降低，Karadag 等分析发现白癜风患者维生素 $B_{12}$、叶酸水平降低。临床加用 B 族维生素、维生素 E、叶酸、锌制剂等治疗白癜风取得良好效果，但至今未见大样本临床对照实验研究报道。

（7）心理咨询治疗：白癜风患者在社交中会遭遇嘲笑、歧视等，常会出现自卑、失落甚至恐惧的心理，尤其是心理发育未成熟的儿童。根据生物 - 心理 - 社会医学模式，在治疗白癜风患者时，不仅要关注患者的皮损、复色情况，还要关心患者的心理健康，改善患者的心理状态。此外还应对青少年患者的家属进行宣教，以缓解疾病给家庭带来的压力，更好地指导青少年患者克服心理障碍，积极配合治疗，促进皮损早期消退。

（王月美　吴　娅　牛占卫）

# 第二节　白癜风的中西医结合治疗

白癜风是一种慢性、系统性后天疾病，病变白斑可发生于人体的任何部位，大小不等，形状各异。由于其复杂的病因、发病机制，其仍属于皮肤科慢性、难治性皮肤病之一，目前缺乏特异性治疗。单纯的西医方法存在许多不良反应，使其临床应用受到限制，如大量激素的使用、大量的激光照射等。中医中药是相对安全的治疗方法，在辨证论治的基础上，可通过活血化瘀、补益肝肾、调和营卫、疏肝解郁等方法对人体进行调理，其已不仅仅是辅助治疗，往往可以发挥主要作用。中西医结合治疗白癜风能减少不良反应，缩短治疗时间，其疗效已在临床上被证实，且患者耐受程度高。综上所述，中西医结合是我们应该积极探索的治疗白癜风的方法，我们应该对其进行详尽的研究和深入的探讨，扬长避短，总结经验，使好的方法不断推广和实施。但是，由于临床试验的质量参差不齐，疗效判断标准不尽相同，且白癜风的治疗效果与患者的性别、种族、地域、年龄、发病部位等均有一定的关系，所以大量规范的临床试验应该相继开展，且应该对试验结果做出详尽描述和分析。

## 一、白癜风的中西医治疗方法

1. 西医治疗  白癜风的现代医学治疗方法主要包括糖皮质激素、免疫调节剂等药物治疗，光化学疗法、紫外线等物理治疗，以及外科手术治疗等。

（1）药物治疗

1）糖皮质激素：应用糖皮质激素治疗白癜风，主要通过干预白癜风发病的免疫机制而达到治疗目的。机体黑素细胞因细胞免疫或体液免疫导致黑素细胞死亡，因此，通过应用糖皮质激素以抑制皮损区域的自身免疫反应而发挥疗效。田军等对 185 例白癜风进展期患者应用甲泼尼龙片口服干预，其研究结果显示，治疗有效率高达 93.0%，明显高于对照组（82.3%），差异显著（$P < 0.05$），但治疗组不良反应发生率（82.7%）亦高于对照组（62.2%），差异具有统计学意义（$P < 0.05$）。由此可见，应用糖皮质激素治疗白癜风具有确切疗效，但同时具有较高的不良反应发生率，其原因可能与口服或外用糖皮质激素后，会导致皮肤萎缩，毛细血管扩张，以及满月脸、水牛背、骨质疏松等全身性不良反应。但是，应用糖皮质激素治疗白癜风的临床疗效是毋庸置疑的，且因其局部用药方便，患者更易于接受，而成为临床治疗白癜风的一线用药，但应将治疗时间控制在 3 个月以内，以防止出现不良反应。

2）免疫调节剂：他克莫司和吡美莫司是临床较为常用的治疗白癜风的免疫调节剂，两者均为钙调神经磷酸酶抑制药，具有抑制钙调神经酶活性的药理作用。他克莫司和吡美莫司主要通过抑制 T 淋巴细胞的增生与活化，降低白介素 -2、干扰素 -γ 等细胞炎症因子水平，为黑素细胞向白癜风患者皮损部位迁移提供更适合的环境。尚智伟等对 116 例白癜风患者进行疗效评价，治疗组应用他克莫司软膏外涂联合 308nm 准分子激光照射干预，对照组仅应用激光照射，结果显示，治疗组患者临床有效率（81.0%）明显高于对照组（60.3%），差异显著。且相对于糖皮质激素治疗，免疫调节剂具有不良反应发生率低的优点，临床具有较高的应用前景。

3）维生素 D：研究指出，维生素 D 对机体皮肤着色具有重要意义，其主要通过抑制免疫调节作用抑制自身抗体产生，从而降低自身抗体对黑素细胞的破坏，从而延缓或终止白斑的形成，达到治疗白癜风患者的目的。Finamor

等研究结果显示，25%~75%的白癜风患者经口服维生素 D 治疗后，其皮损区白斑可恢复至正常。维生素 D 使白癜风患者皮损区复色的机制，可能有两方面原因，其一，维生素 D 能够提高黑素细胞的生物学功能，从而使表皮白斑复色；其二，维生素 D 能够改善白癜风皮损区局部微环境，通过抑制炎症反应、抗氧化应激反应等，而保护黑素细胞使皮损区复色。

(2)物理治疗

1)光化学疗法(PUVA)：主要通过外用光敏剂并配合长波紫外线照射以治疗白癜风，其作用机制主要是 PUVA 可促进白癜风患者皮损区黑素细胞肥大和增生，从而达到治疗目的。然而，应用 PUVA 治疗白癜风其不良反应发生率较高，会一定程度导致患者出现恶心、瘙痒、光毒性反应等症状，且经治疗后再着色皮肤与正常肤色之间存在一定色差，因此，临床并不将 PUVA 作为之白癜风的首选方案。

2)308nm 准分子激光治疗：是临床比较常用的治疗方法，具有波长可以达到真皮浅层的优点。308nm 准分子激光不仅能一定程度上促使白癜风患者皮损区 T 淋巴细胞凋亡，抑制过度的免疫反应，还能刺激黑素细胞增生、迁移，从而达到治疗目的。袁超等对 45 例白癜风患者进行研究，结果显示，治疗组应用他克莫司软膏联合 308nm 准分子激光治疗临床有效率为 75.6%，对照组仅应用他克莫司软膏临床有效率为 40%，两组之间差异显著($P < 0.05$)。由此可见，308nm 准分子激光治疗对白癜风患者具有确切的临床疗效，具有疗效好、疗程短、不良反应少等优点。

3)窄谱中波紫外线疗法：其治疗白癜风的机制可能是通过抑制白斑周围的黑素细胞增生并象皮损迁移，并通过抑制皮损区免疫反应以防止增生及迁移的黑素细胞受到破坏。余兵等对 50 例白癜风患者应用中药联合窄谱中波紫外线进行干预，结果显示，治疗组患者经治疗后总有效率为 76.1%，明显高于仅用中药治疗的对照组(47.1%)，差异具有统计学意义($P < 0.05$)。但是，由于白癜风患者皮损区缺乏黑素保护，长时间紫外线照射会导致一定程度光毒反应，故应用窄谱中波紫外线疗法治疗白癜风患者应将光照次数控制在 200 次以内。

(3)外科手术治疗：随着现代医学的发展，外科手术已经逐渐应用于治疗白癜风，且取得较好的临床疗效，但其适用人群主要是稳定期或节段型白癜风患者。目前临床较为常用的手术方式主要有自体表皮移植法、单株毛囊移植、毛囊外根鞘细胞悬液移植以及自体色素细胞培养移植法等多种治疗方式。自体表皮移植法主要用于治疗小面积皮损的白癜风患者，多选取患者小腿内侧或腹部等处平坦的正常皮肤，通过负压吸疱法进行移植，但少数病例会形成瘢痕疙瘩等不良反应。毛囊外根鞘细胞悬液移植技术是近年来新型的治疗白癜风的外科手方法，毛囊外根鞘是储存黑素细胞的主要场所，通过毛囊外根鞘细胞悬液移植不仅提供了大量的黑素细胞，还为黑素细胞的有效增生提供了有利的环境基础。Vinay 等应用毛囊外根鞘细胞悬液移植技术干预30 例白癜风患者，结果显示，经治疗后患者皮损区白斑的复色率均＞75 %。由此可见，毛囊外根鞘细胞悬液移植技术是一种临床有效的治疗手段，但其治疗费用相对昂贵，临床应用率并不高。

2. 中医药治疗　传统医学将白癜风归属于"白驳风"范畴，其治疗方法主要包括口服中药汤剂，针灸、梅花针、火针，以及中药酊剂外用等治疗方法，且均颇有疗效。

（1）辨证论治

1）风血相搏：本证患者多因风邪侵袭肌表、气血失和所致，皮损区域颜色多呈乳白或淡红色，且因风邪善行而数变，故皮损白斑形态不一、散在分布，进展较快，且可伴有瘙痒感。舌质淡，苔薄白，脉浮。本证以调和气血、祛风通络为治疗大法，方选消风散加减。

2）肝郁气滞：本证患者多因情志不畅、肝失调达所致，皮损区域颜色深浅随病程进展可有变化，病程进展较缓慢，与情绪相关，情志不遂则症状加重，可伴有胁肋部胀满，善太息，急躁易怒，舌质淡红，苔薄黄，脉弦。本证以疏肝理气、活血通络为治疗大法，方选逍遥散、柴胡疏肝散和四物汤加减。

3）瘀血阻滞：本证患者多病程较长，或因外伤等诱因而发病，皮损多呈大小不等斑点或小片状，白斑边缘多清楚光滑，可伴有肢体疼痛，痛处多固定不移，临床治疗疗程较长，舌质暗淡，有瘀点、瘀斑，脉涩。本证以活血化瘀为治疗大法，方选血府逐瘀汤或桃红四物汤加减。

4）肝肾不足：本证患者多病程较长，肝肾亏虚，皮损区脱色明显，且白斑内毛发亦多呈白色，可伴有耳鸣、耳聋，腰酸乏力等肝肾两脏亏虚症状，舌质淡，苔白，脉沉细无力。本证以滋养肝肾为治疗大法，方选六味地黄丸或一贯煎合二至丸加减。

（2）针灸治疗：主要通过针刺局部穴位，以调和气血、调理脏腑功能，从而达到治疗白癜风的目的，针刺所选穴位可根据患者具体证型及伴随症状予以加减。①风邪血相搏：风门、风池、大椎、曲池等穴为主；②肝郁气滞：太冲、合谷、膻中、期门等为主；③瘀血阻滞：血海、合谷、膈俞、太冲、阿是穴等穴为主；④肝肾不足：肝俞、肾俞、足三里、关元等穴。苏敏等对 33 例白癜风患者应用针灸联合外用药物治疗，疗程 3 个月，结果显示，其总有效率达 93.9%，明显高于仅用外用药物的对照组（89.3%），差异有统计学意义（$P$ <0.05）。且值得提出的是，苏敏等在治疗结束 3 个月后对患者进行了随访，结果显示，治疗组总有效率仍为 93.9%，而对照组则下降至 67.9%。由此可见，针刺治疗复发率低的优点，值得临床推广应用。梅花针叩刺和火针疗法也是临床治疗白癜风的常用方法。周辉等对 106 例白癜风患者应用中药外擦联合梅花针叩刺治疗，结果显示，其治疗的痊愈率达 83.0%。王禹毅等通过自身对照的方法，对 41 例稳定期白癜风患者进行临床观察，每位患者取两处皮肤，分别给予火针或他克莫司进行治疗，结果显示，火针组有效率为 82.9%，他克莫司组为 78.0%，两组之间虽无统计学意义，但数据显示火针组已经略高于他克莫司组，其原因可能与例数较少有关，若增加样本含量，有可能会出现统计学差异。单纯局部火针疗法：宋勋等将 56 例白癜风患者共 124 片皮损随机分为 2 组，采用自身对照研究的方法，治疗组给予火针治疗，对照组作为空白对照。结果发现局部火针治疗白癜风皮损的总有效率为 79.8%，与对照组比较，差异有统计学意义（$P$ <0.05）。王禹毅等采用随机自身对照试验，每位患者选择 2 块对称或相邻白斑，随机接受火针治疗或他克莫司治疗，疗程 2 个月。记录火针治疗前后白斑激光扫描共聚焦显微镜（CLSM）图像。结果 41 例白癜风稳定期患者，火针治疗组有效率为 82.9%，且 CLSM 观察可见，树突状黑素细胞出现，基底层及真皮乳头周围逐步出现色素颗粒，形成色素环。上述研究认为单纯应用火针治疗白癜风是有效的。

（3）中药外治：白癜风的中药外治剂型主要有膏剂、散剂，以及酊剂，又以酊剂最为常见，因外治剂型可以直接作用于皮肤，起效迅速、直接，因此具有较好的临床疗效。王晓燕等应用补骨脂酊联合窄谱中波紫外线治疗 68 例白癜风患者，其有效率为 84.8%。补骨脂酊的主要成分是提取自中药补骨脂的补骨脂素，现代药理研究结果显示，补骨脂素具有提高酪氨酸酶的活性的作用，从促使黑素细胞生成增加，并进一步提高皮肤中的黑色素水平，达到治疗白癜风的作用。除补骨脂酊以外，当归乌梅酊、祛白酊等治疗白癜风亦有较好的临床疗效。

### 二、白癜风中西医结合治疗

1. 中药联合激光治疗　治疗白癜风常用的光化学疗法包括补骨脂素长波紫外线(PUVA)、308nm 准分子激光和窄谱中波紫外线(NB – UVB)照射，PUVA 由于不良反应比较大，临床报道比较少，而 NB – UVB 近年来被广泛报道。

(1)中药联合 NB – UVB：波长为 312～313nm 的 NB – UVB 是紫外线中最有效的部分，它使患者最大限度地避免不必要的光照。NB – UVB 治疗白癜风容易开展，费用也不是很高，且已经有了循证学证据表明，NB – UVB 治疗白癜风的疗效较常规方法有更高的治愈率和有效率。

1)内服中药联合 NB – UVB：为了验证中药联合 NB – UVB 治疗白癜风的疗效，叶俊儒等将 49 例符合条件的白癜风患者随机分为两组，治疗组采用 NB – UVB 联合中药治疗，对照组单用 NB – UVB 治疗。结果治疗组有效率明显高于对照组，差异有统计学意义($\chi^2 = 5.02$, $P < 0.05$)。赵黎黎也做了相关研究，其将患者分为三组进行临床对照实验。A 组单纯给予 NB – UVB 照射，每周 2 次；B 组给予白癜风丸(补骨脂、黄芪、红花、当归等)；C 组口服白癜风丸同时外用 NB – UVB 照射。结果 A 组、B 组和 C 组的有效率分别为 43.1%、36.4%、83.3%。三组临床疗效比较差异有统计学意义($P < 0.01$)。莫令君同样将患者随机分为三组观察临床疗效。A 组采用祛白消斑汤加减治疗；B 组采用 NB – UVB 治疗；C 组给予祛白消斑汤加减联合 NB – UVB 治疗。治疗结束后，C 组的有效率为 86.96%，显著高于 A 组(56.52%)与 B 组(58.7%)($P < 0.05$)；且三组患者不同部位皮损比较，面颈部疗效最佳，其次为躯干部位疗效，四肢皮损疗效最差，三部位中，C 组有效率均显著高于 A 组与 B 组($P < 0.05$)。

2)外用中药联合 NB – UVB：外用中药擦剂治疗白癜风的方法被广泛开展，最常用的中药有补骨脂、白芷、菟丝子、红花等。宗睿等按随机数字表法将收治患者分成治疗组和对照组。治疗组采用 NB – UVB 光疗 + 祛白酊(补骨脂、菟丝子、栀子、刺蒺藜等，75%乙醇浸泡 7 日，去渣稀释后备用)治疗，对照组单纯应用 NB – UVB 治疗，结果治疗组的治疗效果优于对照组。陈建设等的实验中，观察组采用消白擦剂和 NB – UVB 光疗仪治疗，对照组单独应用消白擦剂外涂患处。治疗后，观察组痊愈率、显效率、有效率均优于对照组，观察组的总有效率达到 86.67%，而对照组的总有效率仅为 65.00%。经统计学分析，差异有统计学意义（$P < 0.05$）。李君枣等采用 NB – UVB 结合中药制剂补骨脂酊外擦治疗白癜风，也取得了较好的效果。

（2）中药联合 308nm 准分子激光：308nm 准分子激光具有激光的单色性、高能量和方向性等优点，可以选择性照射白癜风局部皮损，在较短时间内获得较好疗效。在治疗白癜风患者特别是局限性白癜风中，其可以在局部皮损集中高的激光能量，从而避免周围组织的明显损伤。308nm 准分子激光是能在短时期内产生可靠效果的新型治疗方式。

1）内服中药联合 308nm 准分子激光：为了探讨中药联合 308nm 准分子激光治疗白癜风的效果，梁洁等选取稳定期面部白癜风患者 150 例，随机分为三组，每组各 50 例。治疗组采用 308nm 准分子激光照射联合内服复方中药；激光组采用单纯 308nm 准分子激光照射；对照组采用单纯内服复方中药。治疗 15 周时，三组的有效率分别为 86%、76%、40%，差异有统计学意义（$P > 0.05$）。童璐等为了探讨 308nm 准分子激光联合祛白汤颗粒冲剂治疗白癜风的临床疗效，采用随机对照方法，将 196 例白癜风患者随机分为两组，治疗组患者采用 308nm 准分子激光联合祛白汤颗粒冲剂治疗；对照组患者单用 308nm 准分子激光治疗，治疗 15 周后评价疗效。结果治疗组显效率为 48.9%，总有效率为 96.9%；对照组显效率为 25.5%，总有效率为 84.7%。两组的显效率及总有效率比较差异均具有统计学意义（$P < 0.05$）。陈波等将 150 例稳定期面部白癜风患者随机分为三组，每组各 50 例进行临床试验。治疗组予 308nm 准分子激光照射联合内服复方中药，对照 1 组单纯予 308nm 准分子激光照射；对照 2 组单纯内服复方中药。结果治疗组治疗 15 周时的有效率为 86.00%，对照 1 组为 76.00%，对照 2 组为 40.00%，差异有统计学意义（$P = 0.01$）。

2）外用中药联合 308nm 准分子激光：外用中药联合 308nm 准分子激光治疗白癜风也有相关的报道。李金梅等选取稳定期白癜风患者 60 例，共 133 片皮损，将其随机分成两组，A 组单用 308nm 准分子激光治疗，B 组给予 308nm 准分子激光联合复方补骨脂酊治疗。B 组治疗 20 次后的有效率和显效率均显著高于 A 组（$P < 0.05$）。为了研究准分子激光联合中药熏蒸与口服中药治疗白癜风的治疗效果，喻朝辉以数字法将患者随机分成观察组和对照组。观察组患者采用准分子激光联合中药熏蒸法进行治疗；对照组则通过口

服中药治疗。经 6 个月治疗后，两组总有效率比较差异有统计学意义（$P <$ 0.05）。

（3）中药联合 PUVA：PUVA 治疗白癜风已有 30 年以上，皮损处通过 PU-VA 照射可使皮肤中的酪氨酸酶活性增加，从而促使黑素合成增多。张思等采用 PUVA 加中药乌梅汤内服的方法治疗白癜风，共治疗儿童白癜风患者 66 例，经 3 个疗程的观察（每个疗程 2 个月），临床观察总有效率为 80.3%。治疗期间未见明显不良反应。

2. 中药联合外用免疫抑制药治疗　新型局部免疫调节剂他克莫司和吡美莫司可通过抑制钙调神经磷酸酶的活性，进而抑制 T 细胞活性和各种细胞因子产生，达到治疗白癜风的目的。为避免长期使用激素的不良反应，或是对于不适用使用激素的部位，目前已经证明外用 0.1%他克莫司软膏或吡美莫司软膏具有一定的疗效。Bhuvana 等的实验结果显示，运用他克莫司治疗 1 个月后，疗效与治疗前比较差异有统计学意义，经过 2～3 个月的治疗，差异更加显著，并附图片对比，图片显示脱色斑有明显的色素再生。Shim 等的研究也表明 0.1%他克莫司软膏在治疗儿童节段型白癜风方面有良好的效果。

（1）内服中药联合外用免疫抑制药：近几年来多有报道，通过内服中药、外用免疫抑制药膏的内外兼治法来治疗白癜风。王慧娟等为观察自拟中药方联合 1%吡美莫司乳膏治疗头面部白癜风的临床疗效，将 80 例确诊患者随机均分为治疗组和对照组。治疗组采用中药口服联合 1%吡美莫司乳膏涂抹患处；对照组每日外用糠酸莫米松乳膏，通过治疗，两组有效率差异有统计学意义（$P < 0.05$）。在庄洪建等的临床试验中，治疗组 40 例给予 0.1%他克莫司软膏外用，同时选用固本活血祛风方颗粒治疗；对照组 37 例，采用 0.1%他克莫司软膏外涂患处。经治疗，治疗组总有效率为 87.5%，对照组总有效率为 73%，治疗组总有效率优于对照组，差异具有统计学意义（$\chi^2 = 10.052$，$P < 0.05$）。李云峰等选择符合纳入标准的病例，按 2:1 比例随机分为治疗组和对照组，治疗组经辨证分为治疗 I 组（气滞血瘀型）和治疗 II 组（肝肾阴虚型），分别口服白驳方 I 号、白驳方 II 号，同时外用 0.1%他克莫司软膏，对照组只外用他克莫司软膏，疗程为 3 个月。治疗组与对照组治疗后皮损面积比较差异有统计学意义（$P < 0.05$）；治疗组患者总有效率为 83.6%，优于对照组的 61.29%（$P < 0.05$）。

（2）外用中药联合外用免疫抑制药：其治疗白癜风也有相关报道。祁长美将患者分成两组进行治疗。补骨脂酊治疗组给予补骨脂酊外搽患处，2 次/日；他克莫司治疗组给予他克莫司外用，2 次/日；联合用药组每天上、下午各抹补骨脂酊 1 次，睡前抹他克莫司 1 次；治疗 3 个月后判定临床疗效。结果联合外用他克莫司和补骨脂酊治疗组的临床治愈率、总有效率均高于单用他克莫司组和补骨脂酊组($P<0.05$)。丁欣强等将符合标准的局限性儿童白癜风患者 186 例随机分为治疗组 96 例和对照组 90 例，两组基础治疗相同的情况下，治疗组给予局部外用 0.03％他克莫司软膏、中药酊剂联合治疗，对照组局部给予 0.05％氯米松软膏外用，经过 3 个月的治疗，他们的治疗有效率差异具有统计学意义($\chi^2=6.37$，$P<0.05$)。

3. 中药联合表皮移植治疗　自体表皮移植是根据自体表皮不发生排斥反应的原理治疗白癜风，其通过局部皮肤发疱法使表皮在基底膜的透明带处分离，分离后的表皮基底层细胞无损伤，且疱壁含有活的黑素细胞，将其移植到色素脱失部位，成活后黑素细胞逐渐发挥功能。该方法操作简单，疗效肯定。李心宽等门诊收集 24 例白癜风患者，共选择 56 片皮损，通过负压吸引起疱法进行表皮移植，并配合内服中药复方首乌蒺藜汤进行治疗，结果 24 例白癜风患者中，共移植治疗皮损 56 片，创面多在 1 周左右愈合。没有发生感染、瘢痕等不良反应，供皮区未出现同形反应及新生白斑。治疗 6 个月时痊愈率为 71.42％，显效率为 87.50％，复发率为 3.57％，总有效率为 94.64％。且节段型和局限型效果较好，散发型较差，治愈率分别为 86.36％、70.00％、50.00％。额头、胸部效果较好，其次为颈部，四肢最差，治愈率分别为 80.00％、82.35％、68.75％、53.85％。朱加美等采用内服中药消风愈白丸结合自体表皮移植治疗白癜风。105 例患者的 196 区白斑中，痊愈 175 区，占 89.3％；有效 14 区，占 7.1％；无效 7 区，占 3.6％；总有效率为 96.4％。李刚等的治疗中，治疗组采用白二丸联合高温负压发疱及皮肤磨削术自体表皮移植治疗，对照组单纯采用高温负压发疱及皮肤磨削术自体表皮移植治疗。移植后 10 日除去敷料，3 个月后判定效果。治疗组有效率为 82.14％，对照组有效率为 63.89％，两组有效率比较差异有统计学意义($\chi^2=5.24$，$P<0.05$)。

4. 中药联合外用激素治疗　李刚等指出对于泛发型白癜风进展期的损害，系统用激素治疗有较好的效果；对于局限型、早期损害，可局部应用激素治疗。近几年来，中药联合激素治疗白癜风也有报道。谭颖等设立对照实验来验证中药联合激素治疗白癜风的效果。观察组白天使用复方卡力孜然酊外涂患处，涂抹药液后可行局部日光浴 5～10 分钟，晚上外用 0.05%地奈德乳膏。对照组 A 使用复方卡力孜然酊外涂患处，可行局部日光浴 5～10 分钟，对照组 B 使用 0.05%地奈德乳膏外涂患处。在治疗第 3 个月和 6 个月时，观察组与对照组的有效率比较差异有统计学意义。雷进功等也进行了中药联合外用激素治疗白癜风的实验。其治疗采用内服中药制剂白癜散，外用消白散，皮损面积较大者采用穴位注射疗法，用得宝松（复方倍他米松注射液）1mL 加 2%利多卡因 2～5mL 混匀，依据就近选穴原则，每次选 3～6 个穴位，每穴针刺得气后注入药液 1mL。结果痊愈 33 例，占 66%；有效 16 例，占 32%；无效 1 例，占 2%，有效率达 98%。

5. **火针联合中药疗法** 郑颖芳等将 78 例肝肾不足型白癜风患者随机分为治疗组和对照组，每组 39 例。治疗组给予火针联合口服中药补肝肾方（山茱萸 10g，何首乌 10g，刺蒺藜 10g，熟地黄 15g，女贞子 10g 等），对照组给予口服中药治疗，16 周后观察疗效，结果治疗组总有效率为 79.5%，对照组为 64.1%，2 组疗效比较，差异有统计学意义（$P < 0.05$）。赵欣等选取白癜风患者 98 例，其中对照组 49 例单用活血补肾中药（红花、荆芥、女贞子、白蒺藜、制何首乌等药物）治疗，观察组 49 例在对照组的基础上联合火针治疗，连续治疗 3 个月后，观察组总有效率为 91.8%，明显高于对照组的 69.4%，差异有统计学意义（$P < 0.01$）。柏志芳等选取 46 例白癜风患者随机分组，治疗组 23 例用毫火针联合中药疏肝活血方（当归 20g、黄芪 20g、制首乌 10g、墨旱莲 15g 等）治疗，对照组 23 例单用中药疏肝活血方治疗，结果治疗组的总有效率为 91.3%，明显优于对照组的 65.2%，差异有统计学意义（$P < 0.05$）。上述研究表明，火针联合中药治疗白癜风疗效优于单纯使用火针治疗。

6. **火针联合艾灸疗法** 战惠娟等将 92 例患者随机分组，观察组 47 例采用火针点刺皮损局部和足三里配合病损局部的艾灸疗法治疗，对照组 45 例采用卡泊三醇软膏外涂皮损法治疗。治疗 12 周后，观察组愈显率为 74.4%，明显优于对照组的 48.9%，差异有统计学意义（$P < 0.05$）。表明火针配合灸法治疗白癜风疗效明显优于卡泊三醇软膏。胡凤鸣等将 72 例白癜风患者随机分为观察组 38 例和对照组 34 例，观察组采用火针点刺皮损局部联合热敏灸治疗，对照组单用火针治疗。治疗 12 周后发现，观察组总有效率为 92.1%，对照组为 82.4%，观察组疗效优于对照组，差异有统计学意义（$P < 0.05$）。

表明火针联合热敏灸治疗稳定期白癜风疗效确切，其疗效优于单用火针治疗。

7. 火针联合光疗

（1）火针联合窄谱紫外线：孙永建等用毫火针浅刺联合窄谱紫外线（NB - UVB）治疗 36 例局限性白癜风效果良好。毫火针每周 1 次，NB - UVB 隔日 1 次，观察 3 个月，结果显示痊愈 16 例，显效 12 例，总有效率为 86.10%。陈高飞等将 53 例稳定期白癜风患者随机分为 2 组，观察组予毫火针联合 NB - UVB 治疗，火针每周 1 次，NB - UVB 每周 2 次，对照组单用 NB - UVB 治疗，2 周后观察疗效。结果显示：观察组临床总有效率为 96.30%，明显高于对照组的 61.54%，差异有统计学意义（$P < 0.05$）。上述研究显示：毫火针联合 NB - UVB 对稳定期白癜风有较好的治疗效果。

（2）火针联合 308nm 准分子光：姜明君等将 60 例白癜风患者随机分组，治疗组 30 例用 308nm 准分子光照射结合火针治疗，对照组 30 例单纯用 308nm 准分子光照射治疗，观察 2 组患者的临床疗效和不良反应。结果治疗组总有效率为 86.7%，对照组为 66.7%，差异有统计学意义（$P < 0.05$）。马莉将 272 例白癜风患者随机分为对照组 141 例和治疗组 131 例。治疗组给予毫火针点刺皮损联合 308nm 准分子光照射治疗，对照组给予 308nm 准分子光照射治疗，结果治疗组治疗 1 个疗程和 3 个疗程后，总有效率分别为 83.21% 和 97.71%，对照组分别为 63.83% 和 91.49%，治疗组总有效率明显优于对照组，差异有统计学意义（$P < 0.05$）。朱清华等观察 68 例面部稳定期非节段型白癜风患者，白斑共 68 处，一半设为治疗侧，先进行毫火针治疗，10 分钟后，整个白斑同时照射 308nm 准分子光；未行毫火针治疗的另一半设为对照侧。308nm 准分子光每周照射 2 次，毫火针每 2 周 1 次，治疗观察 12 周，结果治疗侧与对照侧总有效率分别为 97.06% 和 79.41%，差异有统计学意义（$P < 0.05$）。上述研究表明：火针联合 308nm 准分子光治疗白癜风疗效显著。

8. 火针联合外用药物

（1）火针联合 0.1% 他克莫司软膏：杨懂等将 62 例白癜风患者随机分为 2 组，对照组 31 例用 0.1% 他克莫司软膏外用治疗，治疗组 31 例在对照组基础上联合火针治疗，治疗 12 周后，治疗组总有效率为 93.55%，对照组为 83.87%，差异有统计学意义（$P < 0.05$）。谢红亮等将 72 例患者随机分为治疗组（38 例，115 处皮损）和对照组（34 例，122 处皮损），对照组给予他克莫司外搽治

疗，治疗组在对照组治疗基础上给予毫火针针刺，每周 1 次，均连续治疗 12 周。结果治疗组总有效率为 81.7%，对照组为 62.3%，治疗组疗效明显优于对照组，差异有统计学意义（$P < 0.01$）。上述研究表明：毫火针联合他克莫司软膏外搽治疗白癜风疗效显著。

（2）火针联合外用激素软膏：罗光浦等将 147 例患者随机分为观察组（72 例，235 处白斑）及对照组（75 例，247 处白斑）。对照组给予卤米松每日 2 次外涂；观察组用卤米松联合火针治疗，火针每 2 周治疗 1 次，均连续治疗 6 个月。治疗后发现，观察组总有效率为 84.68%，对照组为 60.32%，观察组疗效明显优于对照组，差异有统计学意义（$P < 0.01$）。黄莉宁等采取自身对照，选取 13 例白癜风患者，将皮损一半为观察组，另一半为对照组，对照组给予卤米松外涂，观察组给予卤米松联合火针治疗，共治疗 6 个月，观察 2 组临床疗效。结果观察组痊愈率为 46.15%，对照组为 7.69%，观察组疗效优于对照组，差异有统计学意义（$P < 0.05$）。上述研究表明：火针联合卤米松乳膏治疗白癜风疗效较好。

9. 火针三联疗法

（1）火针联合中药及 0.1% 他克莫司软膏：严炯等采用自身对照法，将治疗区 45 块皮损予毫火针治疗，并外用 0.1% 他克莫司软膏；对照区 45 块皮损单纯用 0.1% 他克莫司软膏外用，患者试验期间均口服补肾活血方，连续观察皮损面积变化，结果发现治疗区总有效率为 95.56%，对照区为 66.67%；治疗区总复色率为 29.10%，而对照区为 8.40%，差异均有统计学意义（$P < 0.05$）。任思思等将 48 例白癜风患者随机分为 2 组，对照组 24 例给予祛瘀补肾方口服及他克莫司软膏外用，治疗组 24 例在此基础上给予火针辅助治疗，连续治疗 6 个月，结果治疗组治疗不同阶段的皮肤复色率及治疗有效率均显著高于对照组（$P < 0.05$）。上述研究表明：在外用药膏、内服中药的基础上联合火针治疗可提高白癜风疗效。

（2）火针联合中药及窄谱中波紫外线局部照射：王军等采用内服中药，外加中医火针疗法以及紫外线局部照射治疗的三联疗法，辨证治疗气血凝滞型白癜风患者 58 例，结果痊愈 23 例，显效 13 例，有效 20 例，无效 2 例，总有效率为 96.5%。认为通过三联疗法，整体与局部治疗相结合，切合病机，故获良效。

（3）火针联合窄谱中波紫外线及 0.1% 他克莫司软膏：王卫亮等将 78 例

局限性白癜风患者随机分为 2 组。观察组 39 例采用毫火针、窄谱中波紫外线、0.1%他克莫司软膏三联疗法治疗，对照组 39 例采用窄谱中波紫外线联合 0.1%他克莫司软膏治疗。治疗 4 个月后，比较 2 组患者治疗效果及不良反应发生情况。结果发现观察组治疗效果优于对照组（$P < 0.01$）。认为毫火针、窄谱中波紫外线、0.1%他克莫司软膏三联疗法治疗局限性白癜风效果显著。

10."四联综合疗法"治疗白癜风临床应用 "四联综合疗法"的具体内容，即药疗、食疗、光疗、神疗。药疗：在中医辨证的基础上，内服中药汤剂，外用酊剂、中药药浴与熏蒸方剂；达到了内病外治，内外综合的方法，增加人体免疫力、使阴阳平衡；促进血液循环、黑色素细胞再生的目的。食疗：注重食疗，改善饮食结构，制定科学的食谱用餐，并列出了白癜风患者宜食与禁食物表。光疗：让患者适当的阳光照射，配合 308nm 准分子激光治疗仪、黑色素脉冲调整系统、UVB 靶向精准治疗仪，可刺激神经末梢，促进血液循环，加速神经代谢的进行，提高了治愈率。神疗：就是心理治疗，调节患者内分泌紊乱、增加免疫力、保持良好的心理状态有利于白癜风患者的康复。我们收取了病房典型的病例，根据他连续 3 次住院情况，主要是采取了四联综合疗法，结果患者皮损处白斑恢复迅速，疗效显著。

（边　莉　邱洞仙）

# 第三节　难治性白癜风的治疗

国内外指南均提出白癜风的治疗目标为控制皮损发展、促进白斑复色。中国的《白癜风诊疗共识（2014 版）》提出根据患者疾病分期、型别、皮损面积、部位、年龄、病程等因素制定有效、合理方案，然而有些患者的皮损遵循共识依然不能控制或复色，如特殊部位白斑（黏膜及薄嫩部位、毛发部位、肢端部位）、大面积白斑和残留不规则白斑等。2013 年黄海艳等曾对特殊部位白癜风治疗进行了文献综述，而近年来白癜风治疗方法发展迅猛，现针对近年来难治性白癜风的治疗新进展进行了综述，旨在为临床医生治疗难治性白癜风提供更多的选择。

### 一、黏膜及薄嫩部位白癜风

1. 口唇部位  位于口唇部位的白癜风首选外用药治疗，常用外用药包括0.1%或0.03%他克莫司、1%吡美莫司等钙调磷酸酶抑制药，0.025%前列腺素E2凝胶等。对于唇部药物治疗无效的稳定期患者可以考虑手术治疗。唇部大面积白斑可采用负压吸疱法，小面积白斑可行钻孔移植，累及下唇内侧1/3以下的白癜风患者可行局部切除缝合术或黏膜皮瓣推进术。

（1）局部切除加缝合：Shilpa等对30例累及下唇内侧1/3的白癜风患者行局部切除缝合术，术后随访6个月，其中29例患者唇部形态恢复正常，仅1例白斑复发。

（2）黏膜皮瓣推进术：是用于切除病变唇黏膜的常用术式，其术后不良反应主要为唇部外翻以及皮瓣缺血坏死。Reddy等首次将黏膜皮瓣推进术用于治疗唇部白癜风患者，该患者术后皮瓣处复色及愈合良好，未出现上述不良反应。

（3）文身：唇部文身是治疗唇部白癜风的一种安全、有效、美观的方法，与此相关的不良反应包括过敏性肉芽肿、假性淋巴瘤等。Francis等对30例患有下唇白癜风的患者进行唇部文身，100%患者对术后效果表示满意，术后无不良反应发生，27例患者完成术后1年随访，其中18例患者呈持久性复色。

2. 生殖器部位  外阴部位白癜风由于无毛发覆盖，对药物治疗反应不佳。因此对于顽固且局部无残留色素的外阴白斑，手术治疗不失为一种安全有效的方法。

（1）微小皮瓣移植术：微小皮瓣是经由表皮或超薄皮片加工后形成的微小皮片。Gupta等对4例男性外生殖器部位和1例女性外阴部位稳定期白癜风患者进行局麻下微小皮瓣移植术，术后4周内，复色程度达60%~70%，4个月后所有患者达到几乎完全复色，无不良反应发生。

（2）自体表皮培养移植术：于1981年首次用于临床，主要用于治疗大面积烧伤和巨型黑素细胞痣的治疗。Matsuzaki等用该方法治疗两例男性外生殖器部位白癜风，分别达到100%及90%复色，无不良反应发生。

（3）细胞移植：自体非培养表皮细胞悬液移植及自体黑素细胞培养移植均可用于外生殖器部位。Mulekar等对3例女性外阴部位白癜风患者进行自体非培养表皮细胞悬液移植，移植前1周予口服泼尼松龙0.5mg/kg，共2

周，防止磨削术带来的真皮内细胞过度损伤。术后随访6个月以上，所有患者达到几乎全部复色。Li等对两例阴囊部位白癜风患者进行自体黑素细胞培养移植，术后随访12个月以上，两例患者白斑部位几乎完全复色。但该技术现仍属于实验阶段，目前尚未在临床中开展。

3. 眼睑部位　近年来发现前列腺素凝胶可用于眼睑部位白癜风治疗。眼睑部位血供丰富，因此同样可应用手术治疗。

（1）前列腺素凝胶：前列腺素 F2a 衍生物可以诱导毛囊进入生发期，同时刺激黑素生成，Yadav 等报道 1 例 12 岁女孩，左上眼睑外侧睫毛部位出现白癜风合并斑秃 1 个月，予前列腺素滴眼液每日 1 次外用，2 个月后白斑和白色睫毛完全复色，治疗过程中未出现不良反应。

（2）手术治疗

1）睫毛移植：睫毛变白后毛发的复色困难，而且严重影响外观。Chatterjee 等对 15 例睫毛变白的白癜风患者进行毛囊单位移植。随访 6 个月，15 例患者中，仅 1 例效果不显，1 例复色程度达 25％～50％，13 例复色程度达 75％～100％。术后常见不良反应有局部瘀青、眼睑肿胀及睑缘炎。因此，睫毛移植是治疗睫毛变白的一种可行且有效的方法。

2）超薄皮片移植：超薄皮片不含任何真皮的成分，皮片特点为超薄、半透明，超薄皮片移植术后结合 NB－UVB 照射治疗反应较好。Majid 等回顾性分析 415 例接受超薄皮片移植的稳定期白癜风患者的复色情况及不良反应，随访时间超过 1 年。其中眼睑部位患者共 22 例，术后白斑几乎完全复色，该方法的缺点是眼角部位用皮刀难以操作，不易固定。

3）自体非培养表皮细胞悬液移植：Mulekar 等曾应用该方法治疗 9 例眼睑白癜风患者，其中 4 例对称性眼睑白癜风患者复色程度达 95％～100％。眼睑部位作为受皮区，磨削时不易固定，Ashique 等使用垫眼板插入眼睑下方延伸眼眶周围皮肤，然后用自动磨皮刀对睑缘部位进行磨削，受皮区部位准备彻底，后期复色效果更佳。

**二、头皮及眉毛部位**

毛发部位白癜风外用药物治疗可选择前列腺素凝胶，此外 5％米诺地尔溶液联合他克莫司软膏治疗头皮白癜风同样安全有效，且患者依从性较好。毛发部位的表皮及毛囊单位体移植是治疗白癜风的有效方法。近年来，新的手术及移植方法层出不穷，为毛发部位移植提供了更广阔的思路。

1. 头皮缩小术　头皮毛发区（发际内）局限性白斑伴白发，可以采用头皮缩小术，即直接切除术、分次切除或局部邻近皮瓣转移等，方方等对 24 例头皮白癜风患者较小白斑伴白发的区域进行直接切除或分次切除，对 11 例头皮白癜风患者较大白斑伴白发的区域进行局部邻近皮瓣转移术。其中 21 例痊愈，有效率达 94.3%。

2. 表皮移植术　可用于毛发部位白斑的治疗，但因毛发持续性生长的特性，移植皮片常常在早期被顶起而不能成活，成活率底下。方方等对表皮移植进行了相应的改造，所取皮片中央区进行平行的划割形成栅栏样，周边保持连续完整，形成有缝隙的游离皮片移植在受皮区。栅栏样缝隙使得毛发有在缝隙中穿出生长的机会，表皮移植皮片与受区创面得以附贴固定，保证成活的条件，提高皮片的成活率，对 35 例毛发部位的白斑进行改良的表皮移植术，术后有效率达 94.3%。

3. 毛囊单位提取术（follicular unit extraction，FUE）　目前广泛用于脱发相关疾病的治疗，但由于毛囊外毛根鞘内存在未分化干细胞，因此可将其用于白癜风的治疗。Sacchidanand 等采用该技术治疗一例白癜风白毛患者（眉毛），术后 6 个月白斑白毛完全复色，无术后不良反应。

4. 细胞移植　自体非培养表皮细胞悬液移植及自体培养黑素细胞移植均可以用于毛发白癜风的治疗。Gan 等回顾性分析 13 例行自体非培养表皮细胞悬液移植的白癜风伴有白发患者，术后随访 9~12 个月。91%患者复色程度达 75%~100%。目前细胞悬液移植后毛发复色的原因尚不清楚，但有些人认为与移植的黑素细胞反向迁移至毛球，或是由移植局部产生的细胞因子刺激毛球黑素生成引起。Wu 等用自体培养黑素细胞移植治疗 9 岁女孩头皮白癜风，术后无并发症。随访 1 年，白斑完全复色，大部分毛发变黑。

**三、肢端及关节部位**

肢端及关节部位治疗首选外用药物联合光疗。但肢端部位角质层较厚，外用药物通常难以渗透，因此选择多种方式加速药物的导入或手术治疗为当前治疗肢端及关节部位白癜风的主流。

1. 药物治疗

（1）他卡西醇：为维生素 $D_3$ 衍生物，常与 NB-UVB 联合治疗白癜风。Sahu 等采用自身对照方法，对比他卡西醇和 NB-UVB 联合及单用 NB-UVB 光疗治疗 30 例非节段型白癜风患者的疗效，其中肢端白癜风 6 例。治疗 24 周后，联合治疗组的平均复色程度(65%)高于光疗组(52.5%)，不良反应少见，主要为光疗后的红斑、水疱。

(2)氟尿嘧啶：是抑制细胞增长的药物，最初用来治疗瘢痕疙瘩和生殖器疣。Abd 等采用自身对照法，对 60 例非节段型白癜风患者进行治疗。对照部位使用 NB - UVB 光疗，实验部位予氟尿嘧啶皮内注射后行 NB - UVB 光疗，结果表明实验组中 27 例四肢关节部位白癜风患者复色程度达 75% ~ 100%，对照组为 0 ~ 25%。而对肢端型白癜风患者，两组均无明显复色。无系统不良反应，主要不良反应为注射后局部疼痛。

2. 手术治疗 Singh 等对自体非培养表皮细胞悬液移植及外毛根鞘细胞悬液移植治疗稳定期白癜风进行对比。30 例稳定期白癜风患者，47 处白斑，随机分成两组，分别进行两种移植术，术后随访 16 周。结果两种方法均实现了良好复色，差异无统计学意义，说明两种方法皆为治疗白癜风的可行、安全有效的手段。

3. $CO_2$ 点阵激光联合外用药物及光疗 $CO_2$ 点阵激光可以增加外用药物的渗透，近年来 $CO_2$ 点阵激光联合外用药及光疗治疗肢端部位白癜风的方法层出不穷，主要外用药物包括外用激素、水杨酸及氟尿嘧啶等。

(1) $CO_2$ 激光联合外用激素、NB - UVB：Vachiramon 等对 27 例肢端型白癜风患者进行自身对照观察研究，对照组予 NB - UVB 光疗(1 周 2 次，共 20 次)联合丙酸氯倍他索，实验组予 $CO_2$ 点阵激光(1 周 1 次，共 10 次)联合 NB - UVB、丙酸氯倍他索治疗，治疗后随访 12 周。实验组中 6 例患者达 50% 以上复色，对照组 1 例患者达 50%复色，差异有统计学意义。

(2) $CO_2$ 激光联合倍他米松、水杨酸：水杨酸是有机酸，可以减少角质细胞间的粘连，促进药物渗透。Cunha 等对 4 例肢端型白癜风进行双手自身对照观察，对照组外用 0.05%倍他米松及 2.0%水杨酸，实验组采用 $CO_2$ 点阵激光联合 0.05%倍他米松及 2%水杨酸治疗。实验组患者白斑均有不同程度复色，其中 1 例复色程度超过 75%，而对照组几乎无复色。

(3) $CO_2$ 激光联合氟尿嘧啶：Mohamed 等将 68 例肢端型白癜风患者随机分成三组，分别应用氟尿嘧啶及 $CO_2$ 激光、$CO_2$ 激光后外用氟尿嘧啶治疗。5 个月后，联合治疗组 49.8%皮损复色程度达 75% ~ 100%，6.1%皮损复色程度达 50% ~ 75%。外用氟尿嘧啶的区域有轻微疼痛、瘙痒、短暂的色素过度等暂时性不良反应。

### 四、大面积白斑

1. **黑素细胞刺激素联合光疗**　黑素细胞刺激素（a-MSH）可以促进成黑素细胞分化、增生，促进黑素生成。阿法诺肽是 a-MSH 的衍生物，其稳定性好，作用持续时间长。Grimes 等利用阿法诺肽与 NB-UVB 光疗联合治疗大面积白癜风患者共四例，其白斑面积占体表面积 15%～50%。治疗 4 个月后，有 4 例患者复色程度超过 50%，其中 2 例复色程度达 90% 及 75%。治疗期间主要不良反应为恶心、头痛、头晕、疲劳。

2. **手术治疗**

（1）表皮微小皮片移植：Purschke 等发明两种方法来创造微小皮瓣，一种方法为将 $1cm^2$ 水疱用网格分割成 500 片，然后转移至弹性胶敷料上，以 1:9 面积覆盖受皮区；另一种方法为 $25cm^2$ 的不锈钢板，其内有 100 个微孔，直径 1.5mm，通过该孔板可以吸起 100 个小水疱，进行表皮移植，其两种方式的主要优势为可以简单自动化的收获和处理表皮，覆盖较大的受皮区，同时对供皮区创伤可以达到最小，适用于大面积白斑的移植治疗，但目前仍需要前瞻性临床试验证实其疗效性及安全性。

（2）细胞移植：主要优势在于小面积供皮区域可覆盖 5～10 倍受皮区，因此常用于顽固性大面积白斑治疗。国外白癜风外科治疗综述中建议对于大面积白斑应使用培养或非培养细胞悬液移植，但即使如此，仍不建议单次移植面积超过 200～250$cm^2$。①自体非培养表皮细胞悬液移植：Singh 等对自体非培养表皮细胞悬液移植及外毛根鞘细胞悬液移植治疗稳定期白癜风进行对比。30 例稳定期白癜风患者，47 处白斑，随机分成两组，分别进行两种移植术，术后随访 16 周。结果两种方法均实现了良好复色，但患者普遍对自体非培养表皮细胞悬液移植效果满意。②自体黑素细胞培养移植：Verma 等采用随机对照法，对 30 例稳定期白癜风患者分别进行自体黑素细胞培养移植和自体非培养表皮细胞悬液移植治疗，随访 3～6 个月。结果 66.7% 的寻常型白癜风患者黑素细胞培养移植（cultured melanocyte trans-plantation，CMT）术后复色程度达 70%，非培养表皮细胞移植（non-cultured epidermal cell trans-plantation，NCECS）术后除 3 例寻常型患者复色程度达 57.83%、81.25% 和 86.6% 外，余复色程度均小于 40%。证实 CMT 术后复色效果好于 NCECS。

3. **脱色治疗**　对于复色失败、全身白斑面积超过 60%，且面部、双手部位广泛性脱色的患者推荐脱色治疗。予 20%～40% 对苄氧基苯酚（莫诺苯宗）

每日两次外用 3 ~ 12 个月，主要不良反应为皮肤刺激、接触性皮炎等。

### 五、残留点线状白斑

对于治疗后的残留点线状白斑常采用微小皮肤钻孔移植，可避免供皮区形成鹅卵石样外观，省时、易操作，且适用于皮肤任何部位，尤其是指趾、掌跖部位及残留、顽固性白斑。Mapar 等对比微小钻孔移植与毛发移植的疗效性和安全性，选择 25 例稳定期白癜风患者，治疗后随访 6 个月，微小钻孔移植达 72% 复色，毛发移植患者达 68% 复色，提示两种移植术均获得良好疗效。该微小钻孔移植方法的缺点为治疗面积受限，移植皮片不均匀可造成术后表皮明显突起，但一般可自行恢复平整。

综上所述，在黏膜及薄嫩部位白斑建议首选外用药物，顽固性白斑建议采用表皮及细胞移植术。毛发部位白斑外用药物无效时，可采用头皮缩小术、改良后的表皮移植术及单体式毛囊单位移植。肢端及关节部位因其角质层较厚，因此可以联合 $CO_2$ 点阵激光加速外用药物的导入。大面积白斑首选光疗及手术，其中又以自体非培养表皮细胞悬液移植最佳。对于残留点线状白斑可采用微小皮肤钻孔移植术。随着科学技术的发展，有许多新的药物、手术、激光、生物制剂及联合治疗手段为难治性白癜风治疗提供新的思路。近年来，$CO_2$ 点阵激光在难治性肢端白癜风中表现出独特的优势，同时外科手术移植治疗发展迅速，新的手术方法可以在难治性白癜风的治疗中大显身手。

（师小萌）

# 第八章　白癜风的防护

## 一、白癜风患者的注意事项

1. 一般注意事项　白癜风是一种慢性而又难治的疾病，加上发病机制复杂，不同患者对同一种药物的治疗反应也各不相同。治疗白癜风一般没有特效药，虽然治疗方法很多，但疗效欠满意，应给患者更多解释，告知其患病对患者的寿命无任何影响，消除心理阴影，减轻其社会压力，树立长期坚持治疗疾病的信心。一般 1 个疗程为 3 个月，疗程结束后方能评价药物是否有效，如果有效则继续治疗几个疗程，不要在短时间内改变治疗方法，否则不好评价是药物未出现作用还是用药疗程不够。有时小面积白斑未经治疗可自行消失，有些患者皮损在夏季热晒之后白斑中心或边缘有色素再生，但到冬季色素又可消退。

2. 饮食注意事项

（1）增加富含酪氨酸食物的摄入，进而氧化成黑色素。酪氨酸主要来源于食物，酪氨酸酶则需要有铜、锌等微量元素参与，其活性才能增强，故应食用富含酪氨酸和铜、锌的食物，如动物的肝脏、瘦肉、蛋类、豆类和新鲜蔬菜等。

（2）减少富含谷胱甘肽食物的摄入：近年来科学家发现，饮食中长期缺乏谷胱甘肽，可使皮肤内的酪氨酸活性增强。因此，白癜风患者应少吃或不吃富含谷胱甘肽的食物，如洋葱、大蒜、西红柿、鱼、虾、羊肉、辣椒等。尤其不应饮酒，否则会使病情加重，白斑扩大。

（3）少吃富含维生素 C 的食物：因为维生素 C 能降低血清铜或血清铜氧化酶。多吃富含维生素 C 的食物，能降低酪氨酸酶的活性，不利于黑色素形成，因此应避免服用维生素 C 及少吃富含维生素 C 的蔬菜和水果，如青椒、西红柿、柑橘、柚子、柠檬、山楂、鲜枣等。

（4）不宜吃菠菜：因为菠菜含有大量的草酸，易使患处发痒及影响铜的吸收。

### 二、白癜风患者的护理措施

1. 一般护理

（1）环境：为患者提供舒适、安静、卫生的环境。

（2）起居：尽可能选择柔软的棉质内衣，避免皮毛类衣服，避免机械性摩擦，以免诱发疾病。

（3）饮食：注意忌食辛辣等刺激性食物和减少进食维生素 C 含量高的食品，如番茄、柿子椒、猕猴桃、草莓等，因为维生素 C 摄入过多，容易引起色素颗粒减少。

（4）心理：患者多由本病影响容貌，且病情愈合缓慢，可有自卑、恐惧、焦虑、失望情绪，严重影响治疗效果。因此护理人员应理解、同情患者，耐心地向患者介绍疾病的发生、发展及预后的过程，有针对性地使患者了解疾病的相关知识，同时应对家庭成员（尤其是小儿）进行心理鼓励和健康宣教，积极争取患者家庭成员的配合，增强患者的依从性，取得患者及家属的信任和合作。

2. 专科护理

（1）病情观察

1）询问患者发病年龄、部位及加重因素：男女均可患此病，通常始发于儿童期及青年期。全身任何部位均可发生，多见于面、颈、肢端等暴露部位或易摩擦部位，口唇、阴唇、龟头等黏膜部位亦常受累。是否有精神因素、局部损伤、日晒、系统疾病、手术等诱发因素。

2）观察皮肤黏膜白斑情况：皮损是色素完全缺失的脱色斑还是色素部分缺失的减色斑，白斑的形状、大小和数量，边界是否清楚，边缘是否有色素沉着等。可以参考白癜风疾病活动度评分（VIDA）、同形反应、Word 灯检查判定是进展期还是稳定期。进展期判定 VIDA 积分：近 6 周内出现新皮损或原皮损扩大（+4 分）；近 3 个月出现新皮损或原皮损扩大（+3 分）；近 6 个月出现新皮损或原皮损扩大（+2 分）；近 1 年出现新皮损或原皮损扩大（+1 分）；至少稳定 1 年（0 分）；至少稳定 1 年有白发色素再生（-1 分）。总分 > 1 分即为进展期，≥4 分为快速进展期。进展期机械性刺激如压力、摩擦、烧伤和外伤可继发白癜风；稳定期皮损停止发展，境界清楚的色素脱色斑，损害边缘色素增加。

3）治疗过程中，注意观察皮损及周围有无红斑、水疱、烧灼感等皮肤刺激症状，如有及时处理。

4）治疗后，注意观察疗效。

（2）皮肤护理：①避免强光刺激，外出时应注意防晒，外涂遮光剂，避免在日光下暴晒。不能滥用外用药物，以免损伤皮肤，尤其颜面部，更需慎重；②避免机械性刺激，如压力、摩擦、烧伤、外伤，以防同形反应发生。

（3）治疗护理

1）用药护理：①遵医嘱、按疗程长期坚持用药，切不可私自减量或停药；②外用糖皮质激素时观察疗效及不良反应，如皮肤萎缩、毛细血管扩张症、多毛症等；③进展期应慎用刺激性药物；④他克莫司软膏用药的护理：用药前需详细询问过敏史，如对他克莫司或制剂中的其他成分过敏的患者禁用该药。注意皮肤有感染灶时不可涂该药；搽药时间应安排在早晚各涂 1 次，尽量避免或减少自然光的照射；308nm 准分子光照射前 24 小时内不可外用此药。外用药后局部皮肤可能会出现烧灼感、刺痛、瘙痒等不适；如手部系非治疗区，用药后患者或护理人员应洗手。沐浴后应等皮肤完全干燥后再外用药膏。

2）特殊治疗的护理：主要是表皮移植护理和 308nm 准分子光治疗的护理。

表皮移植护理：严格掌握外科治疗指征。术后限制局部活动，防止被固定的移植表皮脱落或移位，特别是眼睑手术患者术后应少眨眼；口唇、口角等部位手术的患者术后要少说话，最好进流质饮食，以减少局部活动，避免移植皮片移动。防止局部感染，保持细胞移植部位的皮肤干燥，防止局部创面浸湿，并减少出汗。治疗部位保持清洁干燥，加压包扎 10 日内避免接触水，避免出汗。对于自控能力差的患儿，嘱其家属仔细看护，勿跑、跳、搔抓等，并给予修剪指甲。对表皮移植在外阴部的患者，嘱其特别注意保持局部清洁、干燥，穿宽松的棉质衣服，减少走动，避免引起局部水肿。观察伤口愈合情况，有无感染、术后瘢痕等不良后果。在拆除固定敷料时，严禁强行撕脱，应让其自然脱落。否则，会造成局部出血，损伤新生的色素细胞，影响治疗效果。

308nm 准分子光治疗的护理：①治疗前护理：主要是评估患者局部皮肤

色素脱失斑的位置、大小、形状等，有毛发的部位每次治疗前需剃去毛发。向患者详细讲解308nm高能准分子光治疗的作用，可能出现的反应、注意事项等，签署知情同意书，建档并拍照以对比观察疗效。指导患者保持照射部位清洁干燥，照射前禁止局部涂擦光敏剂或遮光剂。自制纸质遮光板（根据白斑的形状裁剪出相应大小）、眼周的皮损备好护目镜、308nm准分子治疗仪处于备用状态。测试最小红斑量（MED）值，告知患者在指定的部位可能会产生一种有清晰边缘的粉红斑，教会患者记录红斑出现的时间、色泽、持续时间及消退时间，测试后24~48小时来院观察测试部位皮肤红斑变化。②治疗中护理：患者取舒适体位，暴露需要照射的部位，用裁剪好的纸质遮光板覆盖在皮损周围，暴露白斑处并同时保护周围正常皮肤。初始剂量要根据MED测试结果来制定，以后根据每次照射后皮肤的反应来确定。严禁将治疗头对准眼睛，告知患者治疗时闭眼，不可直视手柄中发出的强光。必要时要佩戴防护眼镜，详细询问患者前一次治疗后出现红斑的时间、色泽、持续时间及消退时间，根据患者的观察记录及局部皮损的反应来制定本次治疗的剂量。治疗后护理：告知患者治疗后局部可能出现红斑、脱屑、色素沉着，此为正常现象，通常无须特殊处理。如出现水疱，告知不能搔抓或自行撕破，可暂停治疗，待水疱消退，皮肤恢复正常后再治疗。一般3~4日治疗1次，如局部红斑色泽鲜红，持续不退，或出现脱屑，应待症状消退后再次治疗。治疗后局部注意防晒，可采用物理防晒方法。如白斑分布在易受摩擦的部位，如颈部、腰部或胸部，要嘱患者穿宽松棉质内衣，不在白斑部位佩戴首饰、使用皮带、固定型胸罩、裤筋等，避免摩擦引起病情加重。

**三、白癜风患者的生活调理**

1. 调摄精神，稳定情绪 ①保持开朗豁达的胸怀，避免焦躁、忧愁、思虑、悲哀、恼怒等不良情绪刺激；②建立良好的起居规律，避免机体生物钟紊乱、神经内分泌失调；③劳逸结合，避免过度劳累。

2. 调整饮食，合理禁忌 ①多食坚果（白果、核桃、花生、葵花子、栗子、莲子、南瓜子、松子、西瓜子、杏仁）、豆类和豆制品、黑芝麻、动物肝脏等。②绝对禁食鱼虾海味、禁饮酒。因食鱼、饮酒引起白癜风发病、复发或病情加重者，屡见不鲜。常见一些患者，因不能严格戒酒或海味、虽经长时间治疗，但病情仍不能得以控制。③避免维生素C的过量摄入，不吃或少吃富含维生素C的食物如番茄、苹果、橘子等。④不可过食辛辣等刺激性食物；

⑤儿童应改变偏食习惯。

3. 保护皮肤、免受损伤（机械性、物理性、化学性）　①衣服宜宽大适身，尤其内衣、内裤、乳罩不可过紧、腰带宜松。临床上，乳房下、腰部、腹股沟等处的白斑，常因局部受压迫所致。内衣、内裤尽可能纯棉制品，不可穿用化纤之类。②避免外伤、摩擦、压迫。洗澡时不可用力搓擦。③避免接触酚及酚类化合物，如氢醌单苯醚（取代酚的一种），被用做橡胶的抗氧化剂，经常接触橡胶制品如橡胶手套，橡胶鞋带等，常引起局部脱色而出现白斑，而且在远隔部位也发生白斑损害。以氢醌单苯醚为主要成分的祛斑膏，亦可引起面部或手部白斑。此外，常接触汽油、油漆、沥青等，也易引发白癜风病。④避免长时间、强烈日光曝晒。许多患者常因炎夏外出旅游、出差，而诱发或致白癜风复发。⑤有湿疹、皮炎、虫咬症等皮肤病时应及早治疗。⑥进行期患者不可用强烈刺激性外用药，亦不可照射紫外线。

4. 树立信心，规范治疗　①消除心理压力：白癜风不具有传染性；初发病或病程短、面积小者，一般均能治愈。②争取早期治疗：一般来说，年龄小、病程短、面积小者易治；年龄大、病程长、面积大者难治。因此，争取早期治疗，是治愈白癜风的一个重要环节。③坚持长期治疗：白癜风毕竟是一种疑难皮肤病，多数患者在治疗 3 个月左右方可见效，因此，一般以 3 个月为 1 个疗程，患者务必在治疗 3 个月后，再做疗效评估，且不可随意更换药物，延误病情。

### 四、精神神经因素在白癜风发生、发展和预防中的作用

白癜风是一种损容性疾病，影响外观，进而影响患者的精神心理健康。近年来，白癜风患者的精神问题逐渐受到重视，精神神经因素在白癜风的发生、发展中起到重要作用，因此避免精神诱因对预防白癜风的发生及发展都有帮助。

1. 白癜风对患者生活质量和精神神经方面的影响　在一项白癜风影响患者量表（VIPs）中，白癜风对患者影响的评估项目主要包括疾病对日常生活的影响、对社交及两性关系的影响和疾病所带来的经济负担等。由此可见该病不仅对患者的精神方面带来了负担，同时也带来了经济方面的压力。近年来，多项研究证实了白癜风对患者精神方面，尤其是对深肤色人群的影响。约有 1/4 的白癜风患者有抑郁的情绪，在社交过程中会感觉到尴尬、被人"盯着"、被歧视。这也由此影响到他们对衣物的选择，比如多数患者会选择

能遮住皮损的衣服，并且使用化妆品来掩盖白斑。

儿童期，尤其是青少年患儿则承受了更大的情感负担，该病影响其各方面的生活质量，包括自我意识的形成、交友、学业，还会遭到同伴的欺负和取笑，另有1/3的患儿有自觉瘙痒和灼热感等皮肤症状。Bilgic等调查显示：相比于13~18岁青春期患儿，8~12岁的儿童精神方面受白癜风影响更大，表现为严重的抑郁倾向。不仅如此，白癜风对患者的性生活和婚姻生活均有负面影响。Porter等研究了白癜风对患者性生活的影响，发现男性患者在性行为时更为尴尬，且外阴处白斑累及和泛发型白癜风患者性生活受影响更大。Parsad等研究证实，女性婚前患病者在寻找配偶时存在困难；而已婚后患病的妇女出现婚姻问题及离婚概率升高。受疾病影响最大的人群是年轻女性，因为外貌在开始一段两性关系时占据重要地位。白癜风不仅造成了患者潜在的精神负担，同时造成了巨大的经济压力。Radtke等对1511例白癜风患者进行调查研究，结果显示32.9%的患者每年治疗白癜风花费超过5 000欧元，且许多治疗手段是不受医保覆盖的，因此部分患者时常觉得他们不被医生重视，而由此产生消极负面的情绪。皮肤病生活质量指数（DLQI）评分较高的患者对现有的治疗方案不积极或不配合。因此，在治疗方面，若积极给予这些患者额外的心理学方面的帮助，可能会有较多获益。

2. 精神神经因素在白癜风发生、发展中的作用 精神因素在白癜风的发生、发展中起作用，同时白癜风的发生、发展也给患者带来巨大的精神负担，影响患者的生活质量。精神压力及至亲去世与白癜风的发生有一定相关性。在一项对73例白癜风患者的回顾性研究中，Papadopoulos等发现，相比于患有其他皮肤病的患者，白癜风患者的生活压力更大。而在一项1 541例白癜风患者的调查问卷中显示，有超过一半的患者，在白癜风发病前2年经历过至少一位至亲的离世或者精神压力较大，而伴有精神压力的白癜风患者更容易出现皮肤瘙痒、灼热感及间歇性腹痛的症状。也有学者研究表明，性格上的缺陷，如述情障碍、不安全依附型和社会支持降低都是白癜风的易感因素，这可能是由于性格因素引起的情感调节障碍或排遣压力的能力降低导致的。以上研究结果均显示，精神压力可能在白癜风的发生中起作用。

此外，临床中常可以看到白癜风患儿在考试前病情进入快速进展期，考试后病情稳定的现象。闫翠彦等对406例白癜风患者临床特点进行总结，发现29.31%患者的病情发展前有明显的精神诱因。卢良君等对1 088例白癜风患者进展可能的诱因与皮损面积的相关性进行统计分析，结果证实白癜风发病或进展前 1 个月内，伴有精神诱因的患者组平均受累面积指数更高，提示病史中有精神诱因的患者，白斑进展速度相对较快。白癜风本身给患者带来的精神压力同样对疾病的发展有负面影响。以上结果均表明，精神压力在白癜风的发展中起重要作用。

3. 神经－内分泌－免疫发病机制学说　白癜风的发病机制尚不明确。研究表明，白癜风与自身免疫、氧化应激、遗传等多种因素密切相关，其中自身免疫学说仍占主导地位。心身应激、神经内分泌及皮肤免疫紊乱之间存在密切关系，而白癜风作为一个身心疾病，不仅给患者给来巨大的精神负担，同时精神因素在白癜风的发生发展中也有相应的作用。既往研究证实，精神压力会提高人体神经内分泌激素，改变中枢神经系统的神经肽和神经递质的水平，同时会影响免疫系统。神经系统可以通过分泌多肽因子调节免疫应答，这种作用机制被称为"神经－内分泌－免疫学说"。神经肽(neuropeptides, NPs)是神经系统作用于其他系统的主要媒介，包括 P 物质、神经肽－Y、降钙素基因相关肽、血管活性肠肽等，相应神经支配区域皮肤中的神经纤维可以释放 NPs，调节皮肤固有免疫和适应性免疫。自主神经的抑制会刺激皮肤中神经肽的释放，使白癜风患者体内神经肽和儿茶酚胺的水平升高。循环系统中神经肽水平的改变会调节 NKT 细胞的活性，而这与局限性和泛发性白癜风的活动性密切相关。同时，患者体内儿茶酚胺水平的显著上升也提示压力应激引起的儿茶酚胺水平升高与疾病的发展相关。

诸多证据表明神经内分泌与免疫系统相互作用参与白癜风的发病，然而具体的作用机制尚不明确。Bove 等提出，黑素细胞可以与神经纤维通过突触样结构直接接触，皮肤周围神经纤维可通过 NPs 的释放直接调节黑素细胞功能。Miniati 等假说认为，在白癜风的起始阶段，表皮黑素细胞仍旧存在，NPs 可以诱导多种细胞释放高水平 IL－6、IL－1 及肿瘤坏死因子－α，刺激黑素细胞释放高水平 IL－8，诱导黑素细胞和角质形成细胞共同凋亡。

4. 预防精神诱因及遮盖疗法在白癜风治疗中的作用

(1)精神干预在白癜风治疗中的作用：精神干预对预防白癜风的发生和发展至关重要。近年来，白癜风带来的精神压力及其相关的潜在精神疾病逐渐得到关注。既往许多临床医生觉得该疾病无害，不需要治疗，进而忽视了患者情感和生活质量的需求。而现在，评估患者的精神状况和社会功能，对患者进行精神疏导，倾听理解患者的需求，以及必要的社会支持已被写入指南。这种精神干预应尤其针对青少年及深肤色人群。

若白癜风患者有抑郁倾向，则首选三环类抗抑郁药物阿米替林，因为升高的去甲肾上腺素和乙酰胆碱水平可能在节段型白癜风的发病机制中有重要作用。其次，由于白癜风病因不明，因此常常需要联合治疗。目前有多种方法可以对白癜风进行综合治疗，因此应为患者提供充足的治疗信息。这样既可以减轻患者的精神负担，同时可以为患者树立信心，坚持治疗疾病打下基础。

（2）遮盖疗法在白癜风治疗中的地位逐渐升高：遮盖疗法利用光线吸收和反射的原理使欲遮盖部位的外观呈现与周围皮肤一致的明暗度和颜色，从而达到伪装的效果。该技术多年来有了十足的进展，由最原始的衣物遮盖、物理及化学遮盖技术，直到最新的植物生物遮盖技术。患者选择范围广、安全系数高且对其提高生活质量有显著的帮助。白癜风治疗棘手，治疗过程缓慢，因此遮盖治疗被逐渐重视，在2012年欧洲白癜风指南中建议在患者诊断白癜风的同时，即需要使用遮盖疗法。研究证实，遮盖剂的使用可以显著提高白癜风患者生活质量，可以缓解患者生活中的尴尬情绪、提升自我意识，同时在选择衣服上也更加自由。Holme等研究结果显示，在常见的皮肤病（包括白癜风）中，化妆品遮盖剂的使用可以将相关的DLQI评分下调85%。同样，遮盖剂用于儿童白癜风也能显著降低患儿的CDLQI评分。因此，建议将遮盖剂的使用作为药物治疗的补充。

近年来，白癜风患者的精神问题受到广泛关注，多项调查结果显示，白癜风的发生、进展易引发患者产生抑郁、焦虑的情绪，从而严重影响患者的社交、婚姻及日常生活，受其影响最大的人群为青少年及年轻女性。我们逐渐意识到，白癜风的发生和发展同神经精神因素有密切关系，精神创伤及精神紧张等诱因可以加速白癜风病情恶化。随着认识不断深入，有人提出"神经-内分泌-免疫发病机制假说"，研究证实，神经系统可以分泌NPs，直接或间接调控皮肤免疫，从而提出了白癜风的另一种发病机制。因此精神干预和遮盖剂的使用对白癜风的治疗是很有必要的，可以防止病情恶化，有效提高患者生活质量。

**五、白癜风患者的心理护理及护理技术**

白癜风患者普遍存在精神心理性问题，严重影响患者的身心健康，可诱发或加重病情的发展。主要表现在以下4个方面：①社交障碍：对社交活动有紧张、焦虑、畏惧心理；②情绪障碍：患者自卑、自怜、孤独内向、情感脆弱；③经常采用不成熟的应对方式：采用幻想和逃避来应对困难和挫折；④负性心理。白癜风的治疗方案有口服和外用药物以及表皮移植术等，不同心理状态往往影响治疗效果，若患者越是担心效果不好，经济承受力差，所需药物治疗的时间越长，甚至很难控制其发展。因此，在治疗时要了解患者的心理状况和其社会生活环境，对白癜风患者实施心理护理，有效消除患者的精神紧张，让患者多了解一些有关白癜风的常识，尽量放松自己，定期交流一些体会，增强患者的自信心，这对增强治疗的效果，减少复发起到了非常重要的作用。

白癜风患者由于恐惧、被人歧视、害羞等心理反应，在精神上的护理极为重要。根据患者的具体情况，选择不同的谈话内容和方法，对他们特别的关心，尊重他们的人格尊严，应当建立友好的关系。使患者对治愈树立信心，精神上感到愉快，避免痛苦、愤怒等消极情绪影响患者的病情。

1. 护患交流对患者心理的影响　向患者介绍疾病的发生、发展、预防及注意事项等知识，结合临床实例来疏导患者。强调患者心理因素在疾病转归、预后中起着极其重要的作用。针对患者心理状态、情绪不同，运用不同方法对患者进行个体化心理疏导，消除患者恐惧心理，正确面对疾病，树立与疾病斗争的信心，要以乐观的态度和良好稳定的心态对待各种外界不利因素的影响，自觉营造一个有利患者康复的良好身心环境。

2. 护理工作对患者心理的影响　建立良好的医护关系，这是取得患者信任和配合护理工作顺利进行、使治疗与护理工作收到预期效果的关键因素。护理人员应体谅患者的病态情绪，对患者和蔼可亲，给予无微不至的关怀，尽量满足患者的需求。护士应该用真挚热情的服务，尽力消除患者的疑虑。针对患者不同心理进行不同的教育与指导，特别是对于文化水平低，理解能力差的患者，护士应通过语言、表情、态度反复多次地进行讲解，要注意语言的艺术性，语言要通俗易懂，避免运用医学术语，使他们对教育内容能够理解、遵守，并且乐于接受，使患者消除焦虑情绪，感受到温暖，增强信心，减少顾虑。

3. 对患者家属的心理护理　由于患者的心理压力较大，因而家庭支持对此类患者具有较大的效果。应积极争取患者家庭成员的配合，向他们介绍一些心理知识，引导他们在患者面前保持良好的心境，多劝解、体谅患者，在生活上给予无微不至的关怀，共同创造家庭温馨气氛，帮助患者树立战胜疾病的信心。坚持正规的治疗，消除紧张、焦虑的情绪，就能使疾病得到长期有效的控制或痊愈。

4. 保持良好的心态　由于白癜风对患者的容貌美观、正常生活等影响比较大，再加上白癜风治疗见效慢，患者出现急躁、自卑等不良的心理是很正常的，不过如果不能及时调整，将会影响白癜风治疗效果。

5. 护理技术

（1）观察患者的心理状态，给患者播放抒情优美的音乐，可以让患者暂时忘掉自己的病情，并适当给予帮助、关怀。

（2）白癜风患者必须建立良好的生活习惯，对调整饮食要格外注意。

（3）避免皮肤受到化学性刺激：皮肤受到严重的化学性刺激是诱发白癜风发生及病情恶化的一个常见因素，在治疗期间，为了避免白癜风扩散，患者一定要注意避免皮肤受到化学性刺激，尽量不要直接接触农药、化肥、刺激性化妆品等。

（4）白癜风患者要特别注意锻炼身体，增强机体免疫力，劳逸结合，避免过度劳累，预防感冒、发热、扁桃体炎等疾病的发生。

（5）涂油日晒护理技术：这是对白癜风患者护理的重点。前期在太阳下日晒的时间是 20 分钟左右，随着皮肤的适应程度日晒。完好的皮肤一般不晒。空气温度一般不超过 25~30℃。一般上午 12 点至下午 5 点最适合日晒。日晒时间要根据病情而定，晒前患者必须吃饭，在日晒期间多饮温开水，避免中暑。高血压患者在阳光下暴晒的时间应适当的调整。日晒后要裹好身体休息。白癜风患者的皮肤比较敏感，在阳光照射之后可能会出现皮肤发红、红斑、水疱等症状。同时，患者的皮肤很容易造成同形反应，皮肤出现炎症或外伤都有可能会导致白癜风扩散和加重。

（6）注射时要常更换注射部位，避免形成硬结，影响药物的吸收。

（7）在形成水疱部位涂药时，先从小面积开始涂药，如患者全身形成水疱时，按水疱的大小划分涂药，不然会使病情加重。

（吴　娅　张　月）

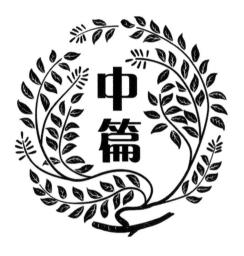

中篇

# 第九章 白癜风的中医外治方法

白癜风中医外治方法包括火针疗法、拔罐疗法、放血疗法、毫针疗法、耳穴贴压疗法、药灸疗法、穴位埋线疗法、表皮移植法、光疗法等。

## 第一节 火针疗法

### 一、定义

火针又称之为白针、烧针，古代又称为焠刺（属九刺法之一）、燔针。火针疗法是用特制的针具经加热、烧红后，采用一定手法，刺入身体的腧穴或部位，并快速退出以祛除疾病的一种针刺方法。

### 二、功效

刺激经络、平衡阴阳、调和气血、调整脏腑。

### 三、适应证

白癜风各型皮损均可使用。

### 四、操作步骤

1. 面部白癜风患者取仰卧位（颈背部皮损患者取俯卧位）。

2. 医者坐于患者头颈部端，充分暴露皮损部位，选好进针点。

3. 左手持酒精灯，尽可能接近施术部位，右手拇指、示指、中指持针柄，置针于火焰的外焰，从针根沿针体到针尖连续移动烧红，对施术前针体消毒。

4. 根据皮损的情况，加热针尖或针尖至针体，把针烧至发红。

5. 针烧红后右手运用手腕力量，持针迅速垂直刺入皮损。

### 五、注意事项

1. 火针刺后，局部出血者，用干棉球立即按压针孔片刻即可止血。如果针刺1~3分深，可不做特殊处理。

2. 火针后不可揉搓，不能用手抓，以免出现疼痛或感染。

3. 针刺后局部避免着水，以防感染，待针眼处结痂后方可着水。

4. 注意检查针具，发现有剥蚀或缺损时，则不宜使用，以防意外。

5. 对初次接受火针治疗的患者，应做好解释工作，消除恐惧心理，积极配合治疗。

6. 具有严重免疫系统疾病，老龄患者及幼儿慎用。

### 六、禁忌证

1. 精神过于紧张、过饥、过饱、过劳及见血易晕者，以及大醉之人都应禁用火针。

2. 在行火针治疗时，应问清患者的既往史，如患有糖尿病的患者，应禁用火针，因其针孔不易愈合，容易造成感染。

3. 血液病患者（白血病、紫癜及有出血不易止者）禁用此法。

4. 针孔处理。如果针刺1~3分深，可不做特殊处理。若针刺4~5分深，针刺后用消毒纱布贴敷，用胶布固定1~2日，以防感染。

### 七、操作要点

1. 术者注意事项　火针疗法在操作时还应注意三个要点，即"红""准""快"，这是疗效好的关键。

所谓"红"，是指烧针时针体要烧红、烧透。

所谓"准"，针刺部位及针刺深度需准确把握。

所谓"快"，指针体烧红后刺入人体的动作要快。

2. 患者注意事项

（1）火针完毕后的正常反应为针后当日针孔处有小红点，周围处可能出现红肿，甚或有些患者出现发痒。嘱患者不必担心，不会造成针孔感染，这是机体对火针的一种正常反应。一般1周左右会自行消失，如果3日红肿改善不明显，建议到医院就诊。

（2）当针孔瘙痒时，不要搔抓，否则红点范围扩大，同时应防止感染，否则影响下一次火针治疗。

（3）火针治疗后当日火针治疗处不可着水，以免污水浸入针孔，感染化脓或出现瘢痕。如果针刺后，局部呈现红晕或红肿未能完全消失时，也应避免洗浴，以防感染。

### 八、文献记载

巩现等观察了使用火针配合中药治疗儿童白癜风的临床疗效，男4例，女7例；年龄3~13岁，平均9.1岁；病程平均4.5个月。纳入标准符合白癜风的诊断标准，伍德灯下白癜风显示纯白色荧光，界限清楚，年龄3~13岁，1周内未服用或外用糖皮质激素、物理治疗及手术治疗。操作中使用直径1.0mm粗单头火针。先在皮损处均匀涂上利多卡因乳膏，等待0.5小时后再行火针治疗。去除利多卡因乳膏，用酒精在皮损处常规消毒。左手端酒精灯，右手持火针针柄。将火针在酒精灯外焰上烧至红亮，迅速多次点刺皮损，以破皮而未伤及真皮为宜，每针间隔距离1mm左右，每周1次。如果皮损处有红肿反应或痂皮未脱落者应考虑是否再次行针。经治疗1个月后，痊愈1例（9%），显效3例（27%），有效7例（64%），总有效率100%。研究认为，火针疗法具有抗炎、调节免疫及改善微循环等多种功效，高温火针对皮损组织造成灼伤损害，通过激活多种酶的活性来改善新陈代谢和微循环，其中火针灼伤的组织又能引起炎性细胞和免疫细胞的增多以促进局部皮损的色素沉着。

（邱洞仙　牛占卫）

# 第二节　拔罐疗法

### 一、定义

拔罐疗法是以罐为工具，利用燃烧、抽气等方法排出罐内空气形成负压，使罐吸附在皮肤上，达到通经活络、行气活血、消肿止痛、祛风散寒等作用的外治疗法。

### 二、功效

疏通经络、平衡阴阳、调和气血、调整脏腑。

### 三、适应证

白癜风各型皮损均可使用。

### 四、操作步骤

1. 操作前

（1）选择宽敞明亮、空气流通、室温适宜的房间作为治疗室，注意患者保暖，防止发生晕罐。

（2）仔细检查患者病情，评估患者状况。帮助患者采取俯卧位，充分暴露背部皮肤。

（3）物品准备：11个4号罐具（外口径7.0cm，内口径5.3cm），瘦小者可用3号罐具（外口径6.6cm，内口径4.5cm）；打火机、75%酒精棉球、镊子、清水盘。

2. 操作过程

（1）清洁患者双侧膀胱经穴处皮肤，用镊子夹着点燃的酒精棉球，一手握罐，将燃着的酒精棉球伸入罐内一闪即出，迅速将罐扣于双侧肺俞、心俞、肝俞、大肠俞、膀胱俞上。将点燃的酒精棉球放入清水盘中熄灭。一般留罐10~15分钟，使局部皮肤和浅层肌肉及其他软组织被吸拔入罐内，一般以高出皮肤表面0.5~2cm为宜，呈现局部皮肤潮红或皮下出现紫黑色瘀血。

（2）起罐：医者一手持罐，稍用力使之向同侧倾斜，另一手的示指或拇指轻轻按压对侧罐口边缘的软组织，使空气缓慢进入罐内，罐具即可自行脱落。

3. 治疗后

（1）拔罐治疗后需静息20分钟后，未出现其他症状方可离开。

（2）罐后反应：患者在拔罐时局部可能产生多种感觉，如有牵拉、紧缩、发胀、温暖、酸楚、舒适、透凉气等感觉，均属正常。起罐后在吸拔部位上都会留下罐斑或罐印，一般为点片状紫红色瘀点或瘀块，或兼有微热痛感，这是正常的反应，1~2日后即可自行消失。但是如果患者本身或吸拔部位存在着病邪，则会在吸拔部位出现一些异常的反应，在临床上应结合患者的其他症状综合分析。若出现水疱等，可用碘伏消毒水疱处皮肤后，用1寸（25mm）毫针挑破，用消毒棉球擦净液体后覆盖纱布。

在拔罐过程中，也有极少数患者发生休克和晕厥现象。患者若感到头晕眼花、心烦欲呕、面色苍白、四肢厥冷、冷汗淋漓、呼吸急促、脉搏频数而细小等现象，应立即将罐取下，使患者平卧床上，喝些温开水，稍事休息。严重者可针刺十宣、人中穴，即可帮助患者恢复常态。患者恢复常态后，应继续卧床休息一段时间才能离开治疗室。

### 五、操作要点

1. 操作时应注意棉球少蘸酒精，且不能蘸于罐口，以免烫伤皮肤。

2. 操作时闪火要迅速，对准罐口中央，不能闪到罐口。

3. 吸附力度　一般以皮肤高出瓶颈 10～20cm 为宜，瘦小者可控制在 5～10cm。

4. 操作时需注意起罐过程一定要缓慢，千万不能暴力硬拔，或者快速倾斜火罐，造成被拔部位皮肤与肌肉的损伤与疼痛。

### 六、禁忌证

1. 凝血机制不好，有自发性出血倾向或损伤后出血不止的患者不宜使用拔罐疗法，如血友病、血小板减少性紫癜、白血病等。

2. 精神高度紧张、精神分裂症、神经质及不合作者不宜拔罐。

3. 醉酒、过饥、过饱、过渴、过劳的患者慎用火罐。

### 七、注意事项

1. 一般 5～7 日治疗 1 次，1 个月为 1 个疗程。

2. 前次拔罐罐斑未消退时，不宜重复拔罐。

3. 留罐时间不宜过长，过长（半个小时以上）容易出现水疱。

（张　月）

# 第三节　放血疗法

### 一、定义

放血疗法是针灸治疗的一种操作方法，根据患者的病情，运用特制的针具刺破人体特定部位的浅表血管和深层组织放出适量的血，以达到治疗疾病的目的。

## 二、功效

1. 通经活络，调和气血　人体依赖气血的濡养，如经络瘀滞不通，气血运行不畅，通过在腧穴和特定部位进行放血，可起到"通其经脉，调其气血"的作用。

2. 平衡阴阳，调整脏腑　放血疗法可行血中气滞，气中血滞，能起到整体平衡阴阳，调和脏腑的作用。

## 三、适应证

白癜风各型皮损均可使用。

## 四、操作步骤

1. 耳尖放血法

（1）操作前

1）器具准备：三棱针或粗毫针、碘酊、消毒干棉球。

2）体位：患者保持正坐位。

3）定穴：折耳向前，于耳郭上端取穴；或将耳轮向耳屏对折时，耳郭上面的顶端处。

（2）操作中

1）先揉捏患者双耳，以外耳道为中心，向耳郭离心性方向进行，使血液散布在耳郭周围。

2）使用消毒干棉球蘸取适量碘酊在针刺腧穴上擦拭消毒，擦拭时应从腧穴部位的中心点向外绕圈消毒，然后用左手拇指、示指、中指三指依次夹紧耳尖，右手持三棱针或粗毫针迅速刺入，刺入深度 1～2mm，随即出针，再用左手挤压点刺部位，使之出血 2～5 滴。

（3）操作后：针刺放血后，使用消毒干棉球擦净血液，并按压针孔 1 分钟。

2. 后背放血法　后背放血疗法多和拔罐疗法同时使用。

（1）操作前

1）器具准备：三棱针或梅花针、碘酊、消毒干棉球；11 个 4 号罐具（外口径 7.0cm，内口径 5.3cm），瘦小者可用 3 号罐具（外口径 6.6cm，内口径 4.5cm），打火机，75%酒精干棉球，镊子。

2）体位：患者俯卧位，暴露后背。

3）定穴：选用背部足太阳膀胱经上的心俞、肺俞、肝俞、脾俞、肾俞。

4）消毒：使用消毒干棉球蘸取适量碘酊在针刺腧穴上擦拭消毒，擦拭时应从腧穴部位的中心点向外绕圈消毒。

（2）操作中：每穴用三棱针点刺 3～5 下或用梅花针扣刺数下，见皮肤出现出血点，立即取罐以闪火法将罐具吸拔于穴位处，留罐 10～15 分钟，拔出适量的血，起罐后用消毒干棉球擦净皮肤上的血迹。

（3）操作后：操作完成后，患者宜静卧 15～30 分钟，未出现其他症状方可离开。

### 五、注意事项

1. 在使用放血疗法治疗前，一定要全面了解患者的身体情况，注意患者是否有不适宜放血的其他疾病，如心脏病、贫血、血友病等。

2. 放血前，认真做好放血器具和所施治部位的消毒工作，避免引起感染。

3. 在治疗前，要细致做好患者的思想工作；治疗时，患者宜平卧在治疗床上。这样，可以防止患者晕针，同时，也有利于患者配合医生进行操作。

4. 刺络时，进针宜轻，刺入宜浅，动作要快，出血如珠为宜，切记不要用力过猛。

5. 针刺放血后，要注意按压针孔，避免皮下或组织出现瘀血。如果出现瘀血，一般 10 日左右会自动吸收，或给予热敷。

6. 需要长期治疗的患者，每次放血量较少者，可每日或隔日 1 次；每次放血量较多者，每周可进行 1～2 次。

### 六、禁忌证

1. 素体虚弱或久病体虚不能耐受者。

2. 贫血、低血压或大出血后。

3. 皮肤有创伤及溃疡者。

4. 体弱、虚脱等疾病。

5. 有出血性疾病或损伤后出血不止者。

（吴　娅）

# 第四节　毫针疗法

## 一、定义

毫针疗法又称"体针疗法"，是以毫针为针刺工具，通过在人体十四经络上的腧穴施行一定的操作方法，以通调营卫气血，调整经络、脏腑功能而治疗相关疾病的一种方法。

## 二、功效

针刺可起到刺激经络、平衡阴阳、调和气血、调整脏腑等作用。

## 三、适应证

白癜风各型皮损均可使用。

## 四、操作步骤

1. 辨证选穴

（1）治则：益气养血，活血化瘀。以局部阿是穴、督脉穴为主。

（2）主穴：阿是穴、膈俞、血海、气海、关元。

（3）配穴：肝郁气滞配太冲、膻中；肝肾不足配肝俞、肾俞、太溪；气血瘀滞配足三里、膻中。

2. 操作方法

（1）操作前

1）物品准备：无菌针灸针、镊子、75%酒精棉球、干棉球、弯盘2个（一个盛放污棉球；一个内盛消毒液，浸泡用过的毫针）。

2）体位：根据针刺穴位的不同，选择适宜体位，充分暴露针刺部位，以操作方便，使患者感到舒适，肌肉放松能持久留针为宜。如背部腧穴选取俯伏坐位或俯卧位，前身部腧穴选取仰卧体位，头面、四肢等部腧穴选取仰靠坐位。

（2）操作中

1）定穴：根据处方选穴的要求，按照腧穴的定位方法，逐穴进行定取。为保证定穴准确，可用手指按压，以探求患者的感觉反应。

　　2）消毒：①医者手指的消毒：先用肥皂水将手洗刷干净，待干再用75％酒精棉球擦拭后方可持针操作；②针刺部位的消毒：用75％的酒精棉球在针刺腧穴上擦拭消毒，擦拭时应从腧穴部位的中心点向外绕圈消毒；③针具的消毒：用75％的酒精棉球由针身到针尖进行消毒。

　　3）施术：进针方法在临床应用时需根据腧穴所在部位的解剖特点、针刺深浅和手法的要求灵活选用，以便于进针和减轻患者的疼痛。

　　进针：①术者以左手拇指或示指按压穴位，右手持针，紧靠左手指甲缘，以拇、示指下压力快速将针刺入皮肤，然后右手边捻转针柄边将针体刺入深处。此为指切进针法，多用于短针的进针；②长针可采用双手进针，即以左手拇、示指裹棉球捏住针身下端，露出针尖0.6～1cm，右手拇、示指夹持针柄，两手同时下压，快速将针尖刺入腧穴，然后左手支持针体，右手拇指、示指捻转针柄，将针刺入深处。

　　进针角度：指针体与皮肤表面所形成的夹角。①直刺：临床上，针体与腧穴皮肤呈直角（90°），垂直进针，称为直刺，适于肌肉丰厚处，如四肢、腹、腰部；②斜刺：针体与腧穴皮肤呈45°角左右，倾斜进针，称为斜刺，适于肌肉浅薄处，或内有重要脏器及不宜直刺、深刺的腧穴；③平刺：针体与腧穴皮肤呈15°～25°角，沿皮刺入，适于肌肉浅薄处（如头面部），一针透二穴也可用此，称为横刺或沿皮刺、平刺。

　　针刺深度：针身刺入人体内的深浅度。①一般以取得针感而又不损伤重要脏器为准。除根据腧穴部位特点来决定之外，临床上还需灵活掌握；②形体瘦弱者宜浅刺，形体肥胖者宜深刺；年老、体弱、小儿宜浅刺，青壮年身体强壮者宜深刺；阳证、表证、初病宜浅刺，阴证、里证、久病宜深刺；头面、胸背及肌肉薄处宜浅刺，四肢、臀、腹及肌肉丰厚处宜深刺；手足指趾、掌跖部宜浅刺，肘臂、腿膝处宜深刺等；③针刺的角度与深度有关，一般来说，深刺多用直刺，浅刺多用斜刺和横刺；④还要根据经脉循行的深浅及不同的季节来灵活掌握。

　　行针手法：进针后再施以一定的手法称行针。①常用的基本手法有两种：提插法和捻转法，行针的辅助手法有循法、刮法、弹法、摇法、飞法、震颤法；②针刺得气后，根据证的虚实，采用相应的补泻手法。一般在得气后，捻转幅度小，速度慢，或提插时，重插慢提为补法；相反，在得气后捻转幅度大，速度快，或提插时轻插重提为泻法。

　　留针：将针刺入腧穴并施行手法后，使针留置穴内10～20分钟。

（3）操作后

1）起针：左手将消毒干棉球按压于针刺部位，右手持针做轻微的小幅度捻转，并随势将针缓慢提至皮下，静留片刻，然后出针。

2）出针后：用消毒干棉球轻压针孔片刻，以防出血或针孔疼痛。

**五、注意事项**

1. 若发生晕针、弯针、折针等异常情况，应及时做出相应处理。

2. 凡过饥、过饱、酒醉、大汗、惊恐、疲乏等患者，均不用体针疗法。

3. 常有自发性出血或损伤后出血不止者不宜针刺。

4. 皮肤有感染、溃疡、瘢痕的部位不宜针刺。

5. 对胸、胁、腰、背脏腑所居之处的腧穴，不宜直刺、深刺。

（边　莉）

# 第五节　耳穴贴压疗法

**一、定义**

耳穴贴压疗法是把王不留行置于胶布中心，贴于耳部穴位并进行按压，持续刺激穴位，用来防治疾病的一种方法。

**二、功效**

耳为宗脉之所聚，十二经脉皆上通于耳，全身各脏腑皆联系于耳。耳穴具有活血化瘀、疏通经气、调和阴阳等作用。

**三、适应证**

白癜风各型皮损均可使用。

**四、操作步骤**

1. 辨证选穴

（1）常用药物：王不留行、油菜籽、小米、绿豆、磁珠等，其中因王不留行表面光滑，大小和硬度适宜，而最为常用。

（2）主穴：肝、肾、内分泌、胃、皮质下、神门。

（3）配穴：气滞血瘀配肝、胆、耳中。

（4）辨证加减：便秘，加便秘点；失眠，加心、脾；月经不调，加卵巢、内生殖器、子宫。

2. 操作方法

（1）操作前

1）物品准备：治疗盘、探棒、75%酒精棉球、镊子、王不留行、胶布、剪刀、弯盘等。

2）体位：患者取侧卧位或坐位。

（2）操作中

1）定穴：根据处方所列耳穴，手持探棒自耳轮后上方由上而下在选区内探寻阳性反应点，做好标记，为施治的刺激点。

2）消毒：用75%酒精棉球在所选耳穴处严格消毒。

3）施术：①埋籽：左手手指托持耳郭，右手用镊子夹取割好的方块胶布，中心粘上准备好的王不留行，对准穴位紧紧贴压其上，并轻轻揉按1~2分钟，以局部耳郭微红、发热为度。②贴压手法：强刺激按压法：垂直按压耳穴上的药籽，至患者出现沉、重、胀、痛感，每穴按压1分钟左右，如有必要，每穴重复操作2~3遍，每天3~5次。本法适于实证。弱刺激按压法：一压一松地垂直按压耳穴上的药籽，以感到胀、酸、轻微刺痛为度，每次压3秒，停3秒。每次每穴按压2分钟左右，每天3~5次。本法适于耳穴敏感者。③疗程：每贴压一次，贴压物在耳穴可留置3~6日，湿热天气2~3日为宜。每5次为1个疗程，疗程间休息3~5日。

（3）操作后：撤籽。撤除胶布和王不留行，观察局部皮肤有无红肿、破损，并及时给予处理。

**五、注意事项**

1. 防止胶布潮湿和污染，避免贴压物贴段张力太低和皮肤感染，对氧化锌胶布过敏者，可改用其他膏药贴压，同时可贴压肾上腺过敏区等耳穴。

2. 夏季贴压时，由于多汗，故贴压时间不能过长。

3. 贴压后疼痛较甚时，一般只要局部稍放松一下胶布或移动位置即可。

4. 一次贴压的耳穴不宜过多，一般以3~8个为宜。

5. 贴压后患者自行按压时，切勿揉搓，以免搓破皮肤造成感染。

## 六、禁忌证

耳部炎症、冻伤的部位不宜采用贴压法。

（张　月）

# 第六节　药灸疗法

## 一、定义

药灸疗法是指某些中药材或中药材借助某些易燃物质，发生不冒火焰的不全燃烧产生烟雾，用来烘熏患处，通过经络的传导，达到治疗疾病和保健目的的一种外治法。

## 二、功效

通过药物的性味功效和穴位的温热刺激能起到行气通络、调和气血、补虚泻实、平衡阴阳、调整脏腑的治疗作用。

## 三、适应证

白癜风各型皮损均可使用。

## 四、操作步骤

1. 辨证选穴

（1）肝郁气滞证

1）主穴：太冲、曲泉、行间、膻中。

2）配穴：足三里、气海、关元。

（2）肝肾不足证

1）主穴：肝俞、肾俞、太溪、太冲。

2）配穴：气海、关元、命门、腰阳关。

（3）气血瘀滞证

1）主穴：太冲、关元、血海、膈俞。

2）配穴：足三里、膻中、气海。

2. 药灸条制备

（1）将药物压捻成粗粉末，按比例加入助燃药物（蕲艾）。

（2）将配置好的药末置于桑皮纸上，搓卷成圆柱形，软硬度适宜，以利炭燃为宜。

（3）最后用糨糊将纸边黏合，两端压实。

3. 操作方法

（1）物品准备：药灸条、酒精灯、治疗盘、火柴、弯盘、必要时备屏风等。

（2）体位：嘱患者选择合适体位，充分暴露待灸部位，以方便操作，患者感到舒适，肌肉放松为宜。

（3）点燃药灸条一端，燃端距应灸穴位或局部 2～4cm 处采用温和灸手法熏灸，以局部皮肤红润、温热舒适为度。

（4）中途艾绒烧灰较多时，应将绒灰置于弯盘中，避免脱落在患者身上。

（5）每次灸 15～20 分钟，每日 1 次，7 日为 1 个疗程。

### 五、注意事项

1. 施灸过程中要注意小心谨慎，及时清理艾灰，以免烫伤患者，如若烫伤及时对症处理。

2. 施灸过量、时间过长局部可能出现水疱为正常现象，可自然吸收；若水疱过大，可用消毒毫针刺破水疱，放出水液，再涂少量烫伤膏或万花油。

3. 局部水疱破溃时勿沾水浸湿局部，导致感染者可用抗生素软膏外用，如若感染严重时，可联合口服或静脉使用抗生素抗感染。

4. 熏后有一层油脂（油烟），不要马上擦掉，保持时间越长效果越好。

### 六、禁忌证

1. 对药灸药物过敏的患者禁用。

2. 皮肤局部有感染、溃疡、结核或肿瘤的患者。

3. 饥饿、疲劳、精神紧张、身体虚弱的患者禁用。

（牛占卫）

# 第七节　穴位埋线疗法

## 一、定义

穴位埋线疗法是指在消毒条件下用针具把羊肠线埋藏腧穴皮下组织肌层，利用埋藏的羊肠线等在腧穴内的持久刺激，以防治疾病的一种方法。

## 二、功效

通过针具和药线在穴位内产生持续的刺激，起到"长效针感"的效果，达到刺激经络、平衡阴阳、调和气血、调整脏腑的治疗作用。

## 三、适应证

白癜风各型皮损均可使用。

## 四、操作步骤

1. 辨证选穴

（1）肝郁气滞证

1）主穴：太冲、曲泉、行间、膻中。

2）配穴：足三里、气海、关元。

（2）肝肾不足证

1）主穴：肝俞、肾俞、太溪、太冲。

2）配穴：气海、关元、命门、腰阳关。

（3）气血瘀滞证

1）主穴：太冲、关元、血海、膈俞。

2）配穴：足三里、膻中、气海。

2. 操作方法

（1）操作前

1）物品准备：碘伏、齿镊、血管钳、特制埋线针、橡胶手套，0～3号不同标号的羊肠线、无菌纱布、胶布等。

2）体位：根据穴位埋线的不同，选择适宜体位，以操作方便，患者感到舒适，医者便于操作为宜。

（2）操作中

1）定穴：根据处方选穴的要求，按照腧穴的定位方法，逐穴进行定取。为保证定穴准确，可用手指按压，以探求患者的感觉反应。

2）消毒：①部位消毒：用0.5%的碘伏在施术部位由中心向外环形消毒；②医者消毒：外科无菌操作，洗手，戴无菌手套。

3）施术：①采用穿刺针埋线法，本方法操作简单，刺激量较大，适用于全身各部位；②剪取羊肠线一段（约1cm长），套在埋线针尖缺口上，两端用血管钳夹住，右手持针，左手持钳，针尖缺口向下以15°~40°角度刺入，待针头完全进入皮下，再进针0.5cm，将血管钳放开，待线完全埋至皮下约0.5cm，将埋线针退出，用棉球或纱布压迫针孔片刻，再用消毒纱布敷盖保护创口。

4）疗程：埋线一般可10~15日1次，5~10次为1个疗程；疗程间隔1~2个月。

（3）操作后：注意术后反应。

1）如在术后1~5日，局部出现轻微的红、肿、热、痛等无菌性炎症反应，属于埋线后的正常反应，其原因是机械刺激、损伤及羊肠线刺激所致。

2）少数病例反应较为严重，伤口处有少量渗出液，亦属正常现象，一般不需要处理，待其自然吸收便可。

3）若渗液较多，突出皮肤表面时，可将乳白色渗液挤出，用75%酒精棉球擦洗后，覆盖消毒纱布。

4）有患者在接受治疗后患肢局部温度会升高，可持续3~7日。

5）极少数患者可有全身反应，即埋线后4~24小时体温上升，一般在38℃左右，局部无感染现象，持续2~4日后体温恢复正常，可能与这部分患者的超敏体质有关。

6）埋线后还可有白细胞总数及中性粒细胞计数增高的现象，应注意观察。

**五、注意事项**

1. 多选用肌肉比较丰满的部位和穴位，如下肢、腰背部及腹部穴最常用，选穴原则与针刺疗法相同，但取穴要精简。每次埋线3~6穴，可间隔2~4周治疗1次。

2. 操作时宜轻巧，用力均匀，针穿过皮肤时，不能用力过猛，避免断针。

3. 埋线一般在皮下组织与肌肉之间，肌肉丰满的地方可埋入肌层，凡在肌腱或肌腹处施术或肌肉痉挛者，可先做穴位按摩再埋线。

4. 应熟悉埋线穴位处不同层次的解剖特点，以免造成功能障碍和疼痛及严重的医源性损伤。根据不同部位，掌握埋线的深度，不可伤及内脏、大血管和神经干；胸部、背部埋线不宜过深，一般多用斜刺法埋植，防止发生气胸。

5. 羊肠线用剩后，可浸泡于75%酒精中，或用苯扎溴铵消毒，下次使用前再用生理盐水清洗。

6. 在一个穴位上做多次治疗时，应稍稍偏离前次治疗的部位，防止穴位疲劳及局部瘢痕的产生。

7. 术后的伤口护理应当格外重视。一般术后 2 日内局部要保持干燥，嘱患者避免洗澡等，如时值夏日应适当减少活动以避免大量出汗而渗入针孔或伤口中引起感染。

### 六、禁忌证

皮肤局部有感染或有溃疡时不宜埋线。

（边　莉）

# 第八节　表皮移植法

### 一、自体表皮移植法

一般采用多孔吸盘置于白癜风患者皮损处和供皮区（一般选择腹部及大腿内侧皮肤），同时以 30～60kPa 的负压吸引发疱，使其表皮与真皮分离。水疱发生后，去除白斑处水疱表皮，取供皮区的水疱表皮平铺于白斑区表皮裸露面，加压包扎。2 周后移植表皮成活，即有色素生成，4 周后黑色素加深扩大，3～6 个月色素扩大达最大限度。某些特殊部位的白斑，如鼻、额、口周及关节等不平坦部位，吸盘很难吸住，可采用磨削术，将表皮磨去，再将正常的表皮移植在上面即可。Hann 等对 100 例稳定期顽固性白癜风患者行自体表皮移植取得了很好的效果，同时认为在移植前后都以光化学疗法（PU-VA）处理供皮区可以提高疗效。国内许多医院已经开展了此疗法，成功率已达到80%～90%或超过90%，笔者采用自体表皮移植法治疗了50例稳定期白癜风患者有效率达到83%，但是眉弓及下颌等有毛发部位疗效较差。

微小皮片移植用来治疗稳定型的节段性和局限型的白癜风，即在白斑区成排移植1～2mm大小的正常肤色的皮片，供皮区一般选择腰骶部，移植的皮瓣成活后3～6个月色素区可增大至原来的25倍以上。这种手术时间短，但可能造成治疗区皮肤的凹凸不平，负压发疱移植指皮肤在 - 200mmHg 的负压作用下，2～3小时后表皮和真皮分离，形成水疱。疱壁内含有活性的黑素细胞，将疱皮移植到用液氮冷冻或皮肤磨削术去除表皮的白斑区，包扎固定，创面一般7日左右愈合，色素在3～6个月扩展与周围皮色逐渐一致。本法的优点是不伤及真皮，不留瘢痕，但需要的设备条件较高。

### 二、自体表皮细胞悬液移植

自体表皮细胞悬液移植省去了细胞培养的烦琐步骤，移植面积大，安全性好。1992年，Gauthier等用含角质形成细胞的非培养黑素细胞移植治疗白癜风获得成功。国内许爱娥用此法治疗了24例稳定期白癜风患者，其中23例术后有色素恢复，一次移植治疗最大面积达110cm²。操作方法为取患者正常薄层皮肤片（至点状出血为宜），用胰酶消化，制成含角质形成细胞和黑素细胞的单细胞悬液。移植前在白斑区发疱，将疱液吸出，再于每个疱内注入细胞悬液。移植3～4周后，局部出现点状色素沉着，逐渐融合向外扩大，2～3个月可形成0.5～1倍于水疱面积的色素斑，1～2次移植色素恢复可达90%以上。

### 三、自体黑素细胞移植法

异体黑素细胞移植法是对黑素细胞进行培养，细胞量越大，疗效越好，而且仅取一片皮肤即可做多处移植，该法的关键在于黑素细胞的体外培养，又可分为带黑素细胞表皮培养和黑素细胞纯培养。1982年，美国学者 Eisinger 等在含有 TPA（12 - O - 十四酰佛波醇 13 - 酸酯）、霍乱毒素与5%胎牛血清的培养液中培养黑素细胞获得成功。1987年，Lerner 首次应用培养的黑素细胞移植治疗白癜风获得成功。一般取患者自身正常的腹部或大腿部皮肤，经一系列的处理和细胞培养，再将黑素细胞悬液注入皮损处，经负压吸引发疱后抽去疱液的疱内，包扎 2 周；也可采用磨削法，将白斑部位的表皮磨去后，将黑素细胞悬液均匀涂于创面。徐小珂等率先在国内开展了带黑素细胞的表皮培养法和黑素细胞纯培养方法治疗白癜风，均获得了满意疗效，3 个月后平均色素恢复率达 80%～90%。但操作周期长，费用昂贵，技术及设备要求高，目前难以推广。而且培养液的必需成分 TPA 是一种细胞诱导剂，黑素细胞经含 TPA 的培养基中培养后移植的安全性尚待进一步探讨。

### 四、异体黑素细胞移植法

异体黑色素细胞移植法与前一种方法基本相同，区别在于前者的供体为患者自己，而后者为其他正常人健康皮肤。该法由华山医院皮肤科首创，郑志忠目前已对 30 多例患者进行了治疗，有效率达到 95%以上。异体黑素细胞移植比自体黑素细胞移植又前进了一步，因为有研究表明白癜风患者自身"正常"的皮肤在组织学上也有异常改变，而采用异体健康人的黑素细胞移植，就有可能解决这个问题。但因该法为异体移植，其排斥反应的问题还没有完全解决，目前正在进行这方面临床和基础的研究。

### 五、单株毛发移植法

单株毛发移植法是利用毛囊周围尤其是毛囊上 1/3 有活性黑素细胞的原理进行的。取患者后枕部头皮，并分段切割成许多单株毛发，然后用毛发移植器把单株毛发移植至受皮区，包扎固定 1 周。对于受皮区无毛者，在毛囊植入前可先切除毛囊下 1/3；而有毛发区则移植完整的毛囊。Na 等应用单株毛发移植法治疗了 21 例白癜风患者，其中 15 例在 2～8 周移植区周围有色素再生，一年内扩展至直径为 2～10mm。但对泛发型的疗效较差，且存在着操作费时和有"鹅卵石样"外观的缺点。

### 六、皮肤磨削术

皮肤磨削术后可以刺激白斑处黑素细胞的增生和分化，如果配以外用氟尿嘧啶霜，可以提高疗效。方法是擦皮至轻微点状出血后，每日用 5%氟尿嘧啶霜包扎，7～10 日后停止外用，1 周后表皮再生，2 周后开始有色素沉着，国内外报道痊愈达 18.3%～64%，有效率 83.3%～89.2%。

（边　莉）

# 第九节　光疗法

白癜风是一种较常见的后天性色素脱失性疾病，特征为表皮、黏膜和其他组织内黑素细胞缺失，发病率为 0.5%～2%，无明显种族、性别差异。其发病机制可能与遗传、神经内分泌、自身免疫等多种因素有关。白癜风的治疗仍是皮肤科医生面临的一大难题。在白癜风的多种治疗方法中，光疗法是比较有效的治疗方法，目前已广泛应用于临床。

### 一、308nm 准分子激光

308nm 准分子激光即为氯化氙（XeCl）准分子激光，是单频准分子激光的一种，属连续的脉冲气体激光，在电流通过时发光物质被激活，释放出某一特定波长的单色光，脉宽为 30ns，单脉冲能量密度为 2～3mL/cm²，光斑尺寸为 2cm×2cm，局部照射剂量为 25～2 100mL/cm²。308nm 准分子激光与窄谱 NB-UVB 有着相邻的波长，但 308nm 准分子激光具有更深穿透力，最深穿透达 1.5mm 的真皮浅层，诱导 T 淋巴细胞反应方面更为有效，所需的治疗次数更少，累计照射剂量更小；并且它只针对皮损部位，不影响周围正常皮肤，具有更高的选择性，患者依从性好。

1. 作用机制　有研究表明 308nm UVB 是波段内诱导白癜风皮损中病理性 T 淋巴细胞凋亡的最佳波长，对 T 淋巴细胞参与的疾病有独特的疗效，308nm 准分子激光用于治疗白癜风的机制可能与此有关。Bianchi 等通过免疫组化方法研究表明，308nm 准分子激光能够清除皮损处浸润的 T 淋巴细胞。Novak 等采用相同剂量的 308nm 准分子激光和 NB-UVB 照射 T 淋巴细胞，T 淋巴细胞凋亡数目前者明显高于后者，照射后可以使 T 细胞发生凋亡从而使皮损不仅在肉眼水平上完全消失，且在微观水平上其组织结构也恢复正常。

2. 临床应用　2002 年，美国 Spencer 等首次报道运用 308nm 准分子激光治疗白癜风，对 18 例白癜风患者的 29 处皮损用该激光治疗，每周 3 次，共 12 次。结果显示，在完成 6 次治疗的 12 例患者 23 处皮损中，有 13 处皮损有明显的色素恢复；完成 12 次治疗的 6 例患者 11 处皮损中，9 处有明显的色素恢复，其中 3 处皮损色素恢复面积超过 25%，2 处超过 75%。Hong 等比较了 308nm 准分子激光和 NB – UVB 治疗白癜风的短期疗效,结果发现 308nm 准分子激光疗效明显高于 NB – UVB 治疗组。作者指出,308nm 准分子激光在短期内较 NB – UVB 起效快,疗效好,不过随着治疗次数的延长,NB – UVB 也可能达到更好的疗效,但是,短期治疗见效能够给患者更多信心并提高依从性。Passeron 等比较了单用 308nm 准分子激光与他克莫司软膏和 308nm 准分激光联合治疗白癜风的疗效,结果显示在紫外线抵抗部位(骨隆突部位及肢端)联合疗法明显优于单一疗法($P < 0.002$)。有其他学者用本激光联合他卡西醇、吡美莫司软膏、17 – 丁酸氢化可的松霜和单独应用本激光进行对照性研究,均发现联合治疗有更多皮损获得不低于 75% 的色素恢复。可见联合应用有效的药物有明显增加治疗效果的作用,手、足、踝关节宜联合治疗。

### 二、304nm 中波高能紫外线

通过一定设备发射一定面积的高密度紫外光直接到达皮损部位的光线称之为高能紫外光。其主要特点有:①发射能量高,UVA 能量密度为 100 ~ 550mW/cm²,UVB 能量密度为 35 ~ 250mW/cm²;②光斑治疗时间短,UVA 为 2 ~ 20 秒,UVB 为 1 ~ 12 秒;③治疗手柄加上遮光板方便对患者身体各部位进行治疗,操作灵活,使用探头尺寸只有 19mm × 19mm,更方便的作用于局部皮损,最大限度地保护正常皮肤;④液体光导纤维保证了高能量紫外光的高效传导;⑤可对 UVA/UVB 输出光强度进行自校准,确保治疗剂量的精确。

1. 作用机制　中波高能紫外线加权红斑波长 304nm,这与我们常用的 NB – UVB 的波长(311nm)相近,因此认为中波高能紫外线的作用机制与 NB – UVB 有一致性,两者具有类似的生物学效应,中波紫外线的免疫抑制反应强度与光强度呈正比,这可能是中波高能紫外线治疗白癜风等疾病的主要机制。Samson 等通过研究证实,NB – UVB 照射后人角质形成细胞中白介素 (IL) – 1 和酪氨酸酶的表达均增加,IL – 1 刺激内皮素(ET) – 1 合成,进而诱发色素再生。Shallreuter 发现,白癜风患者皮损区和非皮损区表皮内过氧化氢酶少,$H_2O_2$ 增多,而 $H_2O_2$ 对黑素细胞有毒性,但 UVB 照射可激活拟过氧化氢酶,它可将 $H_2O_2$ 分解为 $H_2$ 和 $O_2$,于是该作者给 33 例白癜风患者外用含拟过氧化氢酶和氯化钙制剂,结合 NB – UVB 照射,结果 95% 病例皮损停止发展。

2. 临床应用 Asawanonda 等使用中波高能紫外线治疗 6 例白癜风患者（5 例泛发型，1 例节段型）的 29 块皮损，起始剂量为 50% 最小红斑量（MED），每周 2 次，逐渐增加剂量，第 3 周就开始出现复色，12 周后各皮损都出现不同程度复色，3 块面部皮损有 2 块达到 1 级复色；四肢近端皮损中，有 6 块达到 1 级复色，1 块达到 3 级复色，1 块皮损扩大；14 块手足部皮损中只有 4 块达到 1 级复色，其余都无复色现象，肢端皮损的疗效最差。不良反应方面，治疗过程中仅出现轻度红斑和色素沉着，结果显示高能紫外线是治疗白癜风局部皮损安全有效的方法。

冯舸采用中波高能紫外线对照 NB-UVB 治疗白癜风，40 例白癜风患者随机分成两组（治疗组中散发型 9 例，肢端型 4 例，局限型 7 例；对照组中散发型 11 例，肢端型 2 例，局限型 7 例），高能紫外线组和 NB-UVB 组，治疗组以 2 倍 MED 为起始剂量，每次照射剂量基本不变或增加 10%，对照组其实示剂量为 70% MED，每次递增 15%，都治疗 12 次。各组患者在达到色素脱失区复色 90% 的情况下结束治疗或进入巩固阶段；如发生水疱、痛性红斑等严重不良反应，暂停治疗，并予观察分析，对症治疗。治疗组至第 4 次有效率就达到 10%，第 8 次达 25%，第 12 次达 30%；而对照组治疗过程中无皮损复色。不良反应方面，治疗组皮损全部出现红斑伴瘙痒，只有 1 例出现小水疱，对症治疗 3 日后消退；而对照组 11 例出现全身红斑伴瘙痒，两种治疗方法治疗白癜风效果有统计学差异，中波高能紫外线的疗效和安全性明显优于 NB-UVB。

### 三、单频准分子光（MEL308nm）

单频准分子光是完全密封的光源，治疗时距离皮肤 15cm 处的功率密度为 $50mW/cm^2$，最大光照面积 $504cm^2$（$36cm \times 14cm$），同时 8mm 光纤治疗头可用于治疗小面积皮损，治疗快速均匀，治疗时间为 5~90 秒，对于不同面积的部位治疗都非常有效。MEL308nm 的波长与窄波 UVB（311nm）相近，被认为具有相似的临床治疗作用，但 MEL308nm 是非相干性的单频光源，且能量较窄波 UVB 更强，在临床治疗上具有明显优势，具有疗效佳、见效快、疗程短、不良反应少等特点，尤其在面颈部及躯干部的治疗中见效尤为明显，是皮损面积较大的白癜风患者的首选疗法。

1. 作用机制 关于 MEL308nm 照射治疗白癜风的临床资料及作用机制，尚未见深入研究。MEL308nm 波长与 311nm NB-UVB 非常接近，推测两者的作用机制也相类似,可能是照射产生的多种细胞因子包括 IL-1、肿瘤坏死因子-α、白三烯等刺激毛囊外毛根鞘黑素细胞增生分化、产生黑素并移行到表皮色素脱失部位致色素恢复。

2. 临床应用 Leone 等为了探讨 MEL308nm 的有效性和安全性,对 37 例患者的皮损进行了局部照射,其中肢端型 21 例、局限型 11 例、节段型 1 例、泛发型 4 例,每周 2 次,随访 6 个月。他发现 8 次后 95% 的患者(35 例)有了明显复色,3 个月后 89% 患者获得满意疗效,6 个月后 49% 患者有 ≥75% 复色率。结果显示与 308nm 准分子激光有相似疗效,作者认为 MEL308nm 与 308nm 准分子激光相比优点在于:每个光斑照射的面积较大,所以单次治疗时间较短,患者协同性较好。郭静等对 77 例不同临床类型白癜风患者的 201 处皮损进行局部照射,每周 1 次,随访 3~6 个月。结果经过准分子光局部照射平均 18 次,86.6% 皮损有不同程度色素恢复,色素恢复随疗程延长而增加,照射 24 次总有效率为 71.0%,显效率为 51.6%。作者认为,躯干、颈部和头面部疗效优于四肢及手足;泛发型和节段型白癜风疗效尤佳,结果显示,准分子光局部照射治疗白癜风疗效显著,且不良反应少。

Saraceno 等研究探讨了单用 MEL308nm 及联合 4% 的 khellin 乳膏对 48 例白癜风患者的治疗。研究分为 3 组,每组 16 例:第 1 组每周照射 ME1308nm 1 次,口服维生素 E;第 2 组每周照射 MEL308nm 1 次联合外用 4% 的 khellin 乳膏,口服维生素 E;第 3 组(对照组),仅口服维生素 E。观察 12 周后,结果显示,第 1 组和第 2 组临床疗效明显高于第 3 组,但两者之间无统计学差异,MEL308nm 被证实在白癜风治疗中是一种值得考虑的有效疗法。汤芦艳等研究了他卡西醇联合 MEL308nm 和单用 MEL308nm 治疗白癜风的疗效和安全性,通过对 35 例患者的研究分析结果发现,单频准分子光联合他卡西醇时可有增强作用,表现为最初色素再生时间提前,照光次数减少,所需能量减小,显效率增高。

### 四、低能量氦-氖激光

低能量氦-氖激光(632.8nm)作用于白癜风利用的是生物刺激作用,而非热效应。由于发现 He-Ne 激光照射可修复损伤的神经,故认为此类激光对存在神经功能缺陷的节段型白癜风会有一定治疗作用。低能量氦-氖激光输出功率为 1.0mw,每平方厘米皮损选择一个光点照射,每个光斑面积为 0.01cm$^2$。

1. 作用机制 目前氦-氖激光治疗白癜风的有效机制尚不清楚,有认为与促进角质形成细胞及成纤维细胞分泌碱性成纤维细胞生长因子(bFGF)和神经生长因子(NGF)以及促进黑素细胞移行有关,且与照射能量呈剂量依赖性。Yu 等用 $0J/cm^2$、$0.5J/cm^2$、$1.0J/cm^2$、$1.5J/cm^2$ 能量的氦-氖激光照射体外培养的角质形成细胞和成纤维细胞,并测定 NGF、bFGF、干细胞生长因子(SCF)、肝细胞生长因子(HGF)、ET-1 等含量。结果显示角质形成细胞和分泌的 bFGF 和 NGF 浓度均和氦-氖激光照射能量呈剂量依赖性。而成纤维细胞分泌的 bFGF 和 NGF 浓度均和氦-氖激光照射能量呈剂量依赖性。氦-氖激光照射治疗白癜风可能还和其能刺激角质形成细胞、成纤维细胞或神经末梢释放其他黑素细胞促分裂因子有关。Lan 等研究了低能量氦-氖激光照射对 2 个成黑素细胞株的生理影响,结果表明氦-氖激光照射通过增强磷酸化的黏着斑激酶表达而增强黑素细胞 NCCmelb4 的流动性,促进了黑素细胞 NCCmelan5 中的黑素生成。此外,氦-氖激光降低了 NCCmelb4 和纤维连接蛋白的亲和力,但是增强了 NCCmelan5 对纤维连接蛋白的亲和力。他们发现氦-氖激光在成黑素细胞成熟的不同阶段诱导不同的生理变化,并在体外治疗上,促进白癜风复色。

2. 临床应用 Yu 等用 632.8nm 氦-氖激光治疗节段型的头部和(或)颈部白癜风患者 30 例,输出功率为 1.0mW,每平方厘米皮损选择一个光斑照射。光斑面积为 $0.01cm^2$,每一部位照射 30 秒,能量为 $3.0J/cm^2$,每周治疗 1~2 次。结果 3 例(10%)在(20±4)次治疗后出现完全复色,3 例(10%)在(137±5)次治疗后出现 76%~99%复色,12 例(40%)在治疗(99±43)次后出现 51%~75%的复色,7 例(23.3%)治疗(87±53)次出现 26%~50%的复色,2 例(6.7%)经过(69±45)次治疗后复色<25%,3 例无效。总的来说低能量氦-氖激光照射治疗白癜风具有一定疗效,成本低,相对其他治疗不良反应小等优点。

白癜风在临床上是一种难治性皮肤病,目前治疗白癜风的方法很多但疗效不理想,且不良反应明显,光疗法作为一种治疗白癜风的新型疗法,目前已广泛应用于临床,取得了较好疗效,已显示出其独特的优势,值得广大皮肤科医生继续推广应用。

**五、点阵激光**

点阵激光是近 10 年推出的新型激光治疗技术,由于其独特的作用和疗效，已广泛用于皮肤科治疗。与传统剥脱性和非剥脱性激光不同，点阵激光仅作用部分皮肤，保留周围正常皮肤完整性，促进皮肤损伤愈合，具有应用范围广、疗效好、不良反应小、愈合时间短等优点。

近年来人们尝试应用点阵激光治疗白癜风，取得一定的疗效。根据点阵激光改善白癜风的作用机制，应用以下几方面。

1. 点阵激光增加白癜风黑素细胞移植的成活率 大量临床资料证实角质形成细胞和黑素细胞共培养移植治疗白癜风，疗效肯定，但吸疱法、磨削法等方法对组织的损伤难以精确控制，而且处理眼睑、口周、鼻唇沟特殊部位受到极大限制。Silpa Archa 等发现 $CO_2$ 点阵激光在白癜风角质形成细胞和黑素细胞共培养移植治疗中疗效佳、复色效果好，是一种不受客观条件限制、深度可控、见效快、安全性高、操作简单的处理方式。Beltraminelli 等认为 $CO_2$ 点阵激光在白癜风黑素细胞移植中进行，病灶表皮剥脱精确可控，移植成活率高，疗效好，值得进一步研究推广。

2. 点阵激光可以增加药物皮肤吸收率及渗透率 Vachiramon 等观察 27 例非节段型白癜风患者手部皮损随机接受 A 治疗组［$CO_2$ 点阵激光、窄谱中波紫外线（NB – UVB）、0.05%丙酸倍氯米松乳膏］及 B 治疗组（NB – UVB、0.05%丙酸倍氯米松乳膏），发现 A 组疗效优于 B 组，提示 $CO_2$ 点阵激光治疗白癜风效果显著，对临床治疗有一定指导意义。增加 $CO_2$ 点阵激光治疗，疗效明显提高，认为三者联合应用对难治性白癜风有较好的疗效。Chitvanich 等研究表明临床上采用 1550nm 非剥脱性点阵激光联合 0.1%他克莫司软膏治疗特发性点状白斑，疗效明显优于单纯药物治疗，且较为安全，为白癜风等色素障碍性疾病的治疗提供了有价值的参考依据。研究发现点阵激光可以增加药物皮肤吸收率及渗透率，减少药物剂量，提高生物利用度，减轻不良反应，缩短创面愈合时间。吴纪园等发现点阵式 Er: YAG 激光配合外用他克莫司软膏治疗局限型白癜风疗效佳且安全，其机制可能是白癜风常规药物治疗慢，疗效不佳，且有些患者发病部位为光暴露区，不宜用 NB – UVB 或 308nm 准分子激光治疗，而点阵式 Er: YAG 激光利用"激光打孔"的原理，发射高能量激光作用于皮肤，既防止皮肤过度损伤，促进外用药物的吸收，又促使皮损处病理性 T 淋巴细胞清除、凋亡，使局部产生细胞因子而刺激毛囊外毛根鞘黑素细胞增生、移行，促使创面修复、皮损复色。

3. 点阵激光启动可控的皮肤修复过程，促进黑素细胞形成 Prens 等采用1540nm非剥脱性点阵激光治疗一例由于局部注射糖皮质激素导致皮肤色素减退患者，结果显示治疗4次后患者皮损明显缩小、改善，皮损处色素增加，疗效肯定，这为白癜风的治疗提供了新的方向。孟丽亚等观察$CO_2$点阵激光联合308nm准分子激光治疗稳定期白癜风的疗效和安全性，发现采用$CO_2$点阵激光联合308nm准分子激光与仅行308nm准分子激光在各部位显效率差异均较明显，治疗时间明显缩短，不良反应小，表明两种方法联合应用有协同作用。机制可能是308nm准分子激光能有效诱导皮损局部浸润的T淋巴细胞凋亡，刺激黑素细胞的迁徙和增生；而点阵激光利用FP原理，启动可控的皮肤修复过程，诱导局部发生一系列生化反应，促进局部毛细血管及黑素细胞增生，增加真皮乳头层血供。

不良反应：研究证实点阵激光治疗白癜风、痤疮瘢痕等方面疗效肯定，安全性高，但由于激光参数的设置、操作者的经验和患者的个体差异导致不良反应的发生，分为短暂性不良反应和持久性不良反应，前者包括水肿、皮肤干燥、结痂、脱痂、瘙痒、皮肤一过性敏感程度增加等；后者包括红斑、色素性改变、感染、瘢痕、接触性皮炎、麻醉毒性等。

### 六、光疗的发展趋势

1. 光疗联合其他方法治疗　白癜风虽然循证医学证明窄波UVB（290～320nm）和308nm准分子激光治疗泛发性和局限性白癜风有效且是优先考虑的方法，但治疗效果并不满意，特别是手足和四肢皮损效果较差。除紫外线外，循证医学证据表明糖皮质激素、外用免疫抑制药（如他克莫司）治疗白癜风也有效。因此，为了提高疗效，近年来越来越多的学者探索光疗联合其他方法治疗白癜风并进行Meta分析，寻找最佳的治疗组合，提高治疗水平。2016年，Bae等就308nm准分子激光或光联合外用药物的疗效进行了综述和Meta分析，结果表明，在既考虑≥75%复色率（显效率），也考虑≤25%复色率（无效率）的情况下，308nm准分子激光或光联合外用钙调磷酸酶抑制药治疗白癜风的疗效显著好于单用308nm准分子激光或光，而联合外用糖皮质激素或钙泊三醇与单独治疗的疗效无差异。目前有关光疗联合其他方法治疗白癜风的大样本、多中心临床研究很少，特别是RCTs研究更少，因此光疗结合那种疗法治疗白癜风更有效仍有待验证。

2. 精准光疗　是未来的发展趋势，光疗治疗白癜风也应该如此。尽管循证医学证据表明窄波UVB（290～320nm）和308nm准分子激光或光治疗白癜风有效，但文献报道的疗效数据差别很大。原因除和治疗方案、仪器生产厂商、操作人员水平等因素有关外，也一定和患者的个体化因素相关。已有的研究发现年龄、病程、部位是影响光疗的个体化因素，是否还有其他的个体化因素影响光疗效果(比如患者的免疫状态)；多个个体化因素中哪些是最重要的影响因素？研究清楚这些问题，才能够提高光疗的针对性，以实现个体化精准光疗。

（邱洞仙　师小萌）

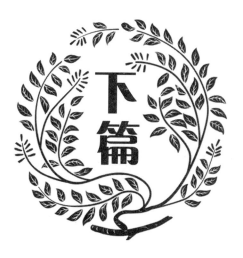

下篇

# 第十章 辨证施治经验

## 第一节 辨治法探究

中医学治疗白癜风历史悠久，积累了丰富的经验，取得了一定的疗效。目前中医对白癜风的共识是"2 期 4 证"，"2 期"即进展期和稳定期；"4 证"即风湿郁热证、肝郁气滞证、肝肾不足证、瘀血阻络证。进展期以风湿郁热证、肝郁气滞证为主，治疗以驱邪为主，即疏风清热利湿、疏肝解郁；稳定期以肝肾不足证、瘀血阻络证为主，治以滋补肝肾、活血化瘀为法。但临证时白癜风患者往往除了皮肤表面白斑外并无太多其他明显症状，使临床辨证论治产生了一定难度。现从多维度出发探究白癜风病因病机与治疗。

### 一、求病位，肺肾首当其冲

皮肤是一身之表，为人体之藩篱，是抵御外邪侵袭的屏障。中医理论认为人体是以五脏为中心，通过经络系统的络属作用以及精、气、血、津液的濡养作用，来完成正常的生理活动，人体的皮肤组织亦然《灵枢·本藏》篇说："视其外应，以知其内脏，则知所病矣。"人体的内外是紧密联系的，有诸内，必形诸外。人体内部发生病变，必然会引起外表神色形态的改变。脏腑的生理功能正常协调，精、气、血、津液等精微物质充盈和利，则皮肤的形态及色泽便荣润红和。反之，如果脏腑的生理活动失常，精、气、血、津液等物质的产生及运行失常，必然会导致皮肤的形态及色泽的异常改变。

皮肤的病变和肺有密切联系，《素问·经脉别论》篇所说的"食气入胃，浊气归心，淫精于脉。脉气流经，经气归于肺，肺朝百脉，输精于皮毛。毛脉合精，行气于府"，以及《素问·五脏生成》篇所说的"肺之合皮也，其荣毛也"等论述，也说明了这一点。皮肤的生理功能、外观形态及色泽与肺脏的宣发卫气、开合腠理，输精于皮毛等生理功能密切相关。

元气作为人体最基本最重要之气，是机体各组织器官进行生理活动的原动力，根藏于肾，以肾中精气为主，依赖肾中精气所化生。血液作为人体生命活动的又一基础物质，贮藏于肝，而肝肾同源，精血互化。肝主疏泄、调畅气机，在精、气、血、津液等物质的运动代谢方面发挥着重要作用，从而为所有组织器官进行正常的生理活动提供了必要条件。由于各种原因引起的肾精亏虚、肝血不足、肝失疏泄，则使气血不和，血不荣肤，致皮肤失却正常的形态及色泽，色素脱失，发为白癜风。

中医学理论中认为，五行五脏与五色有配属关系，《素问·阴阳应象大论》篇云"在脏为肺，在色为阿。""在脏为肾，在色为黑"，根据五行配属关系，肺主白色，肺风流注皮肤故见白斑。黑色属肾，肾精充足则皮肤色泽正常，白癜风皮损为皮肤色淡或色素脱失，亦是肾虚之征。故而，白癜风的病位重在肺肾。

### 二、辨寒热，需从寒论治

"有诸内者，必形诸外"，《难经》说"望而知之者，望见其五色，以知其底"，《灵枢·五色》篇云"青黑为痛，黄赤为热，白为寒"，《素问·皮部论》篇曰"多白则寒"，杨上善《黄帝内经太素》曰"青赤黄等为阳色也，白黑两种为阴色也"。白癜风皮损颜色以白为主，根据中医"司外揣内"的指导思想，其辨证应属阴属寒。王洪绪为代表的外科"全生派"创立了外科阴阳辨证体系，以皮色红白分辨阴阳痈疽："凡色白根盘平塌为阴为疽，其毒深，多为寒痰之凝，阴毒深伏。"白癜风皮损有以下几个特点：皮损为局限性或泛发性白斑片，不高出皮肤；往往不伴瘙痒等自觉症状，且一般病程长。这几个特点均符合阴证特点，也从侧面支持白癜风应"从寒辨证"。

《素问·至真要大论》"寒者热之，热者寒之"，这是中医治疗的基本原则，历代医家虽没有明确提出"寒"在白癜风发病中的作用，但用温法治疗白癜风自古有态《千金翼方》中记载的治疗白癜风的三首方剂中均含有硫黄、附子。《太平圣惠方》中用于治疗白癜风的乌蛇散中使用了桂枝心、独活、川乌头、细辛、防风、白附子、天南星等温药；《太平惠民和剂局方》治疗白癜风的何首乌散，所用药物中威灵仙、何首乌、防风、荆芥穗、炙甘草均为温性药物；《本草纲目》中记载的用于治疗白癜风的蒺藜、何首乌等药物需要和酒服或者用辛、大热之酒浸后再服。刘凯对白癜风内服方组成研究也表明，所用温热药物频次明显多于寒凉药物，温热药物构成比为48.55%，远超寒凉药物的31%。"方随法出、法随证立"之说"以方测证"，据此可见从寒论治白癜风是有效的。

从"理、法、方、药"四个维度立论，充分说明白癜风需从寒论治。

### 三、气滞血瘀，乃本病之共识

一些古代医家认为白癜风病机是气血瘀滞，病位在皮肤和肌肉。陈实功《外科正宗》提出"紫白癜风乃是一体而分两种也。紫因血滞、白因气滞，总因热体风湿所侵，凝滞毛孔，气血不行所致"，认为其发病与气血有关，认为白斑可因气滞血瘀而产生。王清任《医林改错》明确提出"白癜风，血瘀于皮里"，主张用活血祛瘀治疗本病。

近代比较主流的公认的白癜风病机为肝肾不足，血虚受风；肝气郁结，气血不和；气血虚损，复感风邪；瘀血阻络，荣卫不和。临床上白癜风的发病常较为复杂，但所有证型均有气滞血瘀的表现，血瘀不通是本病的根本表现。此外，白癜风普遍病程较长，久病多瘀，病久入络，不论病因其于何邪，后期大多可有血瘀阻络表现，肌肤失于荣养，故生白斑。若五脏和顺，"正气存内，邪不可干"便不会发病，所以白癜风病机以气血失和、气血瘀滞为主，故在治疗上常常注重行气化瘀之药的使用，如川芎、川楝子、青皮、陈皮、苏木等行气理气、活血通经之品，以达鼓动经脉，调行气血、安肤着色之效。刘凯人对白癜风内服方组成研究中，也发现在白癜风治疗中理气活血药较为常用，在药物构成比中达到了18.08%，仅次于补益药，由此可见，气滞血瘀为本病病机之共识。

### 四、辨分期，为立法之关键

白癜风患者往往除了局部皮肤颜色变浅、变白，边界清楚，往往无其他自觉症状，此时根据传统的四诊获得的信息较为有限，辨证论治具有一定的局限性。部分医家提出了根据白癜风病情发展特点分期论治白癜风。临床上根据白癜风的发病及病情发展规律大致将白癜风病程分为进展期、稳定期两个时期。

白癜风进展期病情发展较快，原有白斑面积扩散较快，颜色较新发期更白，边界模糊，且有新发白斑，劳累或情志不畅后病情常有加重。临床观察此期白癜风患者常伴有情绪压抑或急躁易怒或食少纳呆、少气懒言等症状，卢良军等分析了进展期的白癜风患者，其中肝郁气滞证的比例显著高于其他时期。因此，此时治疗应以调理气血为主，同时兼顾疏肝健脾，方药常选用疏肝理气之剂。

稳定期白癜风往往病程较长，白斑位置、范围较为固定，白斑周围色素加深，白斑少有变化，无新发白斑。此期白癜风患者往往除了体表白斑基本无其他自觉症状。根据中医"久病多虚""久病多瘀""久病入络"的理论，此期白癜风常辨证为肝肾亏虚、瘀阻脉络，治疗上以补益肝肾、活血化瘀为主，调和气血为辅，常选用六味地黄丸、通窍活血汤为主加减。

除了进展期及稳定期外，少数医家提出了"三期"理论，即将白癜风病变初期单独提出，认为白癜风病变初期，白斑散在出现于人体各个部位，发无定处，基本无规律性，新发白斑多为色蛋白或分红，边界欠清晰，患者常自觉瘙痒，符合中医"风性善行而数变"的认识，故而常从风邪论治，且疾病初起，往往病位较浅，故而治疗时以祛风散邪为法，常选用浮萍丸、苍耳膏等祛风方剂。

### 五、"理、法、方、药"之论贯穿始终，获效点在"药"

1. 祛风药的应用　审病名，知病因。"风"乃风邪为患之意，白癜风的发病与风邪关系密切。《诸病源候论》《证治准绳》有"风邪搏于肌肤，气血不和而成"的论述，《圣济总录》也提到白癜风的病因是"风热搏於肌凑，脾肺经不利也"。风邪侵于肌肤，气血失和也是为现代医家所公认的白癜风发病的病因之一。故而，风邪在白癜风中有特殊的地位，风邪致病贯穿于整个白癜风的发病过程，在治疗白癜风时应重视祛风药的使用。在治疗时常用方剂为玉屏风散、浮萍丸、桂枝汤加减，常用药物为白芍、桂枝、荆芥、防风、羌活、乌梢蛇、苍术等。

2. 养血活血药的应用　前文提到白癜风的发病与风邪关系密切，明代李士材《医宗必读》中提到"治风先治血，血行风自灭"，此外，清代王清任《医林改错》明确提出"白癜风，血瘀于皮里"，主张用活血祛瘀法治疗本病。故而在白癜风的治疗中，加用养血活血之药常有较好的疗效，治疗时以养血活血、祛风通络为主。常用方剂为当归饮子、桃红四物汤等加减，常用药物有丹参、郁金、桃仁、红花、当归、川芎、钩藤、乌梢蛇、刺蒺藜、白芷等养血活血、息风通络之药。

3. 疏肝理气药的应用　精神因素在白癜风的发病、治疗中同样起着重要作用，白癜风患者因暴露部位的皮损影响美容，易出现严重的心理问题，往往难以正确对待和处理疾病。加之，治疗白癜风多数起效较慢，治疗周期相对较长，患者对治疗的信心不足。而长期的焦虑、紧张、自卑、忧郁等精神心理因素又可使皮损进一步发展、加重，故而在治疗时加强疏肝解郁、健脾理气之药，如柴胡、郁金、陈皮等，往往能取得不错的疗效。

4. 引经药的应用　引经，又称"引经报使"，是指某些药物能带引其他药物直达病所而起向导作用。它是在药物归经理论的基础上，通过长期临床实践总结出的一种用药经验。善用引经药，能提高用药的准确性，增加病所得有效药量，从而改善疗效。

许多医家善于依据皮损部位所属经络，加用引经药物，因为药得所引，则可直达病所，起到引经报使的作用。具体用药如下：①头颈部：白芷、羌活、升麻、藁本、葛根等；②胸部：瓜蒌皮、薤白等；③腹部：乌药、香附等；④上肢：桂枝、桑枝、忍冬藤等；⑤下肢：牛膝、木瓜、蚕沙、萆薢等；⑥泛发：桔梗、路路通、威灵仙等；⑦肢端：首乌藤、鸡血藤等。

5. 根据现代药理研究用药　现代医学研究表明白癜风的发病与免疫功能异常，酪氨酸酶、铜离子的缺乏，黑色素细胞破坏等因素有关。根据现代药理研究选用针对白癜风的发病机制的药物治疗白癜风在临床上亦有较好的疗效。

现代药理研究发现：①黄芪、党参、山茱萸、白术、茯苓等可以调节人体的免疫功能；②旱莲草、女贞子、菟丝子、鸡血藤、刺蒺藜、夏枯草、川芎、白芷、补骨脂等具有激活酪氨酸酶的作用；③白芷、墨旱莲、补骨脂、川芎、夏枯草、黄芩等可以促进黑色素细胞的增生；④自然铜、浮萍、珍珠母、牡蛎、银杏叶等富含大量铜离子等微量元素；⑤丹参、菟丝子、红花、刺蒺藜、黄芪、补骨脂、白芷、女贞子等可以促进黑素细胞黏附和迁移。故而在治疗白癜风时，经常选用黄芪、党参、山茱萸、白术、茯苓、旱莲草、女贞子、菟丝子、鸡血藤、刺蒺藜、夏枯草、川芎、白芷、补骨脂、川芎、黄芪、丹参、红花等药物。

综上，可以看出白癜风的主要病位在肺肾，病性属寒，在治疗本病时，应注重理气活血，从肺肾论治，在患者兼证不明显时，考虑分期论治，或可取得较好疗效。同时，注重患者的情绪调节，善用疏肝理气之药，同时结合现代医学研究结果适当选药，是治疗白癜风的一个用药方向。

（邱洞仙　武宁波）

# 第二节 从病因辨治

## 一、气

1. 气虚　多因劳累或忧思过度诱发，皮损多呈苍白色，边缘清楚，周围色素沉着不明显。常常伴有乏力、气短、纳差；舌质淡，舌边有齿痕，苍白，脉滑。为脾失健运，精血不足之证。治宜益气健脾、荣养精血。

2. 气郁　多因郁怒惊恐所致，皮损多色白，周围色素明显沉着，常常伴有胸胁胀满，烦躁纳呆，舌淡红，苔薄黄，脉弦细。为肝气郁结、精血亏虚之证。

## 二、血

1. 血瘀　由于外伤诱发或无明显诱因，皮损色白无泽，多久治不愈。妇女多伴有月经不调，经血色暗有血块；白斑为大小不等的斑点或斑片，边缘清楚、光滑，伴肢体重而痛，舌质紫暗，脉沉滑，治宜活血化瘀。舌质暗红或暗淡，苔白，脉弦或涩，为肝肾不足、血瘀阻络之证，治宜滋补肝肾、活血通络。

2. 血虚　白斑色泽明亮，多发于头部或全身；伴烦躁、头晕、舌淡红而干，脉细。治宜养血润燥。

## 三、阴虚

由于机体阴虚内热，虚阳外扰；或因暴晒，毒热伤及阴虚所致。皮损多白中透红，甚至明显潮红，边缘清楚，周围可有色素沉着。多伴有五心烦热、失眠多梦、口干目涩等症。舌质红，苔少，脉沉细。为阴血不足，虚阳外扰之证。治宜滋阴清热、养血消斑。

## 四、风燥

白斑光亮，多发于头部或泛发全身，起病速，蔓延快，苔薄白。治宜祛风润燥。

## 五、湿热

白斑粉红或褐色，多发于颜面及项部，夏秋发病快，日晒加剧，苔薄黄微腻。治宜清热祛风利湿、活血祛风。

（邱洞仙）

# 第三节 从脏腑辨治

1. 肝郁　色泽时明时暗，常伴情志易怒、胸闷，苔白腻、脉弦。多发于躯体内侧、会阴等处，尤其好发于肝络分布部位，处进展期，与情志因素及内分泌失调有关。症见情志抑郁易怒，胸胁或少腹胀闷窜痛，胸闷善太息，或伴梅核气、瘿瘤、癥块；治宜疏肝理气、行滞活血、通络消斑。

2. 脾虚湿滞　节段性发斑，多发于四肢中段及末端部位，处进展期，一般有慢性皮肤病引起。症见面色萎暗，头身困倦，食少腹胀，口淡不渴，尿少便溏，舌质淡胖，苔白腻，脉濡缓。治宜益气健脾、行滞祛湿、通络消斑。

3. 脾肾阳虚　白斑呈慢性反复发作，秋冬白斑明显并伴晨寒肢冷，便溏溲清，舌质淡而胖嫩，脉沉细无力。治宜温补脾肾、活血祛风。

4. 肺脾气虚　散发型白斑，处稳定期。好发于颈项及胸胁部位，一般无明显诱因。症见面色萎黄，神疲体倦，虚胖多汗，局部黑素脱失，皮损呈纯白色斑片。舌质暗或有瘀点，苔薄白或少苔，脉虚细而涩。治宜益气活血、健脾利湿、通络消斑。

（邱洞仙）

# 第十一章　临床用药经验

## 第一节　常用中药

**一、常用中药分类**

1. 花类药材　玫瑰花、红花、月季花、合欢花等。

2. 叶类药材　侧柏叶、无花果叶、银杏叶等。

3. 根茎类药　独活、羌活、骨碎补、三七、何首乌、狗脊、川芎、牛膝、人参、黄芪、威灵仙、甘草、远志、白芷、防风、柴胡、续断、党参、白术、香附、苍术、山药、赤芍、生地、白茅根、黄芩、黄檗、丹参、当归、天花粉、白芍、柴胡等。

4. 皮类药材　桑白皮、牡丹皮、陈皮、合欢皮、白鲜皮等。

5. 全草类药材　紫草、马齿苋、紫花地丁、紫背天葵、浮萍、墨旱莲、益母草等。

6. 树脂类药材　乳香、没药等。

7. 藤类药材　鸡血藤、首乌藤等。

8. 果实或种子类药类　补骨脂、决明子、无花果、蒺藜、栀子、连翘、女贞子、枸杞子、砂仁、夏枯草、薏苡仁、赤小豆、山楂、酸枣仁等。

9. 动物类药材　牡蛎、珍珠母等。

10. 金属矿质类　自然铜。

**二、常用中药介绍**

1. 红花

（1）原名：红花。

（2）别名：红蓝花；刺红花；草红花。

（3）药性：温性。

（4）药味：辛。

（5）归经：归心、肝经。

（6）功效：活血通经，散瘀止痛。

（7）主治：用于经闭，痛经，恶露不行，症瘕痞块，跌仆损伤，疮疡肿痛。应用于临床各科多种瘀血阻滞为患或血行不畅之证，也用于治疗血瘀型白癜风。

（8）用法用量：内服：煎汤，5～10g；入散剂或浸酒，鲜者捣汁。外用：研末撒。

（9）禁忌：孕妇忌服。

（10）附药：番红花。

（11）现代药理研究

1）红花具有抑制血小板聚集、抗血栓形成的作用；红花油有明显的降血脂作用。

2）红花黄色素能明显改善微循环障碍。

3）红花煎剂小剂量时能增强心肌收缩力，大剂量时对心脏又产生抑制作用。

4）红花煎剂对垂体后叶素引起的急性心肌缺血具有明显保护作用；能扩张冠脉，增加冠脉流量，抗心肌梗死。

5）红花对心律失常有一定对抗作用。

6）红花注射液能减轻脑缺血、脑水肿的程度，明显保护脑梗死动物的脑组织。

7）红花还能扩张外周血管，具有降压作用。

8）红花能明显延长常压和减压缺氧小鼠的生存时间。

9）红花对脑缺血缺氧脑病及缺血心肌均有一定的保护作用。

10）红花黄色素具有镇静、镇痛的作用。

11）红花有消炎作用。

12）红花黄色素对免疫功能有一定的抑制作用；红花多糖对免疫功能有既抑制又促进的双重调节作用。

（12）古籍摘要

1）《珍珠囊》：苦，阴中微阳，入心养血。

2)《药性赋》：味辛，性温，无毒。阳也。其用有四：逐腹中恶血而补血虚之虚，除产后败血而止血晕之晕。

3)《本草纲目》：血生于心包，藏于肝。属于冲任，红花汁与之同类，故能行男子血脉，通女子经水。多则行血，少则养血。《养疴漫笔》：新昌徐氏，病产运已死，但胸膈微热。有名医陆氏曰：血闷也。得红花数十斤，乃可活。遂亟购得，以大锅煮汤，盛三桶于窗格之下，异妇寝其上熏之，汤冷再加。有顷指动，半日乃苏。按此亦得唐许允宗以黄芪汤熏柳太后风病之法也。活血润燥，止痛散肿，通经。

4)《景岳全书》：味甘微苦微辛，气微凉，阴中微阳，惟入血脉，多用女科。少用可活血引经，多用能破血通瘀。可下死胎，亦疗血晕。达痘疮血热难出，散斑疹血滞不消。润燥活血，止痛通经，亦消肿毒。

5)《本草备要》：古名红蓝花。通，行血润燥。辛苦甘温。入肺经而破瘀血，活血瘀行则血活。有热结于中，暴吐紫黑血者，吐出为好，吐未尽，加桃仁、红花行之。大抵鲜血宜止，瘀血宜行。润燥，消肿止痛。凡血热、血瘀则作肿作痛。治经闭便难，血运口噤，胎死腹中，非活血行血不能下。痘疮血热，《本草备要》不言治痘。喉痹不通。又能入心经，生新血。须兼补益药为佐使。俗用染红，并作胭脂。胭脂活血解毒。痘疔挑破，以油胭脂敷之良。少用养血，多则行血，过用能使血行不止而毙。血生于心包，藏于肝，属于冲任，红花汁与相类，故治血病。有产妇血闷而死，名医陆氏以红花数十斤煮汤，寝妇于上而熏之，汤冷再加，半日而苏。《金匮要略》有红蓝花酒，云治妇人六十二种风。

2. 无花果

(1)原名：无花果。

(2)别名：阿驲；阿驿；底珍；天生子；映日果；优昙钵；蜜果；文仙果；奶浆果；品仙果。

(3)归经：《本草汇言》：入手足太阴、手阳明经。

(4)功效：果：润肺止咳，清热润肠。

(5)主治：用于咳喘，咽喉肿痛，便秘，痔疮。根、叶：肠炎，腹泻；外用治痈肿。

(6)用法用量：内服：煎汤，50～100g；或生食1～2枚。外用：煎水洗、研末调敷或吹喉。

3. 无花果叶

（1）原名：无花果叶。

（2）药性：平性。

（3）药味：辛；甘。

（4）功效：清湿热；解疮毒；消肿止痛。

（5）主治：主治湿热泄泻；带下，痔疮；痈肿疼痛；瘰疬。为治疗白癜风常用药。

（6）用法用量：内服：煎汤，9～15g。外用：适量，煎水熏洗。有民间偏方使用鲜无花果叶捣烂后外敷治疗白癜风的记载。

4. 银杏叶

（1）原名：银杏叶。

（2）药性：平性。

（3）药味：甘；苦；涩。

（4）归经：归心、肺经。

（5）功效：敛肺，平喘，活血化瘀，止痛。

（6）主治：用于肺虚咳喘；冠心病，心绞痛，高血脂。老年性白癜风，外用可保健护肤。

（7）用法用量：9～12g。

5. 独活

（1）原名：独活。

（2）别名：胡王使者；独摇草；独滑；长生草；川独活；川独；肉独活；资历邱独活；巴东独活；香独活；绩独活；大活；山大活；玉活。

（3）药性：温性。

（4）药味：辛；苦。

（5）归经：归肾、膀胱经。

（6）功效：祛风除湿，通痹止痛。

（7）主治：用于风寒湿痹，腰膝疼痛，少阴伏风头痛。与其他祛风药合用，治疗风盛型白癜风。

（8）用法用量：内服：煎汤，5～15g；浸酒或入丸、散。外用：煎水洗。

（9）禁忌：阴虚血燥者慎服。

（10）现代药理研究

1）独活对冠状动脉有扩张作用；对麻醉犬有降压作用、抗心律失常的作用；对离体蛙心也有抑制作用。

2）独活具有镇静、消炎以及一定的镇静作用。

3）独活煎剂对多种致病杆菌、铜绿假单胞菌均有明显抑制作用。

4）独活对兔回肠、大鼠十二指肠及子宫痉挛均有明显解痉作用。

5）独活能提高免疫功能。

6）独活对呼吸中枢有兴奋作用，能使呼吸加深加快。

（11）古籍摘要

1）《神农本草经》：味苦，平。主治风寒所击，金创，止痛，贲豚，痫，女子疝瘕。

2）《名医别录》：味甘，微温，无毒。主治诸贼风，百节痛风无久新者。

3）《本草纲目》：羌活、独活皆能逐风胜湿，透关利节，但气有刚、劣不同尔。《素问》云：从下上者，引而去之。二味苦辛而温，味之薄者，阴中之阳，故能引气上并，通达周身，而散风胜湿。唐刘师贞之兄病风，梦神人曰：但取胡王使者浸酒服，便愈。师负访问，皆不晓。复梦其母曰：胡王使者，即羌活也，松而用之，兄疾遂煎。独活、羌活乃一类两种，以中国者为独活，西羌者为羌活。

4）《本草崇原》：动摇万物者莫疾乎风。故万物莫不因风以为动摇，唯独活不然。有风，独立不动；无风，独能自摇。在蜀名蜀活，在羌名羌活，随地以名，亦随地有差等。但可互为兄弟，不可强别雌雄，其从治不能独立不动，而为风寒刀刃之所击，及奔豚痫痓之因风以为动摇，复因风而反乎上下开阖者。若女子疝瘕，此不能自摇耳。不能自摇，即阖而不开，不能独立不动，即开而不阖。唯独活则阖而能开，开而能阖，当入肝之经，厥阴之阖，具血风木化气之体用者欤。

5）《景岳全书》：味苦，气香，性微凉。升中有降，善行滞气，故入肾与膀胱两经，专理下焦风湿。两足痛痹，湿痒拘挛，或因风湿而齿痛，头眩喘逆，奔豚疝瘕，腰腹疼痛等证，皆宜用之。

6）《本草备要》：宣，搜风去湿，辛苦微温。气缓善搜，入足少阴气分肾。以理伏风。治本经伤风头痛，头晕目眩，宜与细辛同用。风热齿痛，文潞公《药准》用独活、地黄等分为末，每服三钱。痓痫湿痹，项背强直，手足反张曰痉。湿流关节，痛而烦曰湿痹。风胜湿，故二活兼能去湿。奔豚疝瘕。肾积曰奔豚，风寒湿客于肾家所致。瘕疝亦然。有风不动，无风反摇，又名独摇草。故治风。

6. 羌活

（1）原名：羌活。

（2）别名：羌青；护羌使者；胡王使者；羌滑；退风使者；黑药。

（3）药性：温性。

（4）药味：辛；苦。

（5）归经：入膀胱、肾经。

（6）功效：散表寒，祛风湿，利关节。

（7）主治：治感冒风寒，头痛无汗，风寒湿痹，项强筋急，骨节酸疼，风水浮肿，痈疽疮毒。长于治疗白癜风具有风湿之证者。

（8）用法用量：内服：煎汤，2~5钱；或入丸、散。

（9）禁忌：血虚痹痛忌服。


（10）现代药理研究

1）羌活挥发油有解热、镇痛、抗炎作用。

2）羌活挥发油有抗过敏作用。

3）一定量羌活有抗心律失常的作用。

4）羌活有抗心肌缺血的作用。

5）羌活有一定的抗休克作用。

6）羌活有抗血栓形成的作用。

7）羌活有抗菌作用。

8）羌活有抗脂质过氧化的作用。

9）羌活还有抗癫痫作用；还对子宫颈细胞有一定的抑制作用。

（11）古籍摘要

1）《日华子本草》：治一切风并气，筋骨拳挛，四肢羸劣，头旋，明目，赤目痛，及伏梁水气，五劳七伤，虚损冷气，骨节酸疼，通利五藏。独活即是羌活母类也。

2）《药性赋》：味苦、甘，平，气微温，无毒。升也，阴中之阳也。其用有五：散肌表八风之邪，利周身百节之痛，排巨阳肉腐之疽，除新旧风湿之证，乃手足太阳表里引经之药也。

3)《本草蒙筌》：味苦、甘、辛，气平、微温。气味俱轻，升也，阳也。无毒。羌活则气雄，独活则香细。气雄者入足太阳，香细者入足少阴。足知羌活本手足太阴表里引经之药，而又入足少阴厥阴二经。名列君部之中，非此柔懦之主。此诚拨乱反正，大有作为者也。故小无不入，大无不通。能散肌表入风之邪，善利周身百节之痛。排巨阳肉腐之疽，除新旧风湿之证。须去黑皮腐烂，煎服方有神功。如若加入川芎，立止本经头痛。独活主治较羌稍殊，乃足少阴表里引经。专治痛风与少阴经伏风，而不治太阳经也。故两足湿痹不能动履，非此莫痊，风毒齿痛头眩目晕，有此堪治。虽治伏风，又资燥湿。经云：风能胜湿故也。谟按：《会编》云：羌活、独活《神农本草经》既云同种，再无别条，则非二物可知矣。后人因见形色、气味略殊，故立异论。不思物之不齐，物之情也。是以羌活、独活虽系一种，而一种之中亦有不同，有紧实者，有轻虚者。仲景用独活治少阴，必紧实者；东垣用羌活治太阳，必轻虚者。正如黄芩，取枯飘者名宿芩，用治太阴；取圆实者名子芩，用治阳明义也。况古方但用独活，今方既用独活，又用羌活，不知病宜两用耶，抑不知未之考耶。

4)《景岳全书》：味微苦，气辛微温，升也，阳也。用此者，用其散寒定痛。能入诸经，太阳为最。散肌表之寒邪，利周身项脊之疼痛，排太阳之痈疽，除新旧之风湿。缘非柔懦之物，故能拨乱反正。惟其气雄，大能散逐，若正气虚者忌用之。

5)《神农本草经读》：羌活气平，秉金气而入肺；味苦甘无毒，得火味而入心；得土味而入脾。其主风寒所击者，入心以扶心火之衰，所以主之。痫痉者，木动则生风，风动则挟木势而害土，土病则聚液而成痰，痰进入心，则为痫为痉。此物秉金气以制风，得土味而补脾，得火味而宁心，所以主之。女子疝瘕，多经行后，血假风湿而成，此物入肝以平风，入脾以胜湿，入心而主宰血脉之流行，所以主之。

7. 骨碎补

（1）原名：骨碎补。

（2）别名：胡孙姜；石毛姜；石良姜；石庵闾；肉碎补；石岩姜；猴姜；毛姜；申姜；爬岩姜；岩连姜；鸡姜；碎补。

（3）药性：温性。

（4）药味：苦。

（5）归经：肝经；肾经。

（6）功效：补肾，活血，止血。

（7）主治：治肾虚久泻及腰痛，风湿痹痛，齿痛，耳鸣，跌打闪挫、骨伤、阑尾炎，斑秃，鸡眼。常用于治疗腰膝筋骨酸痛、外伤瘀血作痛、肾虚久泻、耳鸣、牙痛及白癜风伴有肾虚者。

（8）用法用量：内服：煎汤，10~20g；或入丸、散。外用：适量，捣烂敷或晒干研末敷；也可浸酒搽。

（9）禁忌：阴虚内热及无瘀血者慎服。

（10）现代药理研究

1）骨碎补中所含双氢黄铜苷可降血脂。

2）骨碎补有促进骨折愈合作用。

3）骨碎补能明显降低链霉素中毒所致动物死亡数及降低卡那霉素对耳的损害。

4）骨碎补中所含双氢黄酮苷有强心作用及降低兔血小板聚集作用。

5）骨碎补中所含双氢黄酮苷有明显镇静、镇痛作用。

6）骨碎补在试管内能抑制葡萄球菌的生长。

（11）古籍摘要

1）《本草纲目》：骨碎补，足少阴经药也。故能入骨，治牙及久泻痢。昔有魏刺史子久泄，诸医不效，垂殆。予用此药末入猪肾中煨熟与食，顿住。盖肾主大小便，久泄属肾虚，不可专从脾胃也。《雷公炮炙论》用此方治耳鸣，耳亦肾之窍也。戴原礼《证治要诀》痢后下虚，不善调养，或远行，或房劳，或外感，致两足痿软，或痛或痹，遂成痢风，宜用独活寄生汤，加虎骨四斤丸，明以骨碎补1/3，同研取汁，酒解服之。外用杜牛膝、杉木节、草薢、白芷、南星煎汤，频频熏洗。此亦从肾虚骨痿而治也。

2）《本草蒙筌》：味苦，气温。无毒。补骨节伤碎，疗风血积疼。破血有功，止血亦效。本名曰胡孙姜，唐明皇以其主折伤甚验，故易名骨碎补也。

3）《景岳全书》：味微苦，性温平，乃足少阴厥阴肝肾药也。能活血止血，补折伤，疗骨中邪毒，风热疼痛，及痢后下虚。或远行，或房劳，或外感风湿，以致两足痿弱疼痛，俱宜以四斤丸、补阴药之类佐而用之。或炒熟研末，用猪腰夹煨，空心食之，能治耳鸣及肾虚久痢牙疼。

4)《本草备要》：补肾，治折伤。苦温补肾，故治耳鸣，耳鸣必由肾虚。及肾虚久泻。研末，入猪肾煨熟，空心食之。肾主二便，久泻多属肾虚，不可专责脾胃也。肾主骨，故治折伤，以功命名，粥和敷伤处。经曰：肾者胃之关也。前阴利水，后阴利谷。牙痛。炒黑为末，擦牙，咽下亦良。又入厥阴，心包、肝。能破血、止血。入血行伤，故治折伤。粥和末裹伤处。

5)《本草思辨录》：骨碎补，《开宝》主破血、止血、补伤折。其所破之血，乃伤折之瘀血；所止之血，乃伤折之好血。非谓其于他处能破血复能止血也。伤在皮肤曰伤破，在筋脉曰伤断，在骨曰伤折。骨碎补寄生树上或石上，多在背阴处，其根有黄赤毛，所抽之叶，则有青绿黄白赤紫各点，宛似效力于骨碎之处而调其血脉。又寸寸折之，寸寸皆生。处处折之，处处有汁。气味苦温，故能入肾坚肾补伤折。且无花无实，力专而不分也。李氏谓以骨碎补研末入猪肾中煨熟空心食，治久泄顿住。其补肾之功，自不可没。则他方书治耳鸣牙疼，亦必不虚。要知其为苦温之剂，勿施于阳胜之体而可耳。

8. 何首乌

(1)原名：何首乌。

(2)别名：首乌；赤首乌；铁秤砣；红内消。

(3)药性：温性。

(4)药味：甘；苦；涩。

(5)归经：肝；肾经。

(6)功效：解毒，消痈，润肠通便。

(7)主治：用于瘰疬疮痈，风疹瘙痒，肠燥便秘；高血脂。皮肤科常用治须发早白、痈疽瘰疬及肝肾不足型白癜风。

(8)用法用量：内服：煎汤，10~20g；熬膏、浸酒或入丸、散。外用：适量，煎水洗、研末撒或调涂。

(9)现代药理研究

1)何首乌能减慢心率，增加冠脉流量，有一定的强心作用，有明显的降血脂及抗动脉粥样硬化形成的作用，并可保护缺血心肌，改善氧的代谢平衡。

2)何首乌能提高机体 SOD(超氧化物歧化酶)含量，有延缓衰老作用。

3)何首乌能增加免疫器官重量，增强细胞免疫功能。

4)何首乌不但能使肾上腺重量增加，还有兴奋肾上腺皮质功能的作用。

5）何首乌可使老年大鼠血中甲状腺素的含量增加，有使肝糖原积累升高的作用。

6）何首乌能促进肠管运动、有保肝作用。

7）何首乌对红细胞的生成有促进作用。

8）何首乌有抗肿瘤作用。

9）何首乌有骤减神经的时值、促进神经兴奋、增加肌肉时值、使肌肉麻痹的作用。

10）何首乌有促进生长、缩短幼年的作用。

11）何首乌有抗病原微生物作用。

（10）古籍摘要

1）《日华子本草》：味甘。久服令人有子，治腹藏宿疾，一切冷气及肠风。

2）《开宝本草》：味苦、涩，微温，无毒。主瘰疬，消痈肿，疗头面风疮、五痔，止心痛，益血气，黑髭鬓，悦颜色。久服长筋骨，益精髓，延年不老。亦治妇人产后及带下诸疾。

3）《本草纲目》：何首乌，足厥阴、少阴药也。白者入气分，赤入血分。肾主闭藏，肝主疏泄。此物气温，味苦涩。苦补肾，温补肝，能收敛精气。所以能养血益肝，固精益肾，健筋骨，乌髭发，为滋补良药。不寒不燥，功在地黄、天冬诸药以上。气血不和，则风虚痈肿瘰疬诸疾可知矣。此药流传虽久，服者尚寡。嘉靖初，邵应苍真人，以七宝美髯丹方上进。世宗肃皇帝服饵有效，连生皇嗣。于是何首乌之方，天下大行矣。宋怀州知州李治，与一武臣同官。怪其年七十余而轻健、面如渥丹，能饮食。叩其术，则服饵首乌丸也。乃传其方。后治得病，盛暑中半体无汗，已二年，窃自忧之。造丸服至半年余，汗遂浃体。其活血治风之功，大有补益。其方用赤白何首乌各半斤，米泔浸液，竹刀刮去皮，切焙，石臼为末，炼蜜丸梧子大。每空心温酒下五十丸，亦可末服。茯苓为之使。

4）《本草蒙筌》：味甘、苦、涩，气微温，无毒。茯苓引使。忌猪羊血汁，恶萝卜菜蔬。主瘰疬痈疽，疗头面风疹。长筋骨，悦颜色，益血气，止心疼。久服添精，令人有子。妇人带下，为末酒调。原取名曰夜交藤，后因顺州南河县何翁服之，白发变黑，故改称为何首乌也。花采九蒸九曝，久服亦驻颜容。

5）《景岳全书》：味甘涩微苦，阴中有阳，性温。此其甘能补，涩能固，温能养阳。虽曰肝肾之药，然白者入气分，赤者入血分，凡血气所在，则五阴之脏何所不至？故能养血养神助气，壮筋骨，强精髓，黑须发，亦治妇人带浊失血、产后诸虚等疾。第其性效稍缓，暂服若不甚显，必久服之，诚乃延年益寿，滋生助嗣之良剂。至如断疟疾，安久痢，活血治风，疗痈肿瘰疬、风湿疮疡及一切冷气肠风宿疾，总由其温固收敛之功，血气固则真元复，真元复则邪自散也。故唐之李翱著有《何首乌传》，即李时珍亦曰此物不寒不燥，功在地黄、门冬之上，诚非诬也。服此之后，须忌生萝卜并诸血败血等物。

9. 川芎

（1）原名：川芎。

（2）别名：山鞠穷；芎䓖；香果；胡䓖；马衔；雀脑芎；京芎；贯芎；抚芎；台芎；西芎；芎穷；胡芎；九元蟲；酒芎；山鞠芎；杜芎；川穹。

（3）药性：温性。

（4）药味：辛。

（5）归经：归肝经、胆经、心包经。

（6）功效：行气开郁，祛风燥湿，活血止痛。

（7）主治：治风冷头痛眩晕，难产，产后瘀阻块痛，痈疽疮疡，月经不调，经闭痛经，癥腹痛，胸胁刺痛，跌仆肿痛，风湿痹痛。常用于治疗白癜风兼有气滞血瘀证者。

（8）用法用量：内服：煎汤，3～10g；研末，每次 1～1.5g；或入丸、散。外用：适量，研末撒；或煎汤漱口。

（9）禁忌：阴虚火旺，上盛下虚及气弱之人忌服。

（10）现代药理研究

1）川芎嗪对血栓形成有抑制作用。川芎嗪和阿魏酸有明显抗血小板聚集的作用。

2）不同剂量川芎煎剂对心肌收缩功能和舒张功能有不同影响。

3）川芎水提物和生物碱具有扩张冠脉、增加冠脉血流量、改善心肌缺氧状态的作用。

4）川芎嗪能对抗心律失常。川芎水提物与生物碱既有扩张冠脉流量的作用，又具扩张脑血管、增加脑血流量的作用。

5）川芎嗪能扩张外周血管，对微循环障碍有明显的改善作用。

6）川芎嗪对多种平滑肌痉挛与水肿均有抑制作用。

7）川芎嗪对实验性肾小球肾炎有一定的防治作用。

8）川芎有明显镇静作用。

9）川芎浸膏能有效地收缩子宫；川芎水溶性制剂可以对抗各种放射。川芎嗪还可对抗肿瘤转移；使急性出血性胰腺炎得到抑制。川芎对动物骨折的愈合和血肿的吸收有明显促进作用，还可增强免疫功能。

（11）古籍摘要

1）《神农本草经》：味辛，温。主治中风入脑头痛，寒痹，筋挛缓急，金创，妇人血闭无子。

2）《名医别录》：无毒。主除脑中冷动，面上游风去来，目泪出，多涕唾，忽忽如醉，诸寒冷气，心腹坚痛，中恶，卒急肿痛，温中内寒。

3）《日华子本草》：畏黄连。治一切风，一切气，一切劳损，一切血。补五劳，壮筋骨，调众脉，破疗结宿血，养新血，长肉，鼻洪吐血及溺血，痔瘘，脑痈，发背，瘰疬，瘿赘，疮疥，及排脓，消瘀血。

4）《药性赋》：味辛，气温，无毒。升也，阳也。其用有二：上行头角，助清阳之气止痛；下行血海，养新生之血调经。

5）《本草纲目》：川芎，血中气药也。肝苦急，以辛补之，故血虚者宜之。辛以散之，故气郁者宜之。《左传》言麦曲，川芎御湿，治河鱼腹疾。予治湿泻，每加二味，其应如响也。血痢已通而痛不止者，乃阴亏气郁，药中加芎为佐，气行血调，其病立止。此皆医学妙旨，圆机之士，始可语之。五味入胃，各归其本脏。众服则增气偏胜，必有偏绝，故有暴夭之患。若药具五味，备四气，君臣佐使配合得宜，岂有此害哉？如川芎，肝经药也。若单服既久，则辛喜归肺，肺气偏胜，金来贼木，肝必受邪，久则偏绝，岂不夭亡？故医者贵在格物也。燥湿，止泻痢，行气开郁。

6）《景岳全书》：味辛微甘，气温，升也，阳也。其性善散，又走肝经，气中之血药也。反藜芦。畏硝石、滑石、黄连者，以其沉寒而制其升散之性也。芎归俱属血药，而芎之散动尤甚于归，故能散风寒，治头痛，破瘀蓄，通血脉，解结气，逐疼痛，排脓消肿，逐血通经。同细辛煎服，治金疮作痛。同陈艾煎服，验胎孕有无三、四月后，服此微动者，胎也。以其气升，故兼理崩漏眩晕；以其甘少，故散则有余，补则不足。惟风寒之头痛，极宜用之，若三阳火壅于上而痛者，得升反甚。今人不明升降，而但知川芎治头痛，谬亦甚矣。多服久服，令人走散真气，能致暴亡，用者识之。

7）《神农本草经读》：川芎气温，秉春气而入肝；味辛无毒，得金味而入肺。风为阳邪，而伤于上，风气通肝，肝经与督脉会于巅顶而为病，川芎辛温而散邪，所以主之。血少而不能热肤，故生寒而为痹；血少而不能养筋，故筋结而为挛；筋纵而为缓；筋结而为急，川芎辛温而活血，所以主之。治金疮者，以金疮从皮肤以伤肌肉，川芎秉阳明金气，能从肌而达皮肤也。妇人以血为主，血闭不通，则不生育，川芎辛温通经，而又能补血，所以治血闭无子也。

10. 人参

（1）原名：人参。

（2）别名：人街；鬼盖；黄参；玉精；血参；土精；地精；金井玉阑；孩儿参；棒槌；干晒参；红参；白参；园参；神草；百尺杵。

（3）药性：微温性。

（4）药味：甘；微苦。

（5）归经：归脾经、肺经、心经。

（6）功效：大补元气，复脉固脱，补脾益肺，生津止渴，安神益智。

（7）主治：劳伤虚损、食少、倦怠、反胃吐食、大便滑泄、虚咳喘促、自汗暴脱、惊悸、健忘、眩晕头痛、阳痿、尿频、消渴、妇女崩漏、小儿慢惊及久虚不复，一切气血津液不足之症。

（8）用法用量：内服：煎汤，3～10g，大剂量10～30g，宜另煎兑入；或研末，1～2g；或敷膏；或泡酒；或入丸、散。

（9）禁忌：反藜芦；畏五灵脂。

（10）现代药理研究

1）人参能提高学习记忆能力。

2）人参制剂有 M 受体样作用，对 α 受体、β 受体及递质也有一定影响，人参皂苷有缓解吗啡成瘾性作用。

3）人参对垂体 - 肾上腺皮质系统、垂体 - 性腺系统均有刺激作用；有利尿作用；能提高胰岛素合成量。

4）人参有降低血糖作用，并能调节能量代谢。

5）人参能提高机体适应性，有抗疲劳、抗应激作用。

6）人参可促进机体免疫功能。

7）人参有抗肿瘤作用。

8）人参能加强心肌收缩力，有降血压、抗休克作用，能改善冠心病的各种症状。

9)人参皂苷对开心手术心肌缺血再灌注有保护作用。有抗动脉粥样硬化、抗糖尿病动脉硬化作用。

10)人参能抑制血小板聚集,有抗溶血、抗血栓作用,增强机体造血功能。

11)人参有明显抗衰老作用。

12)人参有抗利尿作用,并有一定的保护肾损害、抗诱变作用。

13)人参对胃黏膜损伤有保护作用。

14)人参皂苷对骨骼肌的生长和分化有促进作用。

15)人参对生殖细胞、骨髓细胞、体细胞的遗传物质的损伤均有抑制作用。

16)人参有抗炎、抗病毒、抗辐射作用,并对感音神经性耳聋有一定作用。

17)人参对支气管上皮细胞功能有一定的增强作用。

18)人参有耐缺氧、抗疲劳作用。

19)人参能增强网状内皮系统及白细胞的吞噬功能,有抗菌及抗寄生虫作用,还具有脱敏作用。

(11)古籍摘要

1)《神农本草经》:味甘,微寒。主补五脏,安精神,定魂魄,止惊悸,除邪气,明目,开心益智。

2)《名医别录》:微温,无毒。主治肠胃中冷,心腹鼓痛,胸胁逆满,霍乱吐逆,调中,止消渴通血脉,破坚积,令人不忘。

3)《日华子本草》:杀金石药毒,调中治气,消食开胃。食之无忌。

4)《药性赋》:味甘,气温,无毒。升也,阳也。其用有三:止渴生津液,和中益元气,肺寒则可服,肺热还伤肺。

5)《汤液本草》:气温,味甘。甘而微苦,微寒,气味俱轻,阳也。阳中微阴,无毒。

6)《本草纲目》:治男妇一切虚证,发热自汗,眩晕头痛,反胃吐食,疟疾,滑泻久痢,小便频数淋滴,劳倦内伤,中风中暑,痿痹,吐血、嗽血、下血、血淋、血崩、胎前,产后诸病。

7)《本草崇原》:人参气味甘美,甘中稍苦,故曰微寒。凡属上品,俱系无毒。独人参禀天宿之光华，钟地土之广厚，久久而成人形，三才俱备，故主补人之五脏。脏者藏也。肾藏精，心藏神，肝藏魂，肺藏魄，脾藏智。安精神，定魂魄，则补心肾肺之真气矣。夫真气充足，则内外调和，故止惊悸之内动，除邪气之外侵。明目者，五脏之精，上注于目也。开心者，五脏之神皆主于心也。又日益智者，所以补脾也。

11. 黄芪

（1）原名：黄芪。

（2）别名：芪；棉芪；绵耆；黄耆；黄蓍；独椹；蜀脂；百本；百药棉；黄参；血参；人衔；戴糁椹；百本孙药绵；生芪。

（3）药性：温性。

（4）药味：甘。

（5）归经：归肺、脾经。

（6）功效：补气固表，利尿排毒，排脓，敛疮生肌。

（7）主治：用于气虚乏力，食少便溏，中气下陷，久泻脱肛，便血崩漏，表虚自汗，气虚水肿，痈疽难溃，久溃不敛，血虚萎黄，内热消渴。补气血，实卫气，临床常与其他补益药合用，治疗白癜风兼有气虚之证者。

（8）用法用量：15～25g，大量可用至50～100g。

（9）禁忌：①忌食生冷食物；②忌烟酒浓茶；③新生儿婴幼儿禁用；④有过敏使者禁用；⑤脾胃湿热者禁用。

（10）现代药理研究

1）黄芪能对抗免疫抑制制剂的作用。

2）黄芪有强心、限制或缩小心肌梗死面积，以及改善心肌炎症状、抗应激、抗心肌缺血的作用，能扩张血管，扩张冠脉、降低血压，改善心肌氧的代谢平衡。

3）黄芪能抑制血小板聚集，抗血栓，并可提高造血功能。

4）黄芪可使细胞的生理代谢作用增强，双向调节血糖浓度。

5）黄芪有抗肿瘤作用。

6）黄芪有抗衰老作用。

7）黄芪对肾炎、肾衰竭、肾病综合征、慢性肾功能不全均有治疗作用。

8）黄芪能增强脑部功能，有镇痛、镇静作用。

9）黄芪对实验性肝炎有保护作用，可增强小肠运动各平滑肌紧张度。

10）黄芪有抗菌、抗病毒作用。

11）黄芪对大鼠离体子宫有收缩作用，有促雌激素样作用。

12）黄芪有抗辐射作用，并对造血和免疫系统有保护作用。

13）黄芪有明显的抗疲劳作用。

（11）古籍摘要

1）《神农本草经》：味甘，微温。主治痈疽，久败疮排脓止痛，大风癞疾，五痔，鼠瘘，补虚，小儿百病。

2）《名医别录》：无毒。主治妇人子藏风邪气，逐五藏间恶血，补丈夫虚损，五劳羸瘦，止渴，腹痛泄利，益气，利阴气。

3）《日华子本草》：恶白鲜皮。助气，壮筋骨，长肉，补血、破癥癖、瘰疬、瘿赘，肠风，血崩带下，赤白痢，产前后一切病，月候不匀，消渴，痰嗽，并治头风、热毒赤目等。

4）《药性赋》：味甘，气温，无毒。升也，阳也。其用有四：温分肉而实腠理，益元气而补三焦，内托阴证之疮疡，外固表虚之盗汗。

5）《本草蒙筌》：味甘，气微温。气薄味厚，可升可降，阴中阳也。无毒。生用治痈疽，蜜炙补虚损。入手少阳，入足太阴。主丈夫小儿五劳七伤，骨蒸体瘦，消渴腹痛，泻痢肠风；治女子妇人月候不匀，血崩带下，胎前产后，气耗血虚。益元阳，泻阴火。扶危济弱，略亚人参。温分肉而充皮肤，肥腠理以司开阖。固盗汗自汗，无汗则发，有汗则止；托阴疮癞疮，排脓止痛，长肉生肌。外行皮毛，中补脾胃。下治伤寒，尺脉下至。是上中下、内外、三焦药也。性畏防风，而防风能制黄芪，黄芪得防风，其功越大。盖相畏而相使者，故二味世多相须而用。《衍义》又云：因多补益之功，药中呼为羊肉。谟按：参芪甘温，俱能补益。证属虚损，堪并建功。但人参惟补元气调中，黄芪兼补卫气实表。所补既略差异，共剂岂可等分！务尊专能，用为君主。君药宜重，臣辅减轻。君胜乎臣，天下方治，臣强于主，国祚渐危。此理势自然，药剂仿之，亦不可不注意也。如患内伤，脾胃衰弱，饮食怕进，怠惰嗜睡，发热恶寒，呕吐泄泻，及夫胀满痞塞，力乏形羸，脉息虚微，精神短少等证，治之悉宜补中益气，当以人参加重为君，黄芪减轻为臣。若系表虚，腠理不固，自汗盗汗，渐致亡阳，并诸溃疡，多耗脓血，婴儿痘疹，未落全浆，一切阴毒不起之疾，治之又宜实卫护荣，须让黄芪倍用为主，人参少入为辅焉。是故治病在药，用药由人。切勿索骥按图，务须活泼泼地。先正尝曰：医无定体，应变而施。

药不执方，合宜而用。又云：补气药多，补血药亦从而补气；补血药多，补气药亦从而补血。佐之以热则热，佐之以寒则寒。如补中益气汤，虽加当归，当归血药也，因势寡，则被参芪所据，故专益气金名；又当归补血汤，纵倍黄芪，黄芪气药也，为性缓，亦随当归所引，惟以补血标首。佐肉桂附子少热，八味丸云然；加黄檗知母微寒，补阴丸是尔。举隅而反，触类而推。则方药之应乎病机，病机之合乎方药，总在君臣佐使之弗失，才致轻重缓急之适中。时医不以本草加工，欲望制方。如是之通变合宜者，正犹学射而不操夫弓矢，其不能也决矣。

6)《景岳全书》：味甘气平，气味俱轻，升多降少，阳中微阴。生者微凉，可治痈疽；蜜炙性温，能补虚损。因其味轻，故专于气分而达表，所以能补元阳、充腠理、治劳伤、长肌肉。气虚而难汗者可发，表疏而多汗者可止。其所以止血崩血淋者，以气固而血自止也，故曰血脱益气；其所以除泻痢带浊者，以气固而陷自除也，故曰陷者举之。然其性味俱浮，纯于气分，故中满气滞者，当酌用之。

12. 甘草

(1)原名：甘草。

(2)别名：生甘草；美草；蜜甘；蜜草；蕗草；国老；灵通；粉草；甜草；甜根子；棒草。

(3)药性：平性。

(4)药味：甘。

(5)归经：归心、肺、脾、胃经。

(6)功效：补脾益气，清热解毒，祛痰止咳，缓急止痛，调和诸药。

(7)主治：用于脾胃虚弱，倦怠乏力，心悸气短，咳嗽痰多，脘腹、四肢挛急疼痛，痈肿疮毒，缓解药物毒性、烈性。常与其他药配合治疗白癜风。

(8)用法用量：内服：煎汤，2.5～15g；或入丸、散。外用：研末掺或煎水洗。

(9)禁忌：反甘遂、大戟、芫花、海藻。

(10)现代药理研究

1)甘草具有很强的抗胃溃疡作用。

2)甘草有突触后抑制作用，对胃肠平滑肌具有解痉作用。

3)甘草对肝脏有明显的保护作用，还有抗脂质氧化作用。

4）甘草有抗过敏作用，对机体的吞噬功能可呈双向调节作用，甘草也能增强特异免疫功能。

5）甘草有糖皮质激素样作用。

6）甘草有明显的抗炎作用。

7）甘草有镇静、解热、镇痛作用，还能有效提高听觉能力。

8）甘草对心脏有兴奋作用，增大心脏收缩幅度，还有抗心律失常及降血脂作用。

9）甘草有明显的抗菌、抗病毒作用，对艾滋病毒具有破坏和抑制其增生的作用。

10）甘草通过作用于中枢神经而产生镇咳作用，也有一定的平喘作用。

11）甘草有抗肿瘤、抗氧化及抗衰老作用。

12）甘草对某些药物、食物、体内代谢产物及其细菌毒素所致的中毒都有一定的解毒作用。同时还有解毒增效作用。

13）甘草有明显的抗利尿作用，可抑制雌激素对未成年动物子宫的增长作用。

14）甘草在方药组合、配方、免疫中均具有双向调节作用。

（11）古籍摘要

1）《神农本草经》：味甘，平。主治五脏六腑寒热邪气，坚筋骨，长肌肉，倍力，金疮肿，解毒。

2）《名医别录》：无毒。主温中，下气，烦满，短气，伤藏，咳嗽，止渴，通经脉，利血气，解百药毒，为九土之精，安和七十二种石，一千二百种草。

3）《日华子本草》：安魂定魄，补五劳七伤，一切虚损，惊悸烦闷、健忘，通九窍，利百脉，益精养气，壮筋骨，解冷热。入药久用。

4）《药性赋》：味甘，平，无毒。生之则寒，炙之则温。生则分身，梢而泻火，炙则健脾胃而和中。解百毒而有效，协诸药而无争，以其甘能缓急，故有国老之称。

5）《本草纲目》：甘草外赤中黄，包兼坤离；味浓气薄，资金土德。协和群品，有元老之功；普治百邪，得王道之化。赞帝力而人不知，敛神功而已不与，可谓药中之良相也。然中满、呕吐、酒客之病，不喜其甘；而大戟、芫花、甘遂、海藻，与之相反。是亦迂缓不可以救昏昧，而君子尝见嫉于宵人之意欤？解小儿胎毒惊痫，降火止痛。（甘草头）主痈肿，宜入吐药。大抵补中宜炙用，泻火宜生用。通入手足十二经。甘草与藻、戟、遂、芫四物相反，而胡洽居士治痰游，以十枣汤加甘草、大黄，乃是痰在膈上，欲令通泄，以拔去病根也。东垣治项下结核，消肿溃坚汤加海藻。丹溪治劳瘵，莲心饮用芫花。二方俱有甘草，皆本胡居士之意也。故陶宏景言古方亦有相恶、相反，并乃不为害。非妙达精微者，不能知此。

6)《景岳全书》：味甘气平，生凉炙温，可升可降，善于解毒。反甘遂、海藻、大戟、芫花。甘味至甘，得中和之性，有调补之功，故毒药得之解其毒，刚药得之和其性，表药得之助其升，下药得之缓其速。助参芪成气虚之功，人所知也；助熟地疗阴虚之危，谁其晓焉？祛邪热，坚筋骨，健脾胃，长肌肉，随气药入气，随血药入血，无往不可，故称国老。惟中满者勿加，恐其作胀；速下者勿入，恐其缓功，不可不知也。

7)《神农本草经读》：物之味甘者，至甘草为极。甘主脾，脾为后天之本，五脏六腑，皆受气焉。脏腑之本气则为正气，外来寒热之气，则为邪气，正气旺则邪气自退矣。筋者，肝所主也；骨者，肾所主也；肌肉者，脾所主也；力者，心所主也，但使脾气一盛，则五脏皆循环受益，而得其坚之、壮之、倍之之效矣。金疮者，乃刀斧所伤而成疮，疮甚而肿，脾得补而内自满也。能解者，如毒物入土，则毒化也。

13. 白芷

(1) 原名：白芷。

(2) 别名：香白芷；水白芷；山白芷；野当归；云南牛防风。

(3) 药性：温性。

(4) 药味：辛；苦。

(5) 归经：归肺；胃经。

(6) 功效：祛风发表；散寒燥湿。

(7) 主治：主治风寒感冒；头痛；咳喘；鼻渊；脘腹冷痛；风寒湿痹；寒湿带下；痛经；疮疡肿痛；风疹湿痒。为治疗白癜风的常用中药，无论内服或外用，均有较好的疗效。

(8) 用法用量：内服：煎汤，3～9g；或泡酒；或入丸、散。外用：适量，研末敷；或煎汤洗。

(9) 禁忌：阴虚火旺者禁服。

（10）现代药理研究

1）白芷对中枢神经系统有兴奋作用。

2）白芷有解热镇痛作用。

3）白芷有抗炎、抗菌作用。

4）白芷有降血压作用。

5）白芷有光敏作用，其所含的香柑内酯、花椒毒素、异欧前胡素等呋喃香豆素类化合物为"光活性物质"，可用于治疗白癜风。

6）白芷有活化交感系统激素、抑制脂肪合成的作用。

7）白芷有止血作用。

8）白芷对皮肤有一定作用。白芷对豚鼠二硝基氯苯变应性接触性皮炎有明显抑制作用。白芷－黑光疗法可治疗银屑病。

9）白芷可抑制肝药物代谢酶系统，滇白芷有平喘作用。

（11）古籍摘要

1）《神农本草经》：味辛，温。主治女人漏下赤白，血闭，阴肿，寒热，风头侵目泪出，长肌肤润泽，可作面脂。

2）《名医别录》：无毒，主治风邪，久渴，吐呕，两胁满，风痛，头眩，目痒。可作膏药面脂，润颜色。

3）《日华子本草》：治目赤努肉，及补胎漏滑落，破宿血、补新血，乳痈发背，瘰疬，肠风痔瘘，排脓，疮痍疥癣，止痛，生肌，面疵瘢。

4）《本草发挥》：洁古云：治足阳明头痛，中风寒热，解利药也。以四味升麻汤中加之，通行手足阳明经也。《主治秘诀》云：性温，味辛。气味俱轻，阳也。阳明行经之药。治阳明经头痛在额，及治风通用，去肺经风热，头面皮肤燥痒。

5）《本草纲目》：治鼻渊鼻衄，齿痛，眉棱骨痛，大肠风秘，小便去血，妇人血风眩晕，翻胃吐食。白芷色味辛，行手阳明庚金；性温气厚，行足阳明戊土；芳香上达，入手太阴肺经。肺者，庚之，戊之子也。故所主病不离三经。如头目眉齿诸病，三经之风热也，辛以散之；如漏带痈疽诸病，三经之湿热也，温以除之。为阳明主药，故又能治血病，胎病，而排脓牛肌止痛。又戴元礼亦云：头痛挟热，项生磊块者，服之甚宜。

6）《本草蒙筌》：味辛，气温。气味俱轻，升也，阳也。无毒。气甚香窜，又名芳香。恶旋覆，使当归。通行手足阳明二经，又为太阴经之引使也。乃本经头痛中风寒热解利之要药，亦女人漏下赤白血闭阴肿之仙丹。宜炒黑用。作面脂去面瘢，散目痒止目泪。去肺经风寒，治风通用；疗心腹血痛，止痛多宜。外散乳痈背疮疡，并用调治。与细辛、辛夷作料，治久患鼻塞如神。

7)《景岳全书》：味辛，气温。气厚味轻，升也，阳也。其性温散败毒，逐阳明经风寒邪热，止头痛头风头眩，目痛目痒泪出，散肺经风寒，皮肤斑疹燥痒，治鼻衄鼻渊，齿痛眉棱骨痛，大肠风秘，肠风尿血。其气辛香达表，故治疮疡排脓止痒定痛，托痈疽肺痈瘰疬痔瘘，长肉生肌。炒黑用之，提女人血生用，可作面脂。亦蛇伤砒毒，金疮伤损。

8)《本草崇原》：白芷臭香色白，气味辛温，禀阳明金土之气化。主治妇人漏下赤白，血闭阴肿者，《经》云：阳明胃脉，其气下行而主阖。白芷辛温，禀阳明燥金之气下行，则漏下赤白，血闭阴肿可治也。治寒热头风侵目泪出者，白芷芳香，气胜于味，不但禀阳明燥金之气下行，且禀阳明中土之气上达，故寒热头风侵目泪出可治也。土主肌肉，金主皮肤，白芷得阳明金土之气，故长肌肤。面乃阳明之分部，阳气长，则其颜光，其色鲜，故润泽颜色。白芷色白，作粉如脂，故可作面脂。

14. 白术

(1)原名：白术。

(2)别名：于术；冬术；冬白术。

(3)药性：温性。

(4)药味：甘；苦。

(5)归经：归脾、胃经。

(6)功效：健脾益气，燥湿利水，止汗，安胎。

(7)主治：用于脾虚食少，腹胀泄泻，痰饮眩悸，水肿，自汗，胎动不安。治疗脾胃气弱诸证及白癜风兼有中气不足者。

(8)用法用量：内服：煎汤，6～15g；或熬膏；或入丸、散。

(9)禁忌：阴虚燥渴，气滞胀闷者忌服。

(10)现代药理研究

1)白术有保肝利胆作用。

2)白术有显著而持久的利尿作用。

3)白术能促进细胞免疫，增强血清中 IgG 的含量，在白细胞减少时还有升白细胞作用。

4）白术挥发油有明显的抗肿瘤作用。

5）白术对心脏有抑制作用，使血管平滑肌扩张降压，并有镇静及兴奋呼吸的作用。

6）白术能降低血糖，对血小板的减少有明显的抑制作用。

7）白术对多种细菌均有不同程度的抑制作用。

8）白术对家兔、豚鼠、小鼠和大鼠的子宫平滑肌有明显的抑制作用。

9）白术挥发油有镇痛作用。

10）白术有较明显的强壮作用。

（11）古籍摘要

1）《神农本草经》：气味甘温，无毒，治风寒湿痹、死肌、痉疸，止汗、除热、消食。

2）《名医别录》：味甘，无毒。主治大风在身面，风眩头痛，目泪出，消痰水，逐皮间风水结肿，除心下急满，及霍乱，吐下不止，利腰脐间血，益津液，暖胃，消谷，嗜食。

3）《日华子本草》：治一切风疾，五劳七伤，冷气腹胀，补腰膝，消痰，治水气，利小便，止反胃呕逆及筋骨弱软，痰癖气块，妇人冷，症瘕，温疾，山岚瘴气，除烦，长肌。

4）《药性赋》：味甘，气温，无毒。可升可降，阳也。其用有四：利水道，有除湿之功；强脾胃，有进食之效；佐黄芩有安胎之能；君枳实有消痞之妙。

5）《本草蒙筌》：味苦、甘、辛，气温。味厚气，可升可降，阳中阴也。无毒。入心脾胃三焦四经，须仗防风地榆引使。除湿益燥，缓脾生津。驱胃脘食积痰涎，消脐腹水肿胀满。止呕逆霍乱，补劳倦内伤。手足懒举贪眠，多服益善；饮食怕进发热，倍用正宜。间发疟音皆疟殊功，两日一发者。卒暴注泻立效。水泻不禁者。或四制研散敛汗，出东垣方。或单味粥丸调脾。出丹溪方。奔豚积忌煎，因浑常闭气；痈疽毒禁用，为多生脓。治皮毛间风，利腰脐间血。故止而皮毛，中而心胸，下而腰脐。在气主气，在血主血。又无汗则发，有汗则止，与黄芪同功。同枳实为消痞方，助黄芩乃安胎剂。哮喘误服，壅塞难当。又种色苍，乃名苍术。亦防风地榆使引，入足经阳明太阴。消痰结窠囊，去胸中窄狭。治身面大风，风眩头痛甚捷；辟山岚瘴气，瘟疫时气尤灵。暖胃安胎，宽中进食。驱痃癖气块，止心腹胀疼。因气辛烈窜冲，发汗除上焦湿，其功最优。若补中焦除湿，而力甚不及于白也。仍与黄檗同煎，即二妙散。健行下焦湿热。谟按：术虽二种，补脾燥湿，功用皆同，但白者补性多，且有敛汗之效；苍者治性多，惟专发汗之能。凡入剂中，不可代用。然白术既燥，《神农本草经》又谓生津何也？盖脾恶湿，脾湿既胜，则气不得施化，津何由生？故曰膀胱津液之府，气化出焉。今用白术以燥其湿，则气得周流，而津液亦随气化而生矣。他如茯苓亦系渗湿之药，谓之能生津者，义与此同。

6)《景岳全书》：味甘辛，气温，气味俱厚，可升可降，阳中有阴，气中有血。其性温燥，故能益气和中，补阳生血，暖胃消谷，益津液，长肌肉，助精神，实脾胃，止呕逆，补劳倦，进饮食，利小水，除湿运痰，消浮去胀，治心腹冷痛、胃虚下痢、痃癖癥瘕。制以人乳，欲润其燥；炒以壁土，欲助其固；佐以黄芩，清热安胎。以其性涩壮气，故能止汗实表。而痈疽得之，必反多脓；奔豚遇之，恐反增气；及上焦燥热而气多壅滞者，皆宜酌用之。然冬术甘而柔润，夏术苦而燥烈，此其功用大有不同，不可不为深辨也。

7)《本草崇原》：白术气味甘温，质多脂液，乃调和脾土之药也。主治风寒湿痹者，《素问·痹论》云：风寒湿三气杂至，合而为痹。白术味甘，性温，补益脾土，土气运行，则肌肉之气外通皮肤，内通经脉，故风寒湿之痹证皆可治也。夫脾主肌肉，治死肌者，助脾气也。又脾主四肢，痉者，四肢强而不和。脾主黄色，疸者，身目黄而土虚。白术补脾，则痉疸可治也。止汗者，土能胜湿也。除热者，除脾土之虚热也。消食者，助脾土之转运也。愚按：太阴主湿土而属脾，为阴中之至阴，喜燥恶湿，喜湿恶寒。然土有湿气，始能灌溉四旁，如地得雨露，始能发生万物。若过于炎燥，则止而不行，为便难脾约之证。白术作煎饵，则燥而能润，温而能和，此先圣教人之苦心，学者所当体会者也。

8)《神农本草经读》：此为脾之正药，其为风寒湿痹者，以风寒湿三气合而为痹也。三气杂至，以湿为主，死肌者，湿侵肌肉也；痉者，湿流关节也；疸者，湿郁而为热，热则发黄也。湿与热交蒸，则自汗而发热也。脾受湿则失其健运之常，斯食不能消也。白术功在除湿热，所以主之。作煎饵三字另提，先圣大费苦心，以白术之功在燥，而所以妙处在于多脂。张隐菴曰："土有湿气，始能灌溉四旁，如地有雨露，始能发生万物。"今以生术刮去皮，急火炙至熟，则味甘温而质滋润，久服有延年不饥之效。可见今炒熟、炒黑、土蒸、水漂等制，大失经旨。

15. 生地黄

（1）原名：地黄。

（2）别名：野地黄；酒壶花；山烟根。

（3）药性：寒性。

（4）药味：甘；苦。

（5）归经：归心、肝、肾经。

（6）功效：鲜地黄：清热生津，凉血，止血。生地黄：清热凉血，养阴，生津。

（7）主治：鲜地黄：用于热病伤阴，舌绛烦渴，发斑发疹，吐血，衄血，咽喉肿痛。生地黄：用于热病舌绛烦渴，阴虚内热，骨蒸劳热，内热消渴，吐血，衄血，发斑发疹。临床多用于阴虚发热、热病伤阴烦渴、吐衄下血等症。也常用于治疗白癜风伴有阴虚血热或血虚肾亏的患者。

（8）用法用量：鲜地黄：12～30g。生地黄：9～15g。

（9）禁忌：脾虚湿滞、腹满便溏者，不宜使用。

16. 丹参

（1）原名：丹参。

（2）别名：红根；大红袍；血参根；血山根；红丹参；紫丹参。

（3）药性：寒性。

（4）药味：苦。

（5）归经：归心、肝经。

（6）功效：祛瘀止痛，活血通经，清心除烦。

（7）主治：用于月经不调，经闭痛经，症瘕积聚，胸腹刺痛，热痹疼痛，疮疡肿痛，心烦不眠；肝脾肿大，心绞痛。常用于治疗兼有瘀血之证的白癜风。

（8）用法用量：9～15g。

（9）禁忌：反藜芦。

（10）现代药理研究

1）丹参有明显的抗血栓形成、抗动脉粥样硬化作用。

2）低浓度的丹参对动物离体心脏有一定抑制作用。

3）丹参有降压改善微循环障碍作用，对冠心病患者甲皱微循环障碍也有改善作用。

4）丹参酮ⅡA对犬红细胞形态有明显保护作用，使红细胞的带氧功能提高。丹参酮ⅡA还具有耐常压缺氧作用。

5）丹参对 $CCl_4$ 所致急性肝损伤、肝硬化均有保护作用。

6）丹参注射液对肺纤维化、肺损伤有保护作用，还可减轻呼吸窘迫综合征症状。

7）丹参煎剂可抑制多种细菌。

8）丹参注射液能明显降低巨噬细胞的吞噬指数。

9）丹参对中枢神经系统有抑制作用；同时还可增强学习记忆。

10）丹参具有抗胃溃疡、促进皮肤创伤和骨折愈合作用；能对肾衰竭起到显著的保护作用；能使未成年大鼠子宫重量增加。

（11）古籍摘要

1）《神农本草经》：味苦，微寒。治心腹邪气，肠鸣幽幽如走水，寒热积聚，破癥除瘕，止烦满，益气。

2）《名医别录》：无毒。主养血，去心腹痼疾、结气，腰脊强，脚痹，除风邪留热。久服利人。

3）《日华子本草》：养神安志，通利关脉，治冷热劳，骨节疼痛，四肢不遂，排脓，止痛，生肌，长肉，破宿血，补新生血，安生胎，落死胎，止血崩，带下。调妇人经脉不匀，血邪心烦恶疮疥癣，瘿赘肿毒，丹毒，头痛，赤眼，热温狂闷。

4）《本草纲目》：丹参色赤味苦，气平而降，阴中之阳也。入手少阴、厥阴经。心与包络血分药也。《妇人明理论》：四物汤治妇人病，不问产前、产后、经水多少，皆可通用。惟一味丹参散，主治与之相同。盖丹参能破宿血，补新血，安生胎，落死胎，止崩中带下，调经脉，其功大类当归、地黄、川芎、芍药故也。活血，通心包络，治疝痛。

5）《本草蒙筌》：味苦，气微寒。无毒。畏寒水石也，反藜芦。专调经脉匀，善理骨节痛。生新血去恶血，落死胎安生胎。破积聚癥坚，止血崩带下。脚痹软能健，眼赤肿可消。散瘿赘恶疮，排脓生肉。辟精魅鬼祟，养正驱邪。更治肠鸣幽幽，滚下如走水状。

6）《景岳全书》：味微苦、微甘、微涩，性微凉，无毒。反藜芦。能养血活血，生新血，行宿血，故能安生胎，落死胎；血崩带下可止，经脉不匀可调。此心脾肝肾血分之药，所以亦能养阴定志，益气解烦，疗眼疼脚痹，通利关节，及恶疮疥癣，赤眼丹毒，排脓止痛，长肉生肌。

7)《本草崇原》：丹参、玄参，皆气味苦寒，而得少阴之气化，但玄参色黑，禀少阴寒水之精，而上通于天；丹参色赤，禀少阴君火之气，而下交于地，上下相交，则中土自和。故玄参下交于上，而治腹中寒热积聚，丹参上交于下，而治心腹邪气，寒热积聚。君火之气下交，则土温而水不泛溢，故治肠鸣幽幽如走水。破癥除瘕者，治寒热之积聚也。止烦满益气者，治心腹之邪气也，夫止烦而治心邪，止满而治腹邪，益正气所以治邪气也。

8)《神农本草经读》：今人谓"一味丹参，功兼四物汤"，共认为补血行血之品，为女科之专药，而丹参之真功用掩矣。

17. 当归

（1）原名：当归。

（2）别名：干归；当归身；归身；全当归；秦哪；西当归；岷当归；金当归；当归身；涵归尾；当归曲；土当归；马尾当归；马尾归；云归；全当归；全归。

（3）药性：温性。

（4）药味：辛；甘。

（5）归经：归肝、心、脾经。

（6）功效：补血活血，调经止痛，润肠通便。

（7）主治：用于血虚萎黄，眩晕心悸，月经不调，经闭痛经，虚寒腹痛，肠燥便秘，风湿痹痛，跌仆损伤，痈疽疮疡。酒当归活血通经，用于经闭痛经、风湿痹痛、跌仆损伤。常用于治疗月经不调、血虚血瘀诸证及白癜风伴血虚血瘀者。

（8）用法用量：6～12g。

（9）禁忌：湿阻中满及大便溏泄者慎服。

（10）现代药理研究

1)当归能降低心肌兴奋性；扩张冠脉，增加冠脉流量；降低心肌耗氧量，血压下降；有抗心律失常作用，抗动脉粥样硬化效应，还有改善微循环作用。

2)当归能明显抑制血小板聚集，抗血栓形成；可增强红细胞输氧功能；能促进红细胞及血红蛋白的生成；还可降低血脂。

3)当归对机体免疫有提高作用。

4)当归对子宫平滑肌呈双向调节作用。

5)当归有抗氧化和清除自由基作用；有抗辐射损伤作用；并有抗缺氧、

抗疲劳、抗肿瘤作用。

6)当归对中枢神经系统有轻度抑制作用；对小鼠体温有降温作用；对小鼠学习记忆有明显影响。

7)当归有抗炎、抗变态反应作用。

8)当归能抑制肠肌收缩，抑制胃刺激引起的胃酸分泌。

9)当归有一定保肝作用；能明显促进胆汁分泌。

10)当归对肾脏有保护作用，具有利尿作用，对膀胱平滑肌有兴奋作用。

11)当归对局部组织有止血和加强末梢循环作用。

12)当归有抗菌作用。

(11)古籍摘要

1)《神农本草经》：味甘，温。主治咳逆上气，温疟寒热洗洗在皮肤中，妇人漏下绝子，诸恶疮疡，金创，煮饮之。

2)《名医别录》：味辛，大温，无毒。主温中，止痛，除客血内塞，中风至，汗不出，湿痹，中恶，客气虚冷，补五藏，生肌肉。

3)《日华子本草》：治一切风，一切血，补一切劳，去恶血，养新血，及主症癖。

4)《药性赋》：味甘、辛，气温，无毒。可升可降，阳也。其用有四：头止血而上行，身养血而中守，梢破血而下流，全活血而不走。

5)《本草纲目》：治头痛，心腹诸痛，润肠胃筋骨皮肤，治痈疽，排脓止痛，和血补血。

6)《景岳全书》：味甘辛，气温。气轻味重，可升可降，阴中有阳。其味甘而重，故专能补血；其气轻而辛，故又能行血。补中有动，行止血上行，身养血中守，尾破血下流，全活血不走。大约佐之以补则补，故能养营养血，补气生精，安五脏，强形体，益神志，凡有形虚损之病，无所不宜；佐之以攻则通，故能祛痛通便，利筋骨，治拘挛瘫痪燥涩等证。营虚而表不解者，佐以柴、葛、麻、桂等剂，大能散表；卫热而表不敛者，佐以六黄之类，又能固表。惟其气辛而动，故欲其静者当避之；性滑善行，大便不固者当避之。凡阴中火盛者，当归能动血，亦非所宜；阴中阳虚者，当归能养血，乃不可少；若血滞而为痢者，正所当用。其要在动、滑两字。若妇人经期血滞，临产催生，及产后儿枕作痛，俱当以此为君。小儿痘疹惊痫，凡属营虚者，必不可少。

7)《本草崇原》：当归花红根黑，气味苦温，盖禀少阴水火之气。主治咳逆上气者，心肾之气上下相交，各有所归，则咳逆上气自平矣。治温疟寒热洗洗在皮肤中者，助心主之血液从经脉而外充于皮肤，则温疟之寒热洗洗然，而在皮肤中者，可治也。治妇人漏下绝子者，助肾脏之精气从胞中而上交于心包，则妇人漏下无时，而绝子者，可治也。治诸恶疮疡者，养血解毒也。治金疮者，养血生肌也。凡药皆可煮饮，独当归言煮汁饮之者，以中焦取汁变化而赤，则为血。当归滋中焦之汁以养血，故曰煮汁。谓煮汁饮之，得其专精矣。《神农本草经》凡加别言，各有意存，如术宜煎饵，地黄作汤，当归煮汁，皆当体会。

18. 白鲜皮

（1）原名：白鲜皮。

（2）别名：白鲜；白羊鲜；地羊鲜；北鲜皮；白藓皮；臭根皮；白先皮；白癣皮；白膻；白膻。

（3）药性：寒性。

（4）药味：苦；咸。

（5）归经：脾经；肺经；小肠经；胃经；膀胱经。

（6）功效：祛风，燥湿，清热，解毒。

（7）主治：治风热疮毒，疥癣，皮肤痒疹，风湿痹痛，黄疸。长于治疗风湿型白癜风。

（8）用法用量：内服：煎汤，6～15g；或入丸、散。外用：适量，煎水洗或研末敷。

（9）禁忌：虚寒证忌服。

（10）现代药理研究

1）白鲜皮有抗菌、驱虫作用。

2）白鲜皮对心血管系统的作用：①兴奋心脏：白鲜碱可兴奋离体蛙心，使心肌张力、心脏输出量及搏出量增加，还可使兔离体耳部血管收缩；②抗心律失常：其有效成分是花椒碱；③升血压：所含茵芋碱有麻黄碱样作用，能使麻醉猫血压上升，并能扩张冠脉，增强肾上腺素的升压作用。

3）白鲜皮有抗炎作用。

4）白鲜皮对免疫功能有促进作用。

5）白鲜皮对子宫和肠平滑肌有影响。

6）白鲜皮有耐缺氧、抗疲劳作用。

7)白鲜皮有升白细胞作用。

(11)古籍摘要

1)《神农本草经》：味苦，寒。主治头风，黄疸，咳逆，淋沥，女子阴中肿痛，湿痹死肌，不可屈伸起止行步。

2)《名医别录》：味咸，无毒。主治四肢不安，时行腹中大热、饮水、欲走、大呼，小儿惊痫，妇人产后余痛。

3)《本草纲目》：白鲜皮气寒善行，味苦性燥，足太阴、阳的经去湿热药也，兼入手太阴、阳明，为诸黄风痹要药。世医止施之疮科，浅矣。

4)《本草蒙筌》：味苦、咸，气寒。无毒。恶桔梗、螵蛸及茯苓、萆薢。疗遍身黄疸湿痹，手不能屈伸。治一切癫毒风疮，眉发因而脱落。消女人阴肿或产后余疼，止小儿惊痫并淋沥咳逆。时热发狂，饮水多多，煎服尤宜。葛洪治鼠瘘有脓，熬白鲜皮膏，吐出立愈；李兵部理肺嗽不已，制白鲜皮汤，饮下即瘥。

5)《景岳全书》：味苦寒，性燥而降，乃手足太阴阳明之药。解热黄、酒黄、急黄、谷黄、劳黄，通关节九窍，利血脉小水，治时行大热饮水，狂躁叫呼，及妇人阴中肿痛，小儿风热惊痫。尤治一切毒风风疮，疥癣赤烂，杨梅疮毒，眉发脱落。此虽善理疮疡，而实为诸黄、风痹要药。

6)《本草备要》：通祛风湿。气寒善行，味苦性燥。行水故燥。入脾胃除湿热，兼入膀胱、小肠。行水道，通关节，利九窍，为诸黄风痹之要药。一味白鲜皮汤，治产后风。时珍曰：世医只施之疮科，浅矣。兼治风疮疥癣。女子阴中肿痛。湿热乘虚客肾与膀胱所致。恶桑螵蛸、桔梗、茯苓、萆薢。

7)《本草崇原》：白鲜臭腥色白，气味苦寒，禀金水之精，而治风热之证。主治头风，金能制风也。治黄疸，水能清热也。禀金气而益肺，故治咳逆。禀水气而益膀胱，故治男子淋沥，女子之阴中肿痛。燥气属金，故治湿痹之死肌。水气主骨，故治骨属不可屈伸，及不可起止行止也。

19. 熟地黄

(1)原名：熟地黄。

(2)别名：熟地；大熟地；熟干地黄；大怀熟地；伏地；熟地炭。

(3)药性：温性。

(4)药味：甘。

(5)归经：归肝经；肾经。

（6）功效：滋阴，补血。

（7）主治：治阴虚血少，腰膝痿弱，劳嗽骨蒸，遗精，崩漏，月经不调，消渴，溲数，耳聋，目昏。

（8）用法用量：内服：煎汤，10～30g；或入丸散；或熬膏，或浸酒。

（9）禁忌：脾胃虚弱，气滞痰多，腹满便溏者忌服。

（10）现代药理研究

1）熟地黄能通过对全身性的调节作用，改善阴虚症状。

2）熟地黄能改善体内 AD 水平，有助于滋阴补肾。

3）熟地黄能增加小鼠血中 SOD 和 DGSH－PX 的活性。

4）熟地黄能激活溶液系统的活性。

5）熟地黄提取物对上皮细胞的有丝分裂有一定的抑制作用。

（11）古籍摘要

1）《本草衍义》：《经》只言干生两种，不言熟者。如血虚劳热，产后虚热，老人中虚燥热，须地黄者，生与生干常虑大寒，如此之类，故后世改用熟者。

2）《药性赋》：味甘、苦，性温，无毒。沉也，阴也。其用有四：活血气，封填骨髓；滋肾气，补益真阴；伤寒后胫股最痛；新产后脐腹难禁。

3）《本草纲目》：《简易方》云：男子多阴虚，宜用熟地黄。女子多血热，宜用生地黄。又云：生地能生精血，天冬引入所生之处。熟地能补精血，麦冬引入所补之处。

4）《本草蒙筌》：性微温稍除寒气，入手足少厥阴经。大补血衰，倍滋肾水。增气力，明耳目，填骨髓，益真阴。伤寒后，胫股最痛者殊功；新产后，脐腹急痛者立效。乌髭黑发，悦色驻颜。仲景制八味丸为君，取天下一所生之源，专补肾中元气；天一生水，故人元气属肾主之。东垣立四物汤作主，演癸乙同归一治，兼疗藏血之经。癸水属肾，乙木属肝，肝为血海，故云藏血经也。久久服之，明目益寿。谩按：丹溪云：气病补血，虽不中病亦无害也。读之不能无疑焉。夫补血药剂，无逾地黄、当归，若服过多，其性缠滞，每于胃气亦有亏尔。尝见胃虚气弱，不能运行，血越上窍者，用此合成四物汤，以为凉血补血之剂。多服调治，反致胸膈痞闷，饮食少进，上吐下泻，气喘呕血，日渐危迫，去死几近。此皆因血药伤其冲和胃气，安得谓无害耶？大抵血虚固不可专补其气，而气虚亦不可过补其血。所贵认证的真，量剂佐助，庶几不失于偏损也。

5)《景岳全书》：味甘微苦，味厚气薄，沉也，阴中有阳。《本草》言其入手足厥、少阴经，大补血衰，滋培肾水，填骨髓，益真阴，专补肾中元气，兼疗藏血之经。此虽泛得其概，亦岂足以尽是之妙。夫地黄产于中州沃土之乡，得土气之最厚者也。其色黄，土之色也；其味甘，土之味也。得土之气，而曰非太阴、阳明之药，吾弗信也。惟是生者性凉，脾胃喜暖，故脾阳不足者，所当慎用；至若熟则性平，禀至阴之德，气味纯静，故能补五脏之真阴，而又于多血之脏为最要，得非脾胃经药耶？且夫人之所以有生者，气与血耳。气主阳而动，血主阴而静。补气以人参为主，而芪术但可为之佐；补血以熟地为主，而芎归但可为之佐。然在芪、术、芎、归，则又有所当避，而人参、熟地，则气血之必不可无。故凡诸经之阳气虚者，非人参不可；诸经之阴血虚者，非熟地不可。人参有健运之功，熟地禀静顺之德。此熟地之与人参，一阴一阳，相为表里，一形一气，互主生成，性味中正，无逾于此，诚有不可假借而更代者矣。凡诸真阴亏损者，有为发热，为头疼，为焦渴，为喉痹，为嗽痰，为喘气；或脾肾寒逆为呕吐，或虚火载血于口鼻，或水泛于皮肤，或阴虚而泄利，或阳浮而狂躁，或阴脱而仆地。阴虚而神散者，非熟地之守不足以聚之；阴虚而火升者，非熟地之重不足以降之；阴虚而躁动者，非熟地之静不足以镇之；阴虚而刚急者，非熟地之甘不足以缓之。阴虚而水邪泛滥者，舍熟地何以自制？阴虚而真气散失者，舍熟地何以归源？阴虚而精血俱损，脂膏残薄者，舍熟地何以厚肠胃？且犹有最玄最妙者，则熟地兼散剂方能发汗，何也？以汗化于血，而无阴不作汗也；熟地兼温剂始能回阳，何也？以阳生于下，而无复不成乾也。然而阳性速，故人参少用亦可成功；阴性缓，熟地非多难以奏效。而今人有畏其滞腻者，则崔氏何以用肾气丸而治痰浮？有畏其滑湿者，则仲景何以用八味丸而医肾泄？有谓阳能生阴，阴不能生阳者，则阴阳之理，原自互根，彼此相须，缺一不可，无阳则阴无以生，无阴则阳无以化，故《内经》曰：精化为气，得非阴亦生阳乎？孰谓阳之能生，而阴之不能长也。又若制用之法，有用姜汁拌炒者，则必有中寒兼呕而后可；有用砂仁制者，则必有胀满不行而后可；有用酒拌炒者，则必有经络壅滞而后可。使无此数者，而必欲强用制法，是不知用熟地者正欲用其静重之妙，而反为散动以乱其性，何异画蛇而添足？今之人即欲用之补阴，而必兼以渗利，则焉知补阴不利水，利水不补阴，而补阴之法不宜渗？即有用之补血，而复疑其滞腻，则焉知血虚如燥土，旱极望云霓，而枯竭之阳极喜滋。设不明此，则少用之尚欲兼之以利，又孰敢单用之而任之以多？单用而多且不敢，又孰敢再助以甘而尽其所长？是又何异因噎而废食也？嗟！嗟！熟地之功，其不申于时用者久矣，其有不可以笔楮尽者尚多也，予今特表而出之，尚祈明者之自悟焉。

6)《本草备要》：平补肝肾，养血滋阴。甘而微温。入手足少阴、厥阴经。滋肾水，补真阴，填骨髓，生精血，聪耳明目，耳为肾窍，目为肝窍，目得血而能视，耳得血而能聪。黑发乌髭。治劳伤风痹，胎产百病，为补血之上剂。丹溪曰：产前当清热养血为主，产后宜大补气血为主，虽有杂证，从本治之。昂按：丹溪产后大补气血一语，诚至当不易之论，后人不善用之，多有风寒未解，瘀血未尽，妄施峻补，反致大害者，不可不察。王硕云：男子多阴虚，宜熟地；女子多血热，宜生地。地黄性寒，得酒与火与日则温；性泥，得砂仁则和气，且能引入丹田。六味丸用之为君，尺脉弱者加桂附，所谓益火之原，以消阴翳也；尺脉旺者加知柏，所谓壮水之主，以制阳光也。

7)《景岳全书》，见其所论，语语透辟，字字箴规，可为法守。独有所论地黄有宜脾肾虚寒，尚有未及，虽曰熟地性温，寒从温散，然寒至上逆为呕，则寒已甚，岂有熟地之温而可令寒外散乎。但或阳胜阴微，阳藉阴化，偶有感冒，和此杂于温散之中，或有见效。若真纯阴无火，厥气上逆而呕，则此又为深忌。至于制用地黄，宜用好酒、砂仁末同入，久蒸久暴，使其转苦为甘，变紫为黑，方能直入肾经耳。汪昂云：地黄性寒，得酒与火与日则温，性滞得砂仁则利气，且能引入丹田，六味丸用之为君，尺脉弱者加桂、附，所谓益火之原以消阴翳也；尺脉旺者加知、柏，所谓壮水之主以制阳光也。

20. 紫草

(1)原名：紫草。

(2)别名：硬紫草；大紫草；茈草；紫丹；地血；鸦衔草；紫草根；山紫草。

(3)药性：寒性。

(4)药味：甘；咸。

(5)归经：归心、肝经。

(6)功效：凉血，活血，解毒透疹。

(7)主治：用于血热毒盛，斑疹紫黑，麻疹不透，疮疡，湿疹，水火烫伤。

常用于治疗斑疹瘟毒等症及白癜风伴有血热之证者。

（8）用法用量：内服：煎汤，6～12g；或入散剂。外用：适量，熬膏或制成油剂涂敷。

（9）禁忌：胃肠虚寒便溏者禁服。

（10）附药：紫草茸。

（11）现代药理研究

1）紫草有抗菌、抗病毒作用。

2）紫草对心血管系统的作用：对在体心脏均有兴奋作用。乙醇提取物对离体兔耳、蛙后肢血管有收缩、降血压作用。

3）紫草有抗生育作用。

4）紫草有解热作用。

5）紫草有抗肿瘤作用。

6）紫草有止血、促进血凝作用。

7）紫草对消化道平滑肌有收缩或舒张作用。

8）紫草多糖（A、B、C）有降血糖作用。

9）紫草有保肝作用。

10）紫草有抗炎、抗过敏作用。

（12）古籍摘要

1）《神农本草经》：味苦，寒。主治心腹邪气，五疸，补中益气，利九窍，通水道。

2）《本草纲目》：紫草甘咸而气寒，入心包络及肝经血分。其功能于凉血活血，利大小肠。故痘前欲出未出，血热毒盛，大便闭涩者，宜用之。已出而紫黑便闭者亦可用。若已出而红活、白陷大便利者切宜忌之。故《直指方》云：紫草治痘，能导大便，使发出亦轻。得木香、白术佐之，尤为有益。又《活幼心书》云：紫草性寒，小儿脾气实者，犹可用。脾气虚者，反能作泻。古方惟用茸，取其初得阳气，以类触类，所以用发痘疮。今人不达此理，一概用之，非矣。斑疹痘毒，活血凉血，利大肠。

3）《景岳全书》：味苦性寒，此手厥阴、足厥阴血分之药。性寒而利，能凉血滑血，通利二便，故痘疹家宜用之。凡治痘疹，无论未出已出，但血热毒盛，或紫或黑，而大便秘结者，宜用之。若已出红活，不紫不黑，而大便如常通利者，即不可用。故曾世荣《活幼心书》云：紫草性寒，小儿脾气寒者犹可用，脾气虚者反能作泻。又若古方惟用其茸，亦取其气轻味薄，而有清凉升发之功也。此外，可用以解黄疸，消肿胀及一切斑疹恶疮，亦以其能利九窍，通水道，去湿凉血而然也。

4)《本草备要》：泻血热，滑肠。甘咸气寒。入厥阴血分。心包、肝。凉血活血，利九窍，通二便。咸寒性滑。治心腹邪气，即热也。水肿五疸，蜗癣恶疮，血热所致。及痘疮血热毒盛，二便闭涩者。血热则毒闭，得紫草凉之，则血行而毒出。大便利者忌之。

5)《本草崇原》：紫乃苍赤之间色，紫草色紫，得火气也。苗以兰香，得土气也。火土相生，能资中焦之精汁，而调和其上下，故气味苦寒，主治心腹之邪气。疳者，干也，津液干枯也。五疳者，惊疳、食疳、气疳、筋疳、骨疳也。紫草禀火土之气，滋益三焦，故治小儿之五疳。补中者，补中土也。益气者，益三焦之气也。九窍为水注之气，补中土而益三焦，则如雾如沤如渎，水气环复，故利九窍。

21. 马齿苋

(1)原名：马齿苋。

(2)别名：马齿菜；马苋菜；猪母菜；瓜仁菜；瓜子菜；长寿菜；马蛇子菜。

(3)药性：寒性。

(4)药味：酸。

(5)功效：清热祛湿，散血消肿，利尿通淋。

(6)主治：脚气浮肿，心腹胀满，小便涩少，产后虚汗，产后血痢，小便不爱，脐腹疼痛，肛门肿痛，赤白逅晒，腹中白虫，风齿肿痛，耳内外恶疮，小儿脐疮，疔疮肿毒，积年恶疮。皮肤科用于治疗痈肿恶疮、丹毒以及白癜风毒热证。

(7)用法用量：煮熟，煎汤。外用，绞汁外敷。

22. 浮萍

(1)原名：浮萍。

(2)别名：水萍；水花；浮萍；藻；萍子草；小萍子；浮萍草；水藓；水帘；九子萍；田萍。

(3)药性：寒性。

(4)药味：辛。

(5)归经：肺；膀胱经。

(6)功效：发汗解表，利水。

(7)主治：治疗水肿、癃闭、风疹、皮肤瘙痒、疮癣、丹毒、烫伤。

(8)现代药理研究

1)浮萍有利尿作用。

2)浮萍对心血管系统有强心作用。

3)浮萍有解热作用。

4)浮萍有抗菌、抗病毒作用。

5)浮萍还有灭蚊作用。

(9)古籍摘要

1)《神农本草经》：味辛，寒。主治暴热身痒，下水气，胜酒，长须发，止消渴。

2)《名医别录》：味酸，无毒。主下气。以沐浴，生毛发。

3)《日华子本草》：治热毒，风热疾，热狂，胁肿毒，汤火疮，风疹。

4)《本草纲目》：浮萍，其性轻浮，入肺经，达皮肤，所以能发扬邪汗也，世传宋时东京开河，掘得石碑，梵书火篆一诗，无能晓者。真人林灵素逐字辨译，乃为一治中风方，名去风丹也。诗云：天生灵草无根干，不在山间不在岸。始因飞絮逐东风，泛梗青青飘水面。神仙一味去沉疴，采时须在七月半。选甚瘫风与大风，些小微风都不算。豆淋酒化服三丸，铁镤头上也出汗。甚法以紫色浮萍晒干为细末，炼蜜和丸弹子大。每服一粒，以豆淋酒化下。治左瘫右痪，三十六种风，偏飞头风，口眼歪斜，大风癞风，一切无名风及脚气，并打仆伤折，及胎孕有伤。服过百粒，即为全人。此方后生易名紫萍一粒丹。主风湿麻痹，脚气，打扑伤损，目赤翳膜，口舌生疮，吐血衄血，癜风丹毒。

5)《本草蒙筌》：味辛、酸，气寒。无毒。发汗骤来，驱风速退。仍治时行热病，堪浴遍身痒疮。生采煎汤。消水肿，利小便，去暴躁，止消渴。夏夜蚊蠓，烧烟可除。

6)《本草备要》：轻，发汗利湿，辛散轻浮。入肺经，达皮肤，能发扬邪汗，丹溪曰：浮萍发汗，甚于麻黄。止瘙痒、消渴。捣汁服。生于水，又能下水气，利小便，治一切风湿瘫痪。浮萍一味，蜜丸酒服，治三十六种风。浓煮汁浴，治恶疾疮癞遍身。烧烟辟蚊。

23. 益母草

（1）原名：益母草。

（2）别名：益母，三角胡麻，四楞子棵，茺蔚草，益母蒿，益母艾，红花艾，坤草，茺蔚，益明，大札，贞蔚，苦低草。

（3）药性：寒性。

（4）药味：辛；苦。

（5）归经：归肝经、心包经。

（6）功效：活血，祛瘀，调经，消水。

（7）主治：治月经不调，胎漏难产，胞衣不下，产后血晕，瘀血腹痛，崩中漏下，尿血，泻血，痈肿疮疡。长于治疗白癜风伴有血瘀证或月经不调者。

（8）禁忌：阴虚血少者忌服，孕妇禁用。

（9）现代药理研究

1）益母草注射液有抗血栓形成的作用。

2）小剂量益母草碱有强心作用，反之大剂量时呈抑制作用。

3）益母草煎剂、酒精浸膏、益母草碱对子宫平滑肌均有兴奋作用。

4）益母草碱小剂量时能使呼吸加速，大剂量时呼吸由兴奋转为抑制。

5）益母草碱对急性肾衰竭有一定治疗作用，对中枢神经有抑制作用，大剂量时能使兔血悬液发生溶血作用。

6）益母草水浸液、益母草碱对多种细菌均有抑制作用。

7）益母草中所含半日花烷型双环二萜－前益母草素具有增强 T 淋巴细胞功能的作用。

（10）古籍摘要

1）《神农本草经》：主治瘾疹痒，可作浴汤。

2）《本草纲目》：益母草之根茎花叶实，并皆入药，可同用。若治手、足厥阴血分风热，明目益精，调女人经脉，则单用茺蔚子为良。若治肿毒疮疡，消水行血，妇人胎产诸病，则宜并用为良。盖其根茎、花、叶专于行，而子则行中有补故也。活血破血，调经解毒，治胎漏产难，胎衣不下，血运血风血痛，崩中漏下，尿血泻血，疳痢痔疾，仆打内损瘀血，大小便不通。

3）《本草蒙筌》：益母草一名茺蔚，味辛、甘，气微温。无毒。单用最效，方载女科。总调胎产诸证，故加益母之名。去死胎，安生胎，行瘀血，生新血。治小儿疳痢，敷疔肿乳痈。汁滴耳中，又主聤耳。细剉醋炒，马啮堪敷。

且制硫黄，尤解蛇毒。多服消肿下水，久服益精轻身，子味相同，亦理胎产，善除目翳，易去心烦。谟按：丹溪云：茺蔚子活血行气，有补阴之功，故名益母。凡胎前产后，有所恃者血气也。胎前无滞，产后无虚，以其行中有补也。

4)《景岳全书》：味微苦微辛，微寒，性滑而利。善调女从胎产诸证，故有益母之号。能去死胎，滑生胎，活血凉血行血，故能治产难胎衣不下，子死腹中，及经脉不调，崩中漏下，尿血泻血瘀者宜之，若血气素虚兼寒，及滑陷不固者，皆非所宜，不得以其益母之名，谓妇人所必用也。盖用其滑利之性则可，求其补益之功则未也。本草言其久服益精轻身，诚不足信。此外，如退浮肿、下水气及打仆瘀血、通大小便之类，皆以其能利也。若治疗肿乳痈，丹毒恶毒，则可捣汁饮之，其渣亦可敷贴。

5)《本草备要》：一名茺蔚。通行瘀血，生新血。辛微苦寒，入手足厥阴。心包、肝。消水行血，去瘀生新，调经解毒。瘀血去则经调。治血风血运，血痛血淋，胎痛产难，崩中带下，带脉横于腰间，病生于此，故名为带。赤属血，白属气；气虚者补中益气而兼升降，血虚者养血滋阴而兼调经。为经产良药。消疗肿乳痈，亦取其散瘀解毒。通大小便。然辛散之药，瞳子散大者忌服。

24. 墨旱莲

（1）原名：墨旱莲。

（2）别名：金陵草；莲子草；旱莲草；旱莲子；白旱莲；猪牙草；旱莲蓬；猢狲头；莲草；墨斗草；墨烟草；墨菜；白花草；白花蟛蜞菊；墨记菜；野水凤仙；黑墨草；黑头草；古城墨；水旱莲；冰冻草；墨汁草；节节乌；白田乌草；墨草；摘落乌；水葵花。

（3）药性：凉性。

（4）药味：甘；酸。

（5）归经：入肝经、肾经。

（6）功效：凉血，止血，补肾，益阴。

（7）主治：治吐血，咯血，衄血，尿血，便血，血痢，刀伤出血，白喉，淋浊，带下，阴部湿痒。常用于治疗须发早白及肝肾两亏之白癜风。

（8）用法用量：内服：煎汤，9～30g；或熬膏；或捣汁；或入丸、散。外用：适量，捣敷；或捣绒塞鼻；或研末敷。

（9）禁忌：脾肾虚寒者忌服。

（10）现代药理研究

1）旱莲草对免疫系统有双向调节作用。

2）旱莲草对冠心病异常心电有改善作用。

3）旱莲草对活体动物体内染色体无潜在的诱变活力，无损伤染色体作用。

（11）古籍摘要

1）《日华子本草》：鳢肠，排脓，止血，通小肠，长须发，傅一切疮并蚕。

2）《本草纲目》：乌髭发，益肾阴。

3）《本草蒙筌》：味甘、酸，气平。无毒。染白发回乌，止赤痢变粪。须眉稀少，可望速生而繁；火疮发红，能使流血立已。

4）《本草备要》：旱莲草一名鳢肠，又名金陵草，补肾。甘咸，汁黑。补紧止血，黑发乌髭。《千金》云：当及时多收，其效甚速。《经疏》云：性惊不益脾胃。故《千金方》金陵煎丸，用姜汁和剂。

5）《本经疏证》：黑固水色，水却不黑，其有黑者，东海著黑水之洋，则水之极洼，不更他引处也。禹贡雍州黑水，则水之极僻，不通他流处，黑，殆引水使归之壑，不更移徙之窟欤？说者谓天本苍苍，而日之为元，则以其幽远不可穷，然则极下者黑，极高者亦黑，是黑者阴阳之廓而不可逾越已。旱莲质本不黑，即其汁亦何尝黑，乃出之俄顷，遽变为黑，此则方才逾越遂止不行之验也。故其所主之证，只长须眉一端，已可证其以黑护血为甚固，以血泽黑为甚速也。而血液之妄出，若吐若衄、金疮，均中无黑者，惟下利则有如污泥如败酱，皆缘色黑之物溃，血液遂随之以出。况铁炙疮痂必黑，至发而洪血，必黑者已破，是可见黑败而汁不固者，须以汁出而能变黑者止之。血属水而载火以行，黑非能止水，乃以拒火者也，以黑物止血，须识此义，而用旱莲则当以血中见黑为准。

25. 补骨脂

（1）原名：补骨脂。

（2）别名：婆固脂；胡韭子；破故纸；补骨鸱；黑故子；胡故子；吉固子；故子；固子；固脂；川故子；怀故子；故脂；破故子；补骨子；破固脂。

（3）药性：温性。

（4）药味：辛；苦。

（5）归经：肾经；心包经；脾经；胃经；肺经。

（6）功效：补肾助阳。

（7）主治：治肾虚冷泻，遗尿，滑精，小便频数，阳痿，腰膝冷痛，虚寒喘嗽。外用治白癜风。

（8）用法用量：内服：煎汤，6～15g；或入丸、散。外用：适量，酒浸涂患处。

（9）禁忌：阴虚火旺者忌服。

（10）现代药理研究

1）补骨脂具有强心和扩张冠状动脉、增加冠脉血流量的作用。

2）补骨脂中多种成分有抗肿瘤作用。

3）补骨脂有促进皮肤色素增生的作用。

4）补骨脂对多种细胞有抑制和杀灭作用。

5）补骨脂有显著增强机体免疫功能的作用。

6）补骨脂对组胺引进的气管收缩有明显舒张作用。

7）补骨脂有较明显的抗早孕作用及较弱的雌激素样作用，也具有明显的兴奋离体子宫的作用。

8）补骨脂有明显的杀虫作用。

9）补骨脂有抗衰老作用。

（11）古籍摘要

1）《日华子本草》：兴阳事，治冷劳，明耳目。

2）《本草纲目》：补骨脂言其功也。白飞霞《方外奇方》：破故纸属火，收敛神明，能使心包之火与命门之火相通。故元阳坚固，骨髓充实，涩以治脱也。胡桃属木，润澡养血，血属阴，恶燥，故油之润之。佐破故纸，有木火相生之妙。故语云：破故纸无胡桃，犹水母之无虾也。又破故纸恶甘草，而《瑞竹堂方》青蛾丸内加之，何也？岂甘草能调和百药，恶而不恶耶？又许叔微《本事方》云：孙真人言补肾不若补脾，予曰补脾不若补肾。肾气虚弱，则阳气衰劣，不能熏蒸脾胃。脾胃气寒，令人胸膈痞塞，不进饮食，迟于运化，或腹胁虚胀或呕吐痰涎，或肠鸣泄泻。譬如鼎釜中之物，无火力，虽终日不熟，何能消化？《济生》二神丸，治脾胃虚寒泄泻，用破故纸补肾，肉豆蔻补脾，二药虽兼补，但无斡旋。往往常加木香以顺其气，使之斡旋，空虚仓廪。仓廪空虚，则受物矣，屡用见效，不可不知。治肾泄，通命门，暖丹田，敛精神。忌芸药及诸血，得胡桃，胡麻良。

3）《本草蒙筌》：补骨脂即破故纸味苦、辛，气大温。无毒。治男子劳伤，疗妇人血气，腰膝酸疼神效，骨髓伤败殊功。除囊湿而缩小便，固精滑以兴阳道。却诸风湿痹，去四肢冷疼。恶甘草须知。

4)《景岳全书》：味苦辛，气大温，性燥而降。能固下元，暖水脏，治下焦无火，精滑带浊，诸冷顽痹，脾肾虚寒而为溏泄下痢。以其暖肾固精，所以能疗腰膝酸疼，阴冷囊湿，缩小便，暖命门小腹，止腹中疼痛肾泄。以其性降，所以能纳气定喘。惟其气辛而降，所以气虚气短，及有烦渴眩晕者，当少避之，即不得已，用于丸中可也。

5)《本草备要》：破故纸一名补骨脂，燥，补命火。辛苦大温。入心包、命门，补相火以通君火，暖丹田，壮元阳，缩小便。亦治遗尿。治五劳七伤，五脏之劳，七情之伤。腰膝冷痛，肾冷精流，肾虚泄泻，肾虚则命门火衰，不能熏蒸脾胃，脾胃虚寒，迟于运化，致饮食减少，腹胀肠鸣，呕涎泄泻，如鼎釜之下无火，物终不熟，故补命门相火，即所以补脾。破故纸四两，五味三两，肉蔻二两，吴茱一两，姜煮枣丸，名四神丸，治五更肾泻。妇人血气，妇人之血脱气陷，亦犹男子之肾冷精流。堕胎。得胡桃、胡麻良。恶甘草。唐郑相国方：破故纸十两，酒浸蒸为末，胡桃肉二十两，去皮烂研，蜜和，每是酒调一匙，或水调服。白飞霞曰：破故纸属火，坚固元阳；胡桃属水，润燥养血，有水火相生之妙。忌芸薹、羊血。加杜仲，名青娥丸。

26. 决明子

（1）原名：决明子。

（2）别名：羊明；马蹄子；野青豆；大号山土豆；猪骨明；猪屎蓝豆；夜拉子；羊尾豆；马蹄决明；狗屎豆；假绿豆；土咖啡；江南豆；还瞳子；马蹄决明子；炒决明；草决明。

（3）药性：平性。

（4）药味：苦；咸。

（5）归经：肝经；胆经；肾经。

（6）功效：清肝，明目，利水，通便。

（7）主治：治风热赤眼，青盲，雀目，高血压，肝炎，肝硬化腹水，习惯性便秘。常用于治疗肝肾阴虚、肝阳上亢之白癜风。

（8）用法用量：内服：煎汤，9~15g。

（9）禁忌：泄泻和血压低者慎用。

（10）现代药理研究

1）决明子有降血压作用。

2）决明子有降血脂作用。决明子粉口服能抑制血清胆固醇升高和主动脉粥样硬化斑点形成。

3）决明子对免疫功能有影响，其对细胞免疫有抑制作用，对体液免疫无作用，而对巨噬细胞吞噬功能有增强作用。

4）决明子对 cAMP 磷酸二酯酶有抑制作用。

5）决明子有泻下作用。

6）决明子有抗病原微生物作用。

7）决明子有保肝作用。

8）决明子有促进胃液分泌的作用。

9）决明子有缩宫催产、利尿、抗血小板聚集、保护视力等作用。

（11）古籍摘要

1）《神农本草经》：味咸，平。主治青盲，目淫肤，赤白膜，眼赤痛泪出。

2）《名医别录》：味苦、甘，微寒，无毒。主治唇口青。

3）《本草纲目》：《相感志》言：圃中种决明，蛇不敢入，丹溪言：决明解蛇毒，本于此也。

4）《本草蒙筌》：味咸、苦、甘，气平、微寒。无毒。除肝热尤和肝气，收目泪且止目疼。诚为明目仙丹，故得决明美誉。仍止鼻衄，水调末急贴脑心，治头风须筑枕卧，消肿肿亦调水敷。头痛兼驱，蛇毒可解。

5）《景岳全书》：味微苦微甘，性平微凉，力薄。治肝热风眼，赤而多泪，及肝火目昏，可为佐使，惟多服久服，方可得效。或作枕用，治头风，明目，其功胜于黑豆。《本草备要》：泻肝明目。甘苦咸平。入肝经，除风热。治一切目疾，故有决明之名。又曰益肾精。瞳子神光属肾。日华曰：明目甚于黑豆，作枕治头风。

6）《本草崇原》：目者肝之窍，决明气味咸平，叶司开合子色紫黑而光亮，禀太阳寒水之气，而生厥阴之肝木，故主治青盲、目淫、肤赤。青盲则生白膜，肤赤乃眼肤之赤，目淫则多泪，故又曰白膜、眼赤、泪出也。

27. 蒺藜

（1）原名：蒺藜。

（2）别名：蒺藜子；旁通；屈人；止行；豺羽；升推；即藜；白蒺藜子；社

蒺藜土蒺藜；白蒺藜；旱草；三角蒺藜；三角刺；八角刺；蒺骨子；野菱角；地菱；硬蒺黎；蒺黎菁莪；蒺藜狗子；七里丹；陀罗刺；菱角刺；刺蒺藜。

（3）药性：温性。

（4）药味：辛；苦。

（5）归经：归肝经。

（6）毒性：有小毒。

（7）功效：散风，明目，下气，行血。

（8）主治：治头痛，身痒，目赤肿翳，胸满，咳逆，癥瘕，乳难，痈疽，瘰疬。治疗白癜风取其散风行气血之功，为治疗本病的常用药物。

（9）用法用量：内服：煎汤，6~9g，或入丸、散。外用：适量，水煎洗；或研末调敷。

（10）禁忌：①血虚气弱及孕妇慎服；②阴虚不足，精髓血津枯燥至疾者，俱禁用之；③肝虚，受孕，两者禁用。

28. 女贞子

（1）原名：女贞子。

（2）别名：爆格蚤；冬青子；女贞。

（3）药性：凉性。

（4）药味：甘；苦。

（5）归经：归肝，肾经。

（6）功效：滋补肝肾，明目乌发。

（7）主治：用于眩晕耳鸣，腰膝酸软，须发早白，目暗不明。常用于阴虚内热、腰膝酸软、须发早白等症，长于治疗白癜风伴肝肾不足之症者。

（8）用法用量：6~12g。

（9）禁忌：脾胃虚寒泄泻及阳虚者忌服。

（10）现代药理研究

1）女贞子有抗炎、抗菌、抗病毒作用。

2）女贞子有降血糖作用。

3）女贞子有降血脂及抗动脉粥样硬化作用。

4）女贞子能抑制肝细胞脂质过氧化反应，有保肝作用。

5）女贞子有抗衰老、抗疲劳的作用。

6）女贞子对变态反应有抑制作用，能增强机体免疫功能。

7）女贞子能增加机体白细胞、红细胞数量，加快血小板细胞的流动，抑制血小板聚集，防止或减缓血栓的形成。

8）女贞子能缓解心绞痛和改善心肌缺血现象，并有降血压作用。

9）女贞子能抗皮肤过敏反应。

10）女贞子有雄雌性激素双向调节作用。

11）女贞子有抗诱变、抗癌作用。

12）女贞子有降低眼压作用。

13）女贞子有一定强心、利尿作用，并能增加动物体重。

(11) 古籍摘要

1）《神农本草经》：味苦、平。主补中，安五脏，养精神，除百疾。

2）《本草纲目》：女贞实乃上品无毒妙药，而古方罕知用者，何也？《典术》云：女贞木乃少阴之精，故冬不落叶，观此，则其益肾之功，尤可推矣。世传女贞丹方云：女贞子（即冬青树子）去梗叶，酒浸一日夜，布袋擦去皮，晒干为末，待旱莲草出多，取数石捣汁熬浓，和丸梧子大，每夜酒送百丸。不旬日间，臂力加倍，老者即不夜起，又能变白发为黑色，强腰膝，起阴气。强阴，健腰膝，变白发，明目。

3）《本草蒙筌》：女贞实即冬青树子味苦、甘，气平。无毒。黑发黑须，强筋强力。安五脏补中气，除百病养精神。多服补血去风，久服健身不老。

4）《景岳全书》：味苦，性凉，阴也，降也。能养阴气，平阴火，解烦热骨蒸，止虚汗消渴，及淋浊崩漏，便血尿血，阴疮痔漏疼痛。亦清肝火，可以明目止泪。

5）《本草备要》：平，补肝肾。甘苦而平，少阴之精，隆冬不凋。益肝肾，安五藏，强腰膝，明耳目，乌髭发，补风虚，除百病。女贞酒蒸，晒干二十两，桑葚干十两，旱莲草十两，蜜丸，治虚损百病。

6）《本草崇原》：三阳为男，三阴为女，女贞禀三阴之气，岁寒燥守，因以为名。味苦性寒，得少阴肾水之气也。凌冬不凋，得少阴君火之气也。作蜡坚白，得太阴肺金之气也。结实而园，和太阴脾土之气也。四季常青，得厥阴肝木之气也。女贞属三阴而禀五脏五行之气，故主补中，安五脏也。水之精为精，火之精为神，禀阴水火之气，故养精神。人身百病，不外五行，女贞备五脏五行之气，故除百病。

29. 枸杞子

（1）原名：枸杞子。

（2）别名：枸杞；杞子；苟起子；枸杞红实；甜菜子；西枸杞；狗奶子。

（3）药性：平性。

（4）药味：甘。

（5）归经：归肝、肾经。

（6）功效：滋补肝肾，益精明目。

（7）主治：用于虚劳精亏，腰膝酸痛，眩晕耳鸣，内热消渴，血虚萎黄，目昏不明。治疗肝肾阴虚之白癜风。

（8）用法用量：内服：煎汤,10～20g；熬膏、浸酒或入丸、散。

（9）禁忌：外邪实热，脾虚有湿及泄泻者忌服。

（10）现代药理研究

1）枸杞子对特异性、非特异性免疫功能均有增强作用，还有免疫调节作用。

2）枸杞子有抗肿瘤作用。

3）枸杞子有抗氧化、抗衰老作用。

4）枸杞子有保肝及抗脂肪肝的作用。

5）枸杞子能刺激机体的生长，对某些遗传毒物所诱发的遗传损伤具有明显的保护作用。

6）枸杞子对造血功能有促进作用。

7）枸杞子能影响下丘－垂体－性腺轴功能，并有较好降血糖作用。

8）枸杞子可增强生殖系统功能，加强离体子宫的收缩频率、张力及强度。

9）枸杞子能显著增强小鼠的耐缺氧能力，延长其游泳时间，抗疲劳。

10）枸杞子有一定降压作用。

（11）古籍摘要

1）《神农本草经》：味苦，寒。主治五内邪气，热中，消渴，周痹。久服坚筋骨。

2）《名医别录》：根大寒，子微寒，无毒。主治风湿，下胸肋气，客热头痛，补内伤，大劳、嘘吸，坚筋骨，强阴，利大小肠。久服耐寒暑。

3）《本草纲目》：盖其苗乃天精，苦甘而凉，口焦心肺客热者宜之。根乃地骨，甘淡而寒，下焦肝肾虚热者宜之。此皆三焦气分之药，所谓热溶于内，泻以甘寒也。至于子则甘平而润，性滋而补，不能退热，止能补肾润肺，生精益气。此乃平补之药，所谓精不足者，补之以味也。分而用之，则备有所主。兼而用之，则一举两得。世人但知用黄芩、连，苦寒以治上焦之火。黄檗、知母，苦寒以治下焦阴火，谓之补阴降火，久服致伤元气。而不知枸杞、地骨甘寒平补，使精气充而邪火自退之妙，惜哉！予尝以青蒿佐地骨退热，屡有殊功，人所未喻者。此药性平，常服能除邪热，明目轻身。枸杞子、地骨皮炼蜜丸如弹子大，每早晚各用一丸细嚼，以隔夜百沸汤下。滋肾润肺，明目。

4)《本草蒙筌》：味甘、苦，气微寒。无毒。明耳目安神，耐寒暑延寿。添精固髓，健骨强筋。滋阴不致阳衰，兴阳常使阳举。谚云：离家千里，勿服枸杞，亦以其能助阳也。更止消渴；尤补劳伤。叶捣汁注目中，能除风痒去膜。若作茶啜喉内，亦解消渴强阴。诸毒烦闷善驱，面毒发热立却。地骨皮者，性甚寒凉。即此根名，惟取皮用。经入少阴肾脏，并手少阳三焦。解传尸有汗，肌热骨蒸；疗在表无寒，风湿周痹。去五内邪热，利大小二便。强阴强筋，凉血凉骨。

5)《景岳全书》：味甘微辛，气温，可升可降。味重而纯，故能补阴；阴中有阳，故能补气，所以滋阴而不致阴衰，助阳而能使阳旺。虽谚云：离家千里，勿食枸杞。不过谓其助阳耳，似亦未必然也。此物微助阳而无动性，故用之以助熟地最妙。其功则明耳目，壮神魂，添精固髓，健骨强筋，善补劳伤，尤止消渴。真阴虚而脐腹疼痛不止者，多用神效。

6)《本草备要》：平，补而润。甘平。《本草》：苦寒。润肺清肝，滋肾益气，生精助阳，补虚劳，强筋骨。肝主筋，肾主骨。去风明目，目为肝窍，瞳子属肾。利大小肠。治嗌干消渴。昂按：古谚有云：出家千里，勿食枸杞。其色赤属火，能补精壮阳，然气味甘寒而性润，仍是补水之药，所以能滋肾益肝明目，而治消渴也。

30. 珍珠母

(1)原名：珍珠母。

(2)别名：珠牡；珠母；真珠母；明珠母。

(3)药性：寒性。

(4)药味：甘；咸。

(5)归经：肝；心经。

（6）功效：平肝，潜阳，定惊，止血。

（7）主治：治头眩，耳鸣，心悸，失眠，癫狂，惊痫，吐血，衄血，妇女血崩。

（8）用法用量：内服：煎汤，10～30g，打碎先煎；又研末，每次1.5～3g；或入丸、散。

（9）禁忌：胃寒者慎服。

31. 牡蛎

（1）原名：牡蛎。

（2）别名：蛎蛤；古贲；左顾牡蛎；牡蛤；蛎房；蚝山；蚝莆；左壳；蚝壳；海蛎子壳；海蛎子皮。

（3）药性：寒性。

（4）药味：咸。

（5）归经：肝；肾经。

（6）功效：平肝潜阳；重镇安神；软坚散结；收敛固涩。

（7）主治：主眩晕耳鸣；惊悸失眠；瘰疬瘿瘤；症瘕痞块；自汗盗汗；遗精；崩漏；带下。

（8）用法用量：内服：煎汤，15～30g，先煎；或入丸、散。外用：适量，研末干撒或调敷。

（9）禁忌：本品多服久服，易引起便秘和消化不良。

（10）现代药理研究

1）牡蛎具有抑制脊髓灰质炎病毒作用。

2）牡蛎有促吞噬作用。还能增强动物对肺炎杆菌感染的抵抗力，且与腹腔给药的剂量有关。

3）牡蛎有增强体液免疫作用。

4）牡蛎有抗溃疡作用。

5）牡蛎有增强消化力作用。

6）牡蛎有放射增敏作用，但放疗前给药无增敏作用。

7）牡蛎有滋阴润燥、保肝益肾作用。

8）提取的牡蛎多糖具有降血脂、抗凝血、抗血栓、促进机体免疫功能和抗白细胞下降作用等。

9）牡蛎能抑制神经肌肉的兴奋性，还能降低毛细血管通透性。

(11)古籍摘要

1)《神农本草经》：味咸，平。主治伤寒、寒热，温疟洒洒，惊恚怒气，除拘缓，鼠瘘，女子带下赤白。久服强骨节，杀邪鬼。

2)《名医别录》：微寒，无毒。主除留热在关节荣卫，虚热去来不定，烦满，止汗，心痛气结，止渴，除老血，涩大小肠，止大小便，治泄精、喉痹、咳嗽、心胁下痞热。

3)《药性赋》：味咸，平，性寒，无毒。可升可降，阴也。其用有四：男子梦寐遗精，女子赤白崩中；荣卫往来虚热，便滑大小肠同。

4)《本草纲目》：化痰软坚，清热除湿，止心脾气痛，痢下赤白浊，消疝瘕积块，瘿疾结核。

5)《本草蒙筌》：牡蛎一名蛎蛤，味咸，气平、微寒。无毒。宜蛇床、牛膝、甘远甘草、远志、恶吴茱、麻黄、辛夷。入少阴肾经，以贝母为使。能软积癖，总因味咸。茶清引消结核疝，柴胡引去胁下硬。同大黄泻热，炽肿即平；同熟苄益精，尿遗可禁。麻黄根共作散，敛阴汗如神；川杜仲共煎汤，固盗汗立效。髓痛日深嗜卧，泽泻和剂频调。又单末蜜丸水吞，令面光时气不染。摩宿血，消老痰。闭塞鬼交精遗，收涩气虚带下。

6)《神农本草经读》：牡蛎气平者，金气也，入手太阴肺经；微寒者，寒水之气也，入膀胱经；味咸者，真水之味也，入少阴肾经。此物得金水之性，凡病起于太阳，皆名曰伤寒，传入少阳之经，则为寒热往来，其主之者，藉得秋金之气，以平木火之游行也。温疟者，但热不寒之疟也。疟为阳明经之热病洒洒者，即阳明白虎证中，背微寒恶寒之义，火欲发而不能径达之也。主以特蛎者，取其得金之气，以解炎暑之苛，白虎命名，亦同此意也。惊恚怒气，其主在心，其以在肝，牡蛎气平，得金之用以制木；味咸得水之用以济火也。拘者筋急，缓者筋缓，为肝之病；鼠瘘者，即瘰疬之别名，为三焦胆经火郁之病，牡蛎之平以制风，寒以胜火，咸以软坚，所以全主之。

32. 自然铜

(1)原名：自然铜。

(2)别名：醋自然铜；方块铜；然铜；石髓铅；黄铁矿；煅自然铜。

(3)药性：平性。

(4)药味：辛；苦。

(5)归经：入足少阴肾经、足厥阴肝经。

（6）功效：散瘀止痛，接骨续筋。

（7）主治：治跌打损伤，筋断骨折，血瘀疼痛，积聚，瘿瘤，疮疡，烫伤。

（8）用法用量：10～15g，多入丸散服，若入煎剂宜先煎。外用适量。

（9）禁忌：阴虚火旺，血虚无瘀者忌服。

（10）现代药理研究

1）自然铜药液中含大量锌、铜、铁、锰、钙等元素；增强了生物力学强度，促进新骨生成，从而促进骨髓自身及其周围血液中网状细胞和血红蛋白增生。

2）自然铜对多种病原性真菌有不同程度的抗真菌作用。

（11）古籍摘要

1）《日华子本草》：凉，排脓，消瘀血，续筋骨，治产后血邪，安心，止惊悸，以酒磨服。

2）《景岳全书》：味辛平，性凉。能疗折伤，散瘀血，续筋骨，排脓止疼痛，亦镇心神，安惊悸。宜研细水飞用，或以酒磨服。然性多燥烈，虽其接骨之功不可泯，而绝无滋补之益，故用不可多，亦不可专任也。

3）《本草备要》：重，续筋骨。辛平。主折伤，续筋骨，散瘀止痛。折伤必有死血瘀滞经络，然须审虚实，佐以养血补气温经之药。铜非煅不可用。火毒金毒相煽，复挟香药，热毒内攻，虽有接骨之功，必多燥散之祸，用者慎之。昔有饲折翅雁者，雁飞去，故治折伤。

（边　莉　武宁波　王月美　牛占卫）

# 第二节　中成药

1. 白蚀丸　主要药物组成：红花、灵芝、何首乌、补骨脂、丹参、刺蒺藜、甘草、牡丹皮、紫草、苍术、龙胆草。功能：具有补益肝肾，活血祛瘀，养血祛风。方中何首乌、补骨脂补肝肾，益精血；灵芝养心安神，补气养血，增强免疫功能；丹参活血，祛瘀生新；刺蒺藜、红花祛风散结，平肝解郁。诸药合用，除具补益肝肾、祛风活血、养心安神外，尚能促进周围血液中白细胞增加,增强机体免疫功能和皮肤黏膜吸收紫外线能力,促进色素沉着作用。

2. 逍遥丸　此药来源于宋代《太平惠民和剂局方》。药物组成:柴胡、当归、白芍、白术(炒)、茯苓、甘草(蜜炙)、薄荷、生姜。功能:疏肝健脾,养血调经。本方由四逆散加减演变而来,有疏肝健脾、养血的功效,为疏肝解郁的常用方。肝为藏血之脏,肝郁则血虚,所以本方用当归、芍药以养血柔肝;肝病最易传脾,故用茯苓、白术、甘草、生姜以健脾和中;肝郁宜疏,所以更用柴胡疏肝解郁,配以薄荷协柴胡以条达肝木,疏郁散热之力,肝郁得和,则诸病自愈。诸药配伍,肝脾并治,补疏共施,气血兼顾,为疏肝、养血、健脾之名方。

3. 血府逐瘀丸　此药来源于清代王清任《医林改错》。药物组成:柴胡、当归、生地黄、赤芍、红花、桃仁、枳壳(麸炒)、甘草、川芎、牛膝、桔梗。功能:活血逐瘀,行气止痛。方中当归、桃仁、红花、赤芍,活血祛瘀;生地黄配当归养血和血、使祛瘀而不伤阴血;牛膝祛瘀而通血脉,并引瘀血下行;柴胡、枳壳、桔梗畅胸中气滞,使气行血行;甘草调和诸药。诸药合用,瘀去气行,则诸证可愈。

4. 丹七片　药物组成:丹参、三七。功能:活血化瘀。方中丹参活血化瘀,消肿定痛,补血生新;三七止血活血、镇痛消肿,两者配伍止血不留瘀,活血不伤新血,为活血散瘀、消肿镇痛之良方。

5. 六味地黄丸　此药来源于宋代钱乙《小儿药证直诀》。药物组成:熟地黄、山茱萸(制)、牡丹皮、山药、茯苓、泽泻。功能:滋阴补肾,兼益肝阴。此方熟地黄滋补肾水,泽泻肾浊以济之;山茱萸温涩肝经,牡丹皮清泻肝火以佐之;山药收摄脾经,茯苓淡渗脾湿以和之,为三补三泻之剂,滋阴补肾之主方。

6. 七宝美髯丸　此药来源于明代邵应节方。药物组成:何首乌、当归、补骨脂(盐水炙)、枸杞子、菟丝子、茯苓、牛膝。功能:滋补肝肾,补益精血。本丸为补肝肾益精血的常用药。方中何首乌补肝肾、益精血、乌须发;当归补血活血;菟丝子、枸杞子、牛膝补肝肾;补骨脂补脾肾;茯苓健脾安神。诸药合用,可奏补血滋肾、乌须黑发美髯之功效,有延缓衰老的作用。

7. 八珍丸　来源于元代沙图穆苏《瑞竹堂经验方》八珍散。药物组成:党参、白术(炒)、茯苓、甘草、当归、白芍、川芎、熟地黄。功能:补气益血。本品以四君子汤(参、苓、术、草)及四物汤(归、芎、芍、地)合成气血双补的基础方剂。党参健胃益气，熟地黄补血滋阴，白术、茯苓健脾燥湿，当归、白芍养血和营，川芎行气活血，甘草和中益气，调和诸药。诸药合用补益气血。

8. 阿胶补血膏　药物组成：阿胶、熟地黄、党参、黄芪、枸杞子、白术。功能：滋阴补血，补中益气，健脾润肺。本方凡见肺脾气血虚弱者均可用。主要见证：短气乏力，多汗自汗，饮食少思，脘腹虚胀，唇色淡白，面色萎黄不华，大便不调，舌质淡，脉虚细无力。

9. 首乌丸　药物组成：何首乌（制）、地黄、牛膝（酒制）、桑葚（清膏）、女贞子（酒制）、墨旱莲（清膏）、桑叶（制）、黑芝麻、菟丝子（酒蒸）、金樱子（清膏）、补骨脂（盐炒）、豨莶草（制）、金银花（制）。功能：补肝肾，强筋骨，乌须发。发为血之余，肝血不足，则须发早白，肾精不足，则腰膝酸软疼痛。凡肝肾不足所致之腰膝酸软，须发早白，治宜滋补肝肾。方中何首乌、地黄补肝肾，益精血，乌须发；桑葚、女贞子、墨旱莲、黑芝麻、菟丝子协同滋肾养肝；桑叶、金银花清热散风；豨莶草、牛膝祛湿强筋；补骨脂、金樱子温肾固涩。诸药伍用，以奏补肝血、益肾精、乌须发之效。

10. 浮萍丸　来源于《医宗金鉴》。药物组成：紫背浮萍。功能：祛风解毒。主治风邪侵袭皮肤，气血失和之白癜风、斑秃、皮肤瘙痒症、荨麻疹等。

11. 白癜风胶囊　药物组成：补骨脂、黄芪、红花、川芎、当归、香附、桃仁、丹参、乌梢蛇、紫草、白鲜皮、山药、干姜、龙胆、蒺藜。功能：益气行滞，活血解毒，利湿消斑，祛风止痒。

12. 白灵片　药物组成：当归、三七、红花、牡丹皮、桃仁、防风、苍术、白芷、马齿苋、赤芍、黄芪。功能：活血祛瘀，养血祛风，增加光敏作用。主治气血不和之白癜风。

13. 白癜风丸　药物组成：白蒺藜、补骨脂、黄芪、红花、川芎、当归、香附、龙胆草、硫酸铜等。功能：通络活血、解毒利湿、祛风止痒、补气祛斑。主治气血不和之白癜风。

14. 补骨脂注射液　来源于《雷公炮炙论》。药物组成：补骨脂，辅料为聚山梨酯、注射用水。功能：增加光敏性。主治用于白癜风、斑秃。

（武宁波）

## 第三节　外用药

1. 白灵酊　药物组成：当归尾、红花、红花夹竹桃(叶)、苏木、没药、白矾、白芷、白帆马齿苋。外用有活血化瘀、增加光敏的作用。

2. 复方卡力孜然酊　主要成分为驱虫斑鸠菊、补骨脂、何首乌、当归、防风、蛇床子、白鲜皮、乌梅、白芥子、丁香。功能活血温经。用于白癜风。

3. 复方补骨脂搽剂　药物组成：补骨脂、白芷、紫草，地塞米松 20mg，消炎痛(吲哚美辛)250mg，95％酒精，二甲基亚砜。用于白癜风。

（武宁波）

## 第四节　临床常用方剂

1. 紫铜消白方　主要成分：由紫铜、紫背浮萍、紫河车、紫丹参、紫草等药物组成，运用此方制成片剂及酊剂，片剂内服。此方是在疏风除湿、理气活血、调补肝肾原则指导下，参照古方白驳丸及浮萍丸而研制的中药复方。

2. 柴胡疏肝散　出自于《景岳全书》，为疏肝理气之要方，由陈皮、柴胡、川芎、香附、枳壳、芍药、甘草组成，其功能体现为疏肝利脾、行气止痛。主要用于治疗肝气郁滞证，如胁肋疼痛或寒热往来，嗳气太息、脘腹胀满等。肝主疏泄，性喜条达，其经脉布胁肋循少腹。若情志不遂，木失条达，则致肝气郁结，经气不利，故见胁肋疼痛，胸闷，脘腹胀满；肝失疏泄，则情志抑郁易怒，善太息；脉弦为肝郁不舒之征。遵《内经》"木郁达之"之旨，治宜疏肝理气之法。方中以柴胡功善疏肝解郁，用以为君。香附理气疏肝而止痛，川芎活血行气以止痛，两药相合，助柴胡以解肝经之瘀滞，并增行气活血止痛之效，共为臣药。陈皮、枳壳理气行滞，芍药、甘草养血柔肝，缓急止痛，均为佐药。甘草调和诸药，为使药。诸药相合，共奏疏肝行气、活血止痛之功。

3. 通窍活血汤　出自于《医林改错》。通窍活血汤是以通窍(主要是头面七窍）为主的活血散结方。通窍活血汤药物组成为赤芍、川芎、桃仁、红枣、红花、老葱、鲜姜、麝香等。功效为活血化瘀，通窍活络，用于血瘀所致的斑秃、酒渣鼻、荨麻疹、白癜风、油风等。方中麝香为君，芳香走窜，通行十二经，开通诸窍，和血通络；桃仁、红花、赤芍、川芎为臣，活血消瘀，推陈致新；姜、枣为佐，调和营卫，通利血脉；老葱为使，通阳入络。诸药合用，共奏活血通窍之功。

4. **养血祛风汤** 药物组成为生地黄、当归、川芎、白芍、苍术、黄檗、防风、荆芥、甘草。对于皮肤瘙痒，中医多从风论，其风不出内外两端，或外感风邪，稽留肌表，或血分失和，风由内生，或内外风相。临证遵"痒自风来，止痒必先疏风""治风先治血，血行风自灭"之旨，其内外风则自消散，瘙痒可退，肌肤自和。本方由当归饮子加减化裁而成，方中荆芥、防风辛温发散，疏风达表，祛全身上下之风，《本草正义》谓"防风通治一切风邪"，乃风药中之润剂，更是祛风之要药。生地、当归、川芎、赤芍变四物汤养血调经之意而为养血润燥、和血祛风之用，其中地黄用生地，芍药用赤芍，以增凉血之效又兼制全方之辛温，川芎行气、活血、祛风集一药而为三用。制首乌、白蒺藜为成肇仁用以活血祛风之经验药对，临证使用多有效验，制首乌养血润燥，白蒺藜活血祛风，两药相辅相成，其功卓著。僵蚕、蝉蜕质轻走表，朱良春谓其"两药气味俱薄，浮而升，阳也，可拔邪外出"，其功能散风祛邪，主风疹瘙痒，两药合用更助荆防祛风散邪之力，内外风皆可去之。全方选药用药精当，配伍环环相扣，共奏养血和血、祛风止痒之功。

5. **丹栀逍遥汤** 主要处方：柴胡、白芍、当归、白术、茯苓、甘草、菊花、香附、丹参等。方中柴胡疏肝解郁；白芍、当归养血和血，柔肝缓急，养肝体而助肝用；白术、茯苓、甘草健脾益气，非但能实土抑木，且能使营血生化有源；香附疏散郁遏之气。若兼气滞血瘀而成，可加玫瑰花、月季花、红花疏肝解郁，活血止痛；肝郁日久化热，火盛者加虎杖、白花蛇舌草清热解毒；经前乳房胀痛明显者，加延胡索、川楝子、王不留行以行气止痛，经前加重或月经不调者加郁金、益母草活血理气；大便秘结者加大黄泄热通便；口干口臭者加生石膏、知母泄胃热；结节较硬者可加夏枯草、浙贝、牡蛎以散结。

6. **六味地黄汤** 出自《小儿药证直诀》。主要处方：熟地黄、山药、山茱萸、茯苓、泽泻、牡丹皮等。方中重用熟地黄滋阴补肾，填精益髓，为君药。山茱萸补养肝肾，并能涩精，取"肝肾同源"之意；山药补益脾阴，亦能固肾，共为臣药。三药配合，肾肝脾三阴并补，是为"三补"，但熟地黄用量是山茱萸与山药之和，故仍以补肾为主。泽泻利湿而泄肾浊，并能减熟地黄之滋腻；茯苓淡渗脾湿，并助山药之健运，与泽泻共泻肾浊，助真阴得复其位；丹皮清泄虚热，并制山茱萸之温涩。三药称为"三泻"，均为佐药。六味合用，三补三泻，其中补药用量重于"泻药"，是以补为主；肝、脾、肾三阴并补，以补肾阴为主，这是本方的配伍特点。月经不调或经前皮疹加剧者，加当归、红花、益母草养血活血；皮脂溢出多者加生侧柏叶、生山楂利湿化痰散瘀。皮疹较红者，可加盐知母、盐黄檗以坚肾阴，泄相火。

7. 桃红四物汤　出自《医垒元戎》。主要处方：金银花、茵陈、连翘、夏枯草、海藻、昆布、桃仁、红花、当归、川芎、生地、赤芍、丹参、益母草等。治疗此型多加鬼箭羽、三棱、莪术以软坚散结解毒。结节暗红，质硬伴舌下络脉青紫为瘀阻较重，可加水蛭等以活血散瘀。或可加服大黄䗪虫丸以活血软坚。

8. 二至丸　出自《医方集解》。主要处方：女贞子、墨旱莲。方中女贞子甘苦清凉，滋肾养肝；墨旱莲甘酸微寒，养阴凉血；两药共同起到滋阴清肝的作用。

（武宁波）

# 第十二章　典型病案剖析

## 第一节　气血失和证

**病例 1：**

### 一、病例简介

**基本信息**：李某，女，39 岁。初诊日期：2019 年 8 月 12 日。

**主诉**：腹部、双侧腋下、双手足起白斑 1 年，加重 2 个月余。

**现病史**：患者诉 1 年前无明显诱因腹部出现白斑，无瘙痒及鳞屑，皮疹 8 个月来无明显变化，未予诊治。2 个月前无明显诱因皮疹数量增多，延及双侧腋下、双侧手足，原腹部皮疹面积增大，未经用药治疗，现腹部、双侧腋下、双手足可见散在不规则约硬币大小色素减退斑，白斑局限，边界清晰，双侧腋下白斑内毛发变白，纳寐可，二便调。

**个人史**：生于原籍，久居本地，住地无潮湿之弊，无特殊饮食嗜好。

**舌苔脉象**：舌淡红，苔薄，脉弦细。

**皮科情况**：腹部、双侧腋下、双手足可见散在不规则约硬币大小色素减退斑，白斑局限，边界清晰，双侧腋下白斑内毛发变白。

**检查**：Wood 灯下呈境界清楚、蓝白色荧光斑。

### 二、辨证分型

气血失和证。

### 三、施治原则

调和气血，疏风通络。

### 四、治疗方药

1. 四物汤加减　川芎、赤芍、当归、地黄、黄芩、浮萍、丹参、紫苏梗、路路通、鸡血藤、何首乌、煅牡蛎、甘草、桑枝、墨旱莲、红景天、桂枝，21 剂，每日 1 剂，水煎后，早晚 2 次饭后分服。

2. 外治　给予梅花针治疗，皮损周围强刺激手法围刺，皮损中心弱刺激，每周 2～3 次。

### 五、医嘱

1. 可进行适当的日光浴。
2. 避免滥用外用药。
3. 精神愉快，充足睡眠，坚持治疗，树立信心。
4. 多食黑木耳、动物肝、黑豆、黑芝麻、豆类制品。

### 六、复诊

1. 2019 年 9 月 5 日二诊　患者腹部白斑内有隐约色素岛出现，双侧腋下及手足皮疹未见明显改变，皮疹未扩大，患者近日觉心中烦躁，纳可寐安，二便可，舌尖红，苔薄白，脉弦数，前方基础上加淡豆豉、栀子、淡竹叶，余同前，继服 21 剂，每周梅花针叩刺 2～3 次。

2. 2019 年 9 月 23 日三诊　双侧腋下、手足白斑内见明显点状色素沉着，腹部白斑面积较前减小，纳可，近来睡眠较浅，二便调，在前方基础上减丹参、路路通、何首乌，加百合、首乌藤、牡丹皮、茯神，余同前，继服 21 剂，每周梅花针叩刺 2～3 次。

### 七、按语

患者为中年妇女，属于局限性进展期白癜风，平素体质较弱，病因为气血失和，肌肤失养，故生白斑。本证应调和气血，疏风通络，治疗上，善治风者先治血，用四物汤加减养血祛风，浮萍祛风为先，辛散入肺达皮毛治风先治血，血行风自灭，鸡血藤补血活血，何首乌、墨旱莲平补肝肾，紫苏梗、路路通、桑枝行气通经络，红景天补气，煅牡蛎、桂枝一散一收，甘草调和诸药，共奏调和气血，疏风通络之功。二诊时患者皮疹较前好转，腹部皮疹内出现色素岛，病情见好转迹象，继用上方治疗，因患者觉心中烦躁，加用栀子豉汤清热除烦，宣发郁热；三诊时患者四肢部皮疹也见好转，减丹参、路路通、何首乌，睡眠欠佳，加用百合、茯神宁心安神，牡丹皮、首乌藤养血安神，祛风通络以安睡眠。每周2~3次梅花针叩刺皮疹疏通经络，有助于皮疹的消退。

**病例2：**

**一、病例简介**

**基本信息**：张某，男，42岁。初诊日期：2015年3月7日。

**主诉**：全身散在白斑2个月。

**病史**：2个月前不明原因的左髋部出现小片白斑，自用"白癜净"外用无效，后来头皮等处出现相同的皮损，现全身出现花生至鸽蛋大小的白斑10余片，无自觉症状，纳可，寐安，二便调。病前有精神紧张史。舌暗红，苔白，脉滑。

**个人史**：生于原籍，久居本地，住地无潮湿之弊，无特殊饮食嗜好。

**舌苔脉象**：舌暗红，苔白，脉滑。

**皮科情况**：全身出现花生至鸽蛋大小的白斑10余片，部分白斑融合成大片，边界清楚，部分白斑边界欠清晰。

**检查**：Wood灯下呈境界清楚、蓝白色荧光斑。

**二、辨证分型**

肝郁血瘀，气血失和。

**三、施治原则**

祛风活血，疏肝解郁，调和气血。

**四、治疗方药**

1. 方药　浮萍9g、白蒺藜30g、柴胡10g、赤芍15g、姜黄12g、川芎10g、白芷10g、苦参9g、自然铜9g、独活10g、甘草6g，14剂，日1剂，水煎服。

2. 白斑酊（为院内制剂）外搽皮损处，每日2次。

3. 外治　给予火针治疗，具体如下：

（1）面部白癜风患者取仰卧位，颈背部皮损取俯卧位。

（2）充分暴露皮损部位，选好进针点，皮损处常规消毒。

（3）选用0.4mm×25mm的一次性无菌针灸针，施针者左手持酒精灯，尽可能接近皮损部位，右手拇指、示指、中指持火针针柄，将针尖在酒精灯外焰烧至发红，快速在白斑区垂直点刺，深度为 2～3mm，行针做到"稳""准""快"，针间距一般为 3～5mm，稀疏均匀。

每周 2 次。

### 五、医嘱

防止皮肤外伤；注意作息时间规律，保证充足睡眠；调畅情志。

### 六、复诊

1. 2015 年 3 月 22 日二诊　皮损同前，轻痒，舌脉同前。中药初诊方加生黄芪 18g、补骨脂 10g，7 剂，水煎服。继续每周火针 2 次。

2. 2015 年 3 月 29 日三诊　额发际处白斑出现明显色沉，已覆盖大部分白斑。初诊方加生黄芪 18g、补骨脂 10g，15 剂，水煎服。继续每周火针 2 次。

3. 2015 年 4 月 12 日四诊　额发际处白斑已完全消退，余处皮损亦稍缩小，舌淡红，有齿印，苔白，脉右弱。中药初诊方加生黄芪 18g、补骨脂 10g，21 剂，水煎服。继续每周火针 2 次。

4. 2015 年 12 月 26 日患者来告　上药服用完后白斑全部消退，未见复发。

### 七、按语

患者病程 2 个月，全身出现花生至鸽蛋大小白斑 10 余片，病前有精神紧张史，舌暗红，苔白，脉滑。患者发病前有精神紧张史，此乃肝郁之由来，且其舌质暗红，说明有瘀血存在。综合考虑，该患者因精神紧张致肝气郁滞，肝郁日久则气血不和，进而出现血瘀之表现，最终导致肌肤失养而发白斑。综上所述，辨证为肝郁血瘀，气血不和。《医宗金鉴·外科心法要诀》曰："此证自面及颈项，肉色忽然变白，状类癜点，并不痛痒……由风邪相搏于皮肤，致令气血失和。"当今社会竞争激烈，工作和生活节奏加快，精神紧张，心理压力大，是很多人都存在的。自己会调节者不生病，若不会调节者，则发为白癜风等疾病。因此，近些年白癜风等与精神、心理有关的疾病发病率呈上升趋势。有关白癜风患者性格、情绪等与发病的研究有大量报告，认为性格、情绪波动与发病有关。分析此患者为肝郁血瘀，气血不和。方中白蒺藜可平肝、祛风止痒、祛瘀；浮萍祛风清热解毒；柴胡疏肝行气；赤芍活血化瘀；姜黄破血行气；白芷祛风活血；苦参祛风清热燥湿；自然铜消肿活血；独活祛风除湿；甘草调和诸药，可以看出此方采用祛风活血、疏肝解之法来治疗，二诊、三诊、四诊在初诊方的基础上加了生黄芪、补骨脂，以调和气血，扶助正气，终获痊愈。

（边 莉 吴 娅）

# 第二节 肝郁气滞证

**病例 1：**

## 一、病例简介

**基本信息**：孙某，男，52 岁。初诊日期：2019 年 7 月 2 日。

**主诉**：双手、双前臂起白斑 8 个月，加重泛发全身 2 个月。

**现病史**：患者诉 8 个月前因劳累及情志不畅后先于手部、前臂起白斑，偶有瘙痒，无鳞屑附着，未予重视，后皮疹面积逐渐扩大，新出皮疹逐渐增多，延及颜面、躯干、四肢，部分融合成片，曾使用中药汤剂口服，皮疹控制欠佳，面积仍逐渐扩大，就诊我科门诊，症见：颜面、躯干、四肢黄豆至硬币大小白斑，部分白斑融合成大片，偶有瘙痒，纳寐可，小便正常，大便 2~3 次/日，便黏不成形。

**个人史**：生于原籍，久居本地，住地无潮湿之弊，无特殊饮食嗜好。

**舌苔脉象**：舌红，苔白厚腻，脉弦。

**皮科情况**：颜面、躯干、四肢可见散在或密集分布黄豆至硬币大小白斑，部分白斑融合成大片，部分白斑边界清楚，部分白斑边界欠清晰，前臂、双小腿、后背较重。

**检查**：Wood 灯下呈境界清楚、蓝白色荧光斑。

## 二、辨证分型

肝郁气滞证。

## 三、施治原则

疏肝解郁。

### 四、治疗方药

1. 柴胡疏肝散加减　当归、陈皮、川芎、赤芍、白芍、茯苓、白术、柴胡、枳壳、甘草、防风、郁金、鸡血藤、夜交藤、薏苡仁等，7 剂，每日 1 剂，水煎分早晚 2 次饭后服用。

2. 外治　给予火针治疗，具体如下：

（1）面部白癜风患者取仰卧位，颈背部皮损取俯卧位。

（2）充分暴露皮损部位，选好进针点，皮损处常规消毒。

（3）选用 0.4mm×25mm 的一次性无菌针灸针，施针者左手持酒精灯，尽可能接近皮损部位，右手拇指、示指、中指持火针针柄，将针尖在酒精灯外焰烧至发红，快速在白斑区垂直点刺，深度为 2～3mm，行针做到"稳""准""快"，针间距一般为 3～5mm，稀疏均匀。

每周 2 次。

### 五、医嘱

防止皮肤外伤；尽量避免注射维生素 C；注意作息时间规律，保证充足睡眠；调畅情志。

### 六、复诊

1. 2019 年 7 月 9 日二诊　患者周身无明显瘙痒，颜面白斑内有隐约色素岛出现，躯干、四肢白斑边界清楚，未明显扩大，纳可，眠安，小便正常，大便每日一行。舌红，苔白腻，脉弦。在前方基础上加泽兰，余同前，继服 14 剂；继续每周火针 2 次。

2. 2019 年 7 月 23 日三诊　患者服药后白斑未扩大，颜面白斑内有粟粒大小点状色素岛出现，躯干、四肢白斑内可见散在点状色素岛。纳可，眠安，大便日一行，小便调。舌红，苔白腻，脉弦。前方减夜交藤，加桑葚、黑芝麻，继服 14 剂；继续每周火针 2 次。

3. 2019 年 8 月 7 日四诊　患者病情稳定，皮损进一步改善，白斑内有较多点状色素岛出现，纳可，寐安，二便正常，舌红，苔白，脉弦。上方加玫瑰花 10g，继服 14 剂，继续每周火针 2 次。

### 七、按语

患者发病前情志不畅，肝气失于疏泄条达，气机不畅，气阻络闭，气血不和，肌肤失养，故生白斑。白癜风是临床常见病，影响患者容貌形象，易诊难治，患者多方求医，久治无效，表现出急躁或者忧郁的情绪，影响疾病的治疗。治疗上宜疏肝解郁，活血化瘀。柴胡疏肝散方中柴胡疏肝理气，枳壳行气，赤芍、当归活血化瘀，郁金疏肝，川芎活血行气，陈皮、枳壳理气行滞，白芍、甘草养血柔肝，防风祛风邪，白术、薏苡仁健脾，鸡血藤疏通经络，甘草调和诸药。二诊时，患者周身已无明显瘙痒，加用泽兰加大活血化瘀力度。三诊时，病情已有改善，加桑葚、黑芝麻以形补形。四诊时，病情好转，继服前方巩固疗效。治疗过程中重视对患者进行心理疏导，尤其是那些久病或发生于面部的年轻患者，多表现出精神紧张、心情急躁，治疗中要不厌其烦地为患者讲解，解除患者的心理负担；用药时尤重视调肝，从肝论治，加用柴胡、郁金、玫瑰花等药疏肝解郁，调畅情志，患者则心情愉快，白斑自消。

**病例 2：**

**一、病例简介**

**基本信息**：贾某，女，21 岁。初诊日期：2019 年 7 月 2 日。

**主诉**：左腋窝白斑 6 个月。

**现病史**：患者诉 6 个月前因劳累及情志不畅后左侧腋窝出现不规则形白斑，未经治疗。白斑面积逐渐扩大，遂就诊笔者门诊。症见：左侧腋窝可见约 3cm×5cm 大小白斑，边界清晰。纳寐可，小便正常，大便 1 次/日，便黏不成形。

**个人史**：生于原籍，久居本地，住地无潮湿之弊，无特殊饮食嗜好。

**舌苔脉象**：舌质淡红，苔薄，脉弦。

**皮科情况**：左侧腋窝可见约 3cm×5cm 大小白斑，边界清晰。

**检查**：Wood 灯下呈境界清楚、蓝白色荧光斑。

**二、辨证分型**

肝郁气滞证。

**三、施治原则**

疏肝理气，活血祛风。

**四、治疗方药**

1. 逍遥散加减　柴胡、当归、白芍、白术、茯苓、甘草、煨生姜、薄荷、白芷等，7剂，每日1剂，水煎分早晚2次饭后服用。

2. 外治　给予针灸治疗，具体如下：

（1）白癜风患者取侧卧位。

（2）医者位于患者肩部，充分暴露皮损部位，选好进针点。

（3）主穴取血海、三阴交、足三里、风市。肝郁气滞证者配太冲、期门。

（4）每次可选用2～4穴，留针10～15分钟，每日1次或隔日1次，10～15次为1个疗程。

### 五、医嘱

避免滥用外用药，以防损伤肌肤；精神愉快，坚持治疗，树立信心；多食黑木耳、动物肝、胡桃、黑芝麻、豆类制品；避免接触可能引起白癜风的化学物质及药物。

### 六、复诊

1. 2019年7月9日二诊　患者左腋窝白斑内有隐约色素岛出现，未明显扩大，纳可，眠安，小便正常，大便每日一行。舌质淡红，苔薄，脉弦。患者自述心烦易怒在前方基础上加牡丹皮、栀子，余同前，继服14剂；继续每日针灸1次。

2. 2019年7月23日三诊　患者服药后白斑未扩大，左侧腋窝白斑内可见散在点状色素岛。纳可，眠安，大便日一行，小便调。舌质淡红，苔薄，脉弦。患者自述月经不调前方加益母草，继服14剂；继续每日针灸1次。

### 七、按语

患者发病前情志不畅，肝气失于疏泄条达，气机不畅，气阻络闭，气血不和，肌肤失养，故生白斑。白癜风是临床常见病，影响患者容貌形象，易诊难治，患者多方求医，久治无效，表现出急躁或者忧郁的情绪，影响疾病的治疗。治疗上宜疏肝理气，活血祛风。逍遥散方中柴胡疏肝理气，当归、白芍养血柔肝，三药配合，补肝体而助肝用，共为方中主药；白术、茯苓健脾和中。为方中辅药；佐薄荷、生姜助本方疏散条达之力；甘草调和诸药为方中使药。诸药合用，使肝郁得解，血虚得养，脾弱得健，则诸症自愈。二诊时，患者皮疹有所好转，但情绪激动易怒加用牡丹皮、栀子。三诊时，病情已有改善，加益母草以调经。在辨证论治的基础上，联合有光感作用的药物，如白芷、独活、苍术等，能激活络氨酸酶活性，恢复或加速黑色素的生成、转移。从而使病变处恢复色素，其疗效将可提高。

病例3：

**一、病例简介**

**基本信息**：冯某，女，28岁。初诊日期：2019年6月5日。

**主诉**：右额右颈及背部起白斑3年，加重6个月。

**现病史**：患者在3年前于男朋友争吵分手后，一段时间出现心情不畅、心烦性急、夜寐欠宁等症状，继之洗澡受风后，右额、颜部、右颈及背等处起白斑如钱币大小，部分有微痒感。近半年多来，白斑扩大，二便尚可，腰酸，并伴月经不调，遂来院门诊诊治。症见：右额部、颈部及背等处皮肤可见散在8片状大小不等，形状不规则的色素脱失斑，中心有绿豆大小的色素岛，边界清楚，周围有色素沉着晕，头、颈、背部其他皮肤正常。

**个人史**：生于原籍，久居本地，住地无潮湿之弊，无特殊饮食嗜好。

**舌脉**：舌质暗红，苔白腻，脉弦滑。

**皮科情况**：右额部、颈部及背等处皮肤可见散在8片状大小不等，形状不规则的色素脱失斑，中心有绿豆大小的色素岛，边界清楚，周围有色素沉着晕，头、颈、背、腋部其他皮肤正常。

**检查**：Wood灯下呈境界清楚、蓝白色荧光斑。

**二、辨证分型**

肝郁气滞证。

**三、施治原则**

疏肝解郁。

**四、治疗方药**

1. 逍遥散加减　当归10g、茯苓20g、白芍15g、柴胡10g、白术20g、炙甘草6g、川芎6g、赤芍10g、薏苡仁6g、酸枣仁10g、焦山楂10g、炒麦芽10g，14剂，每日1剂，水煎分早晚2次饭后服用。

2. 外治　给予火针治疗，具体如下：

(1)面部白癜风患者取仰卧位，颈背部皮损取俯卧位。

(2)充分暴露皮损部位，选好进针点，皮损处常规消毒。

（3）选用0.4mm×25mm的一次性无菌针灸针，施针者左手持酒精灯，尽可能接近皮损部位，右手拇指、示指、中指持火针针柄，将针尖在酒精灯外焰烧至发红，快速在白斑区垂直点刺，深度为2～3mm，行针做到"稳""准""快"，针间距一般为3～5mm，稀疏均匀。

每周2次。

### 五、医嘱

防止皮肤外伤；注意饮食，忌辛辣刺激食物；注意作息时间规律，保证充足睡眠；调畅情志，保持心情愉悦。

### 六、复诊

1. 2019年6月19日二诊　患者周身白斑边界清楚，未明显扩大，纳可，眠安，小便正常，大便每日一行。舌暗红，苔白腻，脉弦。在前方基础上加郁金15g，余同前，继服14剂；继续每周火针2次。

2. 2019年7月4日三诊　患者服药后额部白斑稍有减退，颈背部白斑未扩大，纳可，眠安，大便每日一行，小便调。舌红，苔白腻，脉弦。前方加生地15g、女贞子15g、旱莲草15g，继服14剂；继续每周火针2次。

3. 2019年7月20日四诊　患者周身白斑明显减退，中央色素岛扩大，自觉情绪好转，纳可，寐安，二便正常，舌红，苔白，脉弦。上方加丹参10g继服14剂，继续每周火针2次。

4. 2019年7月20日五诊　患者周身白斑70％消退，情绪稳定，纳可，寐安，二便正常，舌红，苔薄白，脉弦。上方减薏苡仁、茯苓继服14剂以巩固疗效，继续每周火针2次。

### 七、按语

患者系七情内伤，耗伤阴血，复感风邪，致气血凝滞，毛窍闭塞，搏于肌肤，气血失和所致。治疗上宜疏肝解郁。方中柴胡疏肝解郁，白芍养阴，当归、川芎、丹参行血中之气，具行气活血化瘀之效，茯苓、白术、薏苡仁祛湿，白术、焦山楂、炒麦芽健脾和胃，酸枣仁安神。二诊时，患者周身白斑未见明显扩大，加用郁金加大疏肝解郁力度。三诊时，病情已有改善，加生地、墨旱莲、女贞子补阴液。四诊时，病情好转，加丹参活血化瘀。五诊时，病情好转，继服前方巩固疗效。方证合拍，故疗效显著。治疗过程中重视对患者进行情绪引导，安抚患者焦急的情绪；用药时重视调肝，从肝论治，加用柴胡、郁金等药疏肝解郁，调畅情志，心情愉快，利于患者恢复。

（王月美　张　月）

# 第三节　肝肾不足证

**病例 1：**

## 一、病例简介

**基本信息**：刘某，男，47 岁。初诊日期：2019 年 5 月 8 日。

**主诉**：左侧前胸色素脱失斑片 1 个月。

**现病史**：患者 1 个月前无明显诱因左侧前胸出现一处色素脱失斑片，未在意，后逐渐扩大，在外院诊为"白癜风"，予以口服白蚀丸，外用卤米松乳膏，补骨脂酊，未见明显疗效，就诊笔者门诊。症见：左侧前胸可见一处 5cm×6cm 大小色素脱失斑片，与周围正常皮肤边界清晰，饮食可，寐欠安，大便可，小便多。

**个人史**：生于原籍，久居本地，住地无潮湿之弊，无特殊饮食嗜好。

**舌苔脉象**：舌淡，苔腻，脉缓。

**皮科情况**：左侧前胸可见一处 5cm×6cm 大小色素脱失斑片，与周围正常皮肤边界清晰。

**检查**：Wood 灯下呈境界清楚、蓝白色荧光斑。

## 二、辨证分型

肝肾不足证。

## 三、施治原则

滋补肝肾，养血祛风。

## 四、治疗方药

1. 六味地黄丸加减　熟地黄 15g、山药 15g、山茱萸 3g、知母 10g、黄檗 10g、茯苓 10g、泽泻 1g、黄芪 15g、薏苡仁 15g、甘草 3g、合欢皮 10g、茯神 15g、石菖蒲 15g、益智仁 15g，7 剂，每日 1 剂，水煎服，早晚 2 次饭后服用。

2. 外治　给予火针治疗，具体如下：

（1）面部白癜风患者取仰卧位，颈背部皮损取俯卧位。

（2）充分暴露皮损部位，选好进针点，皮损处常规消毒。

（3）选用0.4mm×25mm的一次性无菌针灸针，施针者左手持酒精灯，尽可能接近皮损部位，右手拇指、示指、中指持火针针柄，将针尖在酒精灯外焰烧至发红，快速在白斑区垂直点刺，深度为2~3mm，行针做到"稳""准""快"，针间距一般为3~5mm，稀疏均匀。

每周2次。

### 五、医嘱

防止皮肤外伤；尽量避免注射维生素 C；注意作息时间规律，保证充足睡眠；调畅情志。

### 六、复诊

1. 2019年5月15日二诊　患者前胸部白斑内有隐约色素岛出现，白斑边界清楚，未明显扩大，纳可，眠安，大便正常，小便多。舌淡，苔腻，脉缓。在前方基础上加补骨脂、墨旱莲，余同前，继服14剂；继续每周火针2次。

2. 2019年5月29日三诊　患者服药后白斑未扩大，前胸散在点状色素岛。纳可，眠安，大便日一行，小便调。舌淡，苔腻，脉缓。前方减茯神，加川芎、丹参，继服14剂；继续每周火针2次。

3. 2019年6月12日四诊　患者病情稳定，皮损进一步改善，白斑内有较多点状色素岛出现，纳可，寐安，二便正常，舌淡，苔腻，脉缓。上方加郁金、柴胡继服14剂，继续每周火针2次。

### 七、按语

白癜风是一种获得性皮肤色素脱失病，以皮肤出现局限性白色斑片，逐渐蔓延扩大为主要临床表现。中医称为"白驳风"。李领娥主任认为本病的发生主要因为气血失和、肝肾不足、瘀血阻络所致。气血失和，则荣卫无畅达之机，皮毛腠理失其营养而发白斑；久病必然伤及肝肾，导致肾阴肾阳的不足，体内阴阳失衡，则疾病日久难愈；瘀血阻络，肌肤失之濡煦和滋养，酿成皮肤色素脱失出现白斑。治疗上宜滋补肝肾，养血祛风。六味地黄丸方中熟地黄、山茱萸，味厚者也，味厚为阴中之阴，故能益肾；肾者水脏，虚则水邪归之，故用山药、茯苓以利水邪；水邪归之则生湿热，故用泽泻以导坎中之热。患者睡眠较差,故加用茯神、石菖蒲重镇养心安神,甘草调和诸药。二诊时,患者白斑内有隐约色素岛出现,皮疹较前好转,加用补骨脂、墨旱莲加大补益肝肾力度。三诊时,病情已有改善,加丹参、川芎行气活血。四诊时,病情好转,白斑会使患者产生心理压力,故加用郁金、柴胡疏肝解郁巩固疗效。治疗中要注意保持心情舒畅,劳逸结合,积极配合治疗,预后巩固一段时间有助于防止复发。

**病例2:**

**一、病例简介**

**基本信息**:王某,男,40岁,初诊。2017年4月27日。

**主诉**:右侧口角下起白斑伴瘙痒20余日。

**现病史**:患者自述近期工作压力大、心情焦虑、入睡晚,记忆力减退,腰酸痛,发病至今未予系统治疗,现就诊于笔者医院。症见:面部肤色暗淡,右侧口角下可见0.5cm×0.5cm色素脱失斑,纳可,夜寐欠佳,二便正常,舌红少苔,脉弦细。

**个人史**:生于原籍,久居本地,住地无潮湿之弊,无特殊饮食嗜好。

**舌苔脉象**:舌红少苔,脉弦细。

**皮肤专科情况**:肤色暗淡,右侧口角下可见0.5cm×0.5cm色素脱失斑。

**检查**:Wood灯下呈境界清楚、蓝白色荧光斑。

**二、辨证分型**

肝肾不足证。

**三、施治原则**

滋补肝肾,佐以疏肝理气。

**四、治疗方药**

1. 六味地黄丸合柴胡疏肝散加减　生地、丹皮、银花、黄芩、当归、白芍、川芎、女贞子、墨旱莲、陈皮、黑芝麻、茯苓、炒蒺藜、首乌藤、枸杞子、酒黄精、山药、红景天、柴胡,7剂,每日1剂,水煎分早晚2次饭后服用。

2. 其他治疗　308nm准分子激光照射,每周2次,4周为1个疗程。

**五、医嘱**

防止皮肤外伤;尽量避免注射维生素C;注意作息时间规律,保证充足睡眠；调畅情志。

## 六、复诊

1. 2017 年 4 月 6 日二诊　患者诉服药后腰酸痛有所改善，中药及 308nm 准分子激光治疗后口角下白斑及唇周皮肤肤色变深，纳可，寐欠安，二便正常，舌红少苔，脉弦细。患者瘙痒消退，在前方基础上删去炒蒺藜，余治疗同前，继服 7 剂，继续予 308nm 准分子激光治疗。

2. 2017 年 4 月 13 日三诊　患者诉服药后腰酸痛改善、睡眠改善，口角下色素脱失斑好转，纳可，寐尚安，二便正常，舌淡红少苔，脉弦细。继续服用原方 7 剂，继续行 308nm 准分子激光治疗。

3. 2017 年 4 月 20 日四诊　患者诉服药后腰酸痛大幅改善，口角下色素脱失斑好转，纳可，寐安，二便正常，舌淡红少苔，脉弦细。于原方基础上加连翘，继服中药汤剂 7 剂，继续行 308nm 准分子激光治疗。

## 七、按语

据患者记忆力减退、腰酸痛、睡眠差，舌红少苔，脉弦细，舌脉症结合诊断为肝肾不足证。又因患者工作压力大、心情焦虑，所以本方主要运用六味地黄丸合柴胡疏肝散加减。

柴胡疏肝解郁、解肌退热，白芍养血敛阴、活血调经，川芎活血行气、调经止痛，生地清热凉血、滋补阴血从而解肝郁；见肝之病知肝传脾，肝性刚烈易横逆克脾，用山药、黄精益气健脾养阴、补脾肺肾，茯苓健脾宁心、陈皮理气健脾，共同益气健脾、调理脾气；生地、丹皮活血祛瘀，清热凉血、黄芩清热泻火、银花、连翘清热解毒、散结消肿、疏散风热，达到透热转气，解血分郁热的作用；女贞子、旱莲草补益肝肾、黑芝麻、首乌藤滋补肝肾、祛风养血，枸杞子补肾精肾水，使水涵木，助肝气生发。二诊因患者略微瘙痒症状好转，去炒蒺藜。三诊效不更方。四诊加连翘解气分热，配合银花、黄芩起透热转气作用。患者因工作压力大导致发病，压力等情绪导致肝郁虚火上炎。治疗过程中重视对患者进行心理疏导，尤其是那些久病或发生于面部的年轻患者，多表现出精神紧张、心情急躁，治疗中要不厌其烦地为患者讲解，解除患者的心理负担；用药时尤重视调肝，从肝论治，加用柴胡、郁金、玫瑰花等药疏肝解郁，调畅情志，患者则心情愉快，白斑自消。

**病例 3：**

## 一、病例简介

**基本信息**：张某，女，47 岁。初诊日期：2019 年 8 月 21 日。

**主诉**：颈部色素脱失斑片 2 个月余。

**现病史**：患者诉 2 个月前颈部抠破后开始出现白斑，自行外用药后无效（具体用药不详），遂就诊笔者门诊，诊断为"白癜风"。症见：颈部可见两处散在的 2cm×1cm 色素脱失斑片，平素怕冷，下肢尤甚，自觉上半身汗出较多。纳可，睡眠差，不易入睡，大便 1 次/日，便黏不成形，小便正常。

**个人史**：生于原籍，久居本地，住地无潮湿之弊，无特殊饮食嗜好。

**舌苔脉象**：舌红苔白腻，脉弦细。

**皮科情况**：颈部可见两处散在的约 2cm×1cm 大小的白斑，白斑边界清楚。患处无明显瘙痒，无鳞屑覆着。

## 二、辨证分型

肝肾不足，气血失和，肌肤失养。

## 三、施治原则

滋补肝肾，调气和血。

## 四、治疗方药

1. 六味地黄丸加减　熟地黄 15g、山药 20g、山茱萸 3g、牡丹皮 10g、茯苓 10g、泽泻 15g、白术 10g、川芎 10g、鸡血藤 30g、赤芍 10g、香附 10g、防风 6g、甘草 3g，14 剂，每日 1 剂，水煎分早晚 2 次饭后服用。

2. 五苓胶囊　主要成分为茯苓、猪苓、桂枝、泽泻、白术（炒）。治以温阳化气，行气利水。

3. 补骨脂酊　将补骨脂酊抹在白斑的中央，不能整片白斑都抹，注意不要渗到周围的正常皮肤。

4. 外治　给予火针治疗，具体如下：

（1）面部白癜风患者取仰卧位，颈背部皮损取俯卧位。

（2）充分暴露皮损部位，选好进针点，皮损处常规消毒。

（3）选用 0.4mm×25mm 的一次性无菌针灸针，施针者左手持酒精灯，尽可能接近皮损部位，右手拇指、示指、中指持火针针柄，将针尖在酒精灯外焰烧至发红，快速在白斑区垂直点刺，深度为 2～3mm，行针做到"稳""准""快"，针间距一般为 3～5mm，稀疏均匀。

每周 2 次。

### 五、医嘱

在针刺后，局部呈现红晕或红肿未能完全消失时，则应避免洗浴，以防感染；针后局部发痒，不能用手搔抓，以防感染；少食维生素 C 含量较高的食物，多吃瘦肉、含有维生素 $B_{12}$、叶酸的产品；注意作息时间规律，保证充足睡眠；调畅情志，做好心理疏导；避免外伤、暴晒、精神压力。

### 六、复诊

1. 2019 年 9 月 4 日二诊　患者，白斑较前无明显变化，仍有汗出，腹部、下肢畏寒，寐欠安，二便调。舌暗红，苔白腻，脉弦。在前方基础上加煅牡蛎、川牛膝、干姜，余同前，继服 14 剂；继续每周火针 2 次。

2. 2019 年 9 月 18 日三诊　患者诉服药后颈部白斑已较前缩小，出汗较前减少，脱发，口干，纳可，寐差，二便如常。舌红，苔白腻，脉弦。加葛根、酸枣仁、女贞子；余同前，继服 14 剂；继续每周火针 2 次。

3. 2019 年 10 月 2 日四诊　患者病情稳定，皮损进一步改善，白斑内有较多点状色素岛出现，汗出减少，口干症状好转，手足凉较前减轻，睡眠好转，纳可，二便调，舌红，苔白，脉弦。上方加墨旱莲、桑葚，继服 14 剂，继续每周火针 2 次。

### 七、按语

白癜风是一种原发性、局限性或泛发性的皮肤黏膜色素脱失性皮肤病，属中医"白癜""白驳"或"白驳风"病证范畴。元气作为人体最基本最重要之气，是机体各组织器官进行生理活动的原动力，根藏于肾，以肾中精气为主，依赖肾中精气所化生。血液作为人体生命活动的又一基础物质，贮藏于肝，而肝肾同源，精血互化。肝藏血，主疏泄、调畅气机，在精、气、血、津液等物质的运动代谢方面发挥着重要作用，从而为所有组织器官进行正常的生理活动提供了必要条件。由于各种原因引起的肾精亏虚、肝失疏泄，则使气血不和，致皮肤失却正常的形态及色泽，色素脱失，发为白癜风。

患者 47 岁，肝肾亏虚，肝不藏血，肝血不足，血不荣肤，故生白斑。患者下肢畏寒、晨起眼睑水肿、易出汗，表明肾气虚，治疗宜补益肝肾。六味地黄丸方中茯苓渗湿利水、健脾和胃、宁心安神，山药补肾涩精、生津益肺、健脾益胃，泽泻利水渗湿、泄热通淋、清泻肾火，熟地黄补血滋润、生精补髓、保健益寿，山茱萸补益肝肾、止血敛汗、生津止渴，牡丹皮养阴除烦、清热凉血、和血消瘀，茯苓、白术利水渗湿、健脾益气，川芎、香附、鸡血藤、赤芍补血活血，行气通络，防风祛风解表，《证治准绳》有"风邪搏于肌肤，气血不和而成"的论述，《圣济总录》也提到白癜风的病因是"风热搏于肌腠，脾肺经不利也"。甘草养血柔肝，调和诸药。二诊时，患者较前无明显变化，腹部、下肢畏寒，寐欠安，加川牛膝加大逐瘀通经之功效，加煅牡蛎潜阳补阴，重镇安神，加干姜以温中散寒。三诊时，患者颈部白斑已较前缩小，出汗较前减少，脱发，口干，寐差，加葛根以生津止渴，加酸枣仁养心安神、敛汗止渴，加女贞子以补益肝肾、明发乌发。四诊时，病情皮损进一步改善，汗出减少，口干症状好转，手足凉较前减轻，睡眠好转，加墨旱莲滋补肝肾，桑葚滋阴补血养阴、生津止渴，余上法治疗。

当疾病达到某个程度时，还会给患者带来很大的心理压力，造成精神或心理性疾病，不仅影响疾病的治疗效果，还会给患者自身或家庭带来麻烦，后果很是严重，为了让患者更好的接受治疗，远离白癜风给自身带来的危害，因此要对白癜风患者进行调理：①培养业余爱好，家属应多鼓励白癜风患者参加社会活动，或自发组织一些社团及有意义的活动，相同身份的人在一起锻炼身体，谈治病养病经验，这是一种极好的集体心理治疗形式；②从细节入手，白癜风患者居住的房间要注意保持适宜的温度和湿度，还要注意通风，房间的布置要温馨体贴，使用使患者心情舒畅的色调；日常饮食宜清淡，避免各种刺激，避免过量食用光敏性的蔬菜；③多陪伴患者，医生应与患者保持联系，增加沟通，及时询问患者康复阶段的情况，日常交流要注意多给患者心理支持，以增加患者的安全感与康复信心，与患者一起战胜病魔。

（邱洞仙　武宁波）

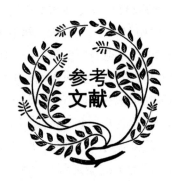

[1] 李博为,李舒丽,杨钰琪,等.白癜风免疫微环境对黑素细胞 CX – CL10 表达的影响[J].中国麻风皮肤病杂志,2017,33(1):8 – 10.

[2] 王凯,等.202 例白癜风临床类型与构成特点分析[J].海南医学,2017,28(1):136 – 138.

[3] 张广中,等.蔡念宁教授治疗白癜风经验浅谈[J].中国中西医结合皮肤性病学杂志,2011,10(2):111 – 112.

[4] 贾绍燕,等.王莒生教授治疗白癜风经验概述[J].世界科学技术中医药现代化中医研究,2014,16(9):2038 – 2041.

[5] 巩现,等.火针配合中药治疗儿童白癜风 11 例[J].实用中医药杂志,2017,33(4):368.

[6] 李瑞英,等.蔡瑞康教授中西医结合治疗白癜风经验[J].世界中西医结合杂志,2010,8(5):657 – 658.

[7] 刘晓玉,等.当代8位名老中医论治白癜风经验荟萃[J].中国中西医结合皮肤性病学杂志,2008,7(2):131 – 133.

[8] 吴小红,等.许铣教授中医辨证治疗白癜风经验[J].环球中医药,2016,9(11):1347 – 1350.

[9] 邱洞仙,闵仲生.光疗法在白癜风治疗中的应用[J].临床皮肤科杂志,2011,40(5):310 – 312.

[10] 陈雅楠,等.白癜风相关自身抗体的研究进展[J].实用皮肤病学杂志,2019,12(3):175 – 177.

[11] 王林,曹燕,贾虹,等.儿童白癜风治疗进展[J].中国麻风皮肤病杂志,

2016,32(1):61-64.

[12] 韩志强,吴振涛,齐春惠,等.白癜风的中医药学历史与现状[J].中国麻风皮肤病杂志,2017,33(11):687-689.

[13] 董萌萌,李红.儿童白癜风的中医治疗浅谈[J].内蒙古中医药,2019,38(5):146-147.

[14] 毛常亮,徐文俊,张会娜,等.中药治疗白癜风作用机制的研究进展[J].实用皮肤病学杂志,2016,9(3):192-194.

[15] 周茂聚,丁建霞,赵利芝,等.四联综合疗法治疗白癜风临床应用[C].2017全国中西医结合皮肤性病学术年会论文汇编,2017,书面交流:162.

[16] 白妙春,王聪敏,孙晓莎.白癜风患者的心理护理[J].实用皮肤病学杂志,2013,6(3):173-175.

[17] 刘徐雪纯,杨碧莲.白癜风辨治法探究[J].环球中医药,2019,12(5):734-736.

[18] 于潮,吕世超,刘志飞,等.白癜风的光疗研究进展[J].中国激光医学杂志,2016,25(6):395-398.

[19] 袁静.白癜风的药物及外科治疗进展[J].中国中西医结合皮肤性病学杂志,2018,17(2):184-187.

[20] 杨奕雯,项蕾红,张成锋.白癜风的药物治疗研究进展[J].世界临床药物,2018,32(2):142-144、S8、S18.

[21] 鲁功荣,许爱娥.白癜风的治疗现状与进展[J].安徽医科大学学报杂志,2016,51(11):1713-1716.

[22] 邓莉,韩晓凤,徐伟,等.白癜风发病过程研究进展[J].中国麻风皮肤病杂志,2017,33(5):308-311.

[23] 宋树玲.白癜风发病机制和治疗方法新进展[J].中国实用医药,2018,13(5):193-194.

[24] 李嘉,杨高云.白癜风治疗的新方向与进展[J].临床和实验医学杂志,2019,18(18):2015-2017.

[25] 马萍,刘晓洁,张峻岭.白癜风治疗新进展[J].中国中西医结合皮肤性病学杂志,2018,17(6):567-570.

[26] 苏银妹,周萌,李文婕,等.火针治疗白癜风临床研究进展[J].广州中医

药大学学报杂志,2019,36(5):662-665.

[27] 李曼,王芳,王利娟,等.精神神经因素在白癜风发生、发展和预防中的作用[J].中国皮肤性病学杂志,2019,33(3):351-354.

[28] 李曼,王利娟,赵明福,等.难治性白癜风的治疗进展[J].中国麻风皮肤病杂志,2019,35(5):313-317.

[29] 热孜万古丽·克比尔,余艳黎.浅谈白癜风的观念及护理体会[J].世界最新医学信息文摘,2019,19(39):307.

[30] 黄海艳,王芳,柯宜均,等.特殊部位白癜风的治疗进展[J].中国皮肤性病学杂志,2013,27(1):81-84.

[31] 杜立行,候亚林,孙亚如,等.中西医结合治疗白癜风的研究近况[J].中国临床新医学,2016,9(1):78-82.

[32] 于子涵,张小卿,吴景东.中西医结合治疗白癜风研究概况[J].中医药临床杂志,2019,31(3):592-597.

[33] 徐彦圣,孟莉.中药治疗白癜风的作用机制研究进展[J].上海中医药大学学报杂志,2017,31(5):102-106.

[34] 杭小涵,李楠,杨碧莲,等.中医药治疗白癜风作用机制的相关研究进展[J].环球中医药,2018,11(12):2047-2052.

[35] 周德生,肖志红.中医外治方全书珍藏本[M].湖南:湖南科学技术出版社,2015.

[36] 成爱华,韩梅海.白癜风诊疗[M].北京:中国科学技术出版社,2016.

[37] 穆震.新编皮肤病学[M].西安:西安交通大学出版社,2018.

[38] 米吉提·吾普尔,热孜万古丽·乌买尔,玉苏普·买提努尔,等.白癜风研究进展[J].中国民康医学,2018,30(15):81-84、91.

# 附　　录

## 附录一　白癜风的诊疗共识(2018 版)

本共识以中国中西医结合学会皮肤性病专业委员会色素病学组制订的白癜风诊疗共识(2014 版)为基础,通过检索近 5 年中英文核心数据库关于白癜风诊疗的期刊及专著,结合专家临床实践,经中国中西医结合学会皮肤性病专业委员会色素病学组、中华医学会皮肤科分会白癜风研究中心、中国医师协会色素病工作组部分专家及国内相关专家讨论制定。白癜风治疗的目标:控制皮损发展,促进白斑复色。

**一、选择治疗措施时主要考虑因素**

1. 病期　分为进展期和稳定期。进展期判定参考白癜风疾病活动度评分(VIDA)、临床特征、同形反应、Wood 灯检查结果。①VIDA 积分:根据新皮损或原皮损扩大出现时间,近 6 周出现 +4 分,近 3 个月出现 +3 分,近 6 个月出现 +2 分,近 1 年出现 +1 分,至少稳定 1 年为 0 分,至少稳定 1 年且有自发色素再生 -1 分;总分 >1 分即为进展期,≥4 分为快速进展期;②临床特征:出现皮损边缘模糊、炎性白癜风(包括瘙痒、红斑等)、三色白癜风、纸屑样白斑或色素减退斑等临床表现,可判定为进展期白癜风;③同形反应:皮肤损伤部位 1 年内出现白斑,损伤方式可以是物理性(创伤、切割伤、抓伤、机械摩擦、持久压迫、热灼伤、冷冻伤)、化学性、过敏性(变应性接触性皮炎)或其他炎症性皮肤病、刺激性反应(接种疫苗、文身等)、治疗性(放射治疗、光疗)等;④Wood 灯检查结果:皮损颜色呈灰白色,边界欠清,Wood 灯下皮损面积 >目测面积,提示为进展期。以上 4 条符合任何 1 条即可考虑病情进展。稳定期判定:①VIDA 积分为 0 分;②临床特征:白斑呈瓷白色，边缘清晰或色素沉着；③无同形反应（≥1年）；④Wood灯：皮损颜色呈白色，边界清晰，Wood灯下皮损面积≤目测面积。以上4条符合至少两条即可提示稳定期。可同时参考激光共聚焦扫描显微镜（简称皮肤CT）和皮肤镜图像改变，辅助诊断。

2. 白癜风严重程度评级　1级为轻度，白斑面积<1%；2级为中度，白斑面积1%~5%；3级为中重度，白斑面积6%~50%；4级为重度，白斑面积>50%。手掌面积约为体表面积的1%。对于<1%体表面积的白斑，可参考手掌指节单位评定，一个手掌面积为32个指节单位，掌心面积为18个指节单位，1个指节单位占0.03%。白斑面积可按白癜风面积评分指数（vitiligo area scoring index，VASI）判定，VASI = ∑（身体各部占手掌单元数）×该区域色素脱失所占百分比，VASI值0~100。白斑面积还可借助白癜风严重程度评分系统（vitiligo extent score）（http://www.vitiligo - calculator.com/）在线评分或者进行图表对比判定。

3. 型别　根据2012年白癜风全球问题共识大会（VGICC）及专家讨论，分为节段型、寻常型、混合型及未定类型白癜风。①节段型（segmental vitili-go）：指沿某一皮神经节段分布（完全或部分匹配皮肤节段）的单侧不对称白癜风，少数可双侧多节段分布；②非节段（寻常）型（non - segmental vitiligo，vitiligo vulgaris）：包括散发型、泛发型、面颈型、肢端型和黏膜型；散发型指白斑≥2片，面积为1~3级；泛发型为白斑面积4级（>50%）；面颈型、肢端型、黏膜型均可发展为泛发型；③混合型：1~2年出现节段型与非节段型并存；④未定类型（原局限型）：指单片皮损，面积为1级，就诊时尚不能确定为节段型或非节段型。

4. 疗效　面颈节段型疗效好，肢端型、黏膜型疗效差。病程越短，疗效越好。儿童疗效优于成人。

### 二、治疗原则

1. 进展期白癜风

（1）未定类型：可外用糖皮质激素（简称激素）或钙调神经磷酸酶抑制剂（他克莫司软膏、吡美莫司乳膏）等，也可外用低浓度光敏药如<0.1%的甲氧沙林（8 - MOP）、维生素$D_3$衍生物；可选308nm准分子激光、准分子光或局部窄谱中波紫外线（NB - UVB）。快速进展期可考虑系统用激素。

（2）非节段型与混合型：VIDA积分>3分考虑系统用激素、中医中药、

NB‑UVB、308nm 准分子光及准分子激光。快速进展期采用光疗时宜用正常起始量的 1/2 ~ 1/3，可联合系统用激素或抗氧化剂，避免光疗引起的氧化应激导致皮损扩大。局部外用药治疗参考进展期未定类型。

（3）节段型：参考进展期未定类型治疗。

2. 稳定期白癜风

（1）未定类型：外用光敏剂（如 8‑MOP 等）、激素、氮芥、钙调神经磷酸酶抑制剂、维生素 $D_3$ 衍生物等，自体表皮移植及黑素细胞移植，局部光疗参考进展期未定类型。

（2）非节段型与混合型：光疗如 NB‑UVB、308nm 准分子光及准分子激光等，中医中药，自体表皮移植或黑素细胞移植（暴露部位或患者要求的部位）。局部外用药治疗参考稳定期未定类型。

（3）节段型：自体表皮移植或黑素细胞移植（至少稳定 6 个月以上），包括自体表皮片移植、微小皮片移植、刃厚皮片移植、自体非培养表皮细胞悬液移植、自体培养黑素细胞移植等。其他参考稳定期未定类型治疗。

### 三、治疗细则

1. 激素治疗

（1）局部外用激素：适用于白斑累及面积 <3% 体表面积的进展期皮损。超强效或强效激素应在专科医师指导下使用，面部、皱褶及柔嫩部位皮肤用 1 个月后应更换为钙调神经磷酸酶抑制剂，肢端可持续使用。激素避免用于眼周。如果连续外用激素治疗 3 ~ 4 个月无复色，则表明激素治疗效果差，需更换药物或者联合其他局部治疗方法。

（2）系统用激素：主要适用于 VIDA >3 分的白癜风患者。口服或肌内注射激素可以使进展期白癜风尽快趋于稳定。成人进展期白癜风，可小剂量口服泼尼松 $0.3mg/(kg \cdot d)$，连服 1 ~ 3 个月，无效中止；见效后每 2 ~ 4 周递减 5mg，至隔日 5mg，维持 3 ~ 6 个月。或复方倍他米松注射液 1mL 肌内注射，每 20 ~ 30 日 1 次，可用 1 ~ 4 次或根据病情酌情使用。

2. 光疗

（1）局部光疗：NB‑UVB 每周治疗 2 ~ 3 次，根据不同部位选取不同的初始治疗剂量，或者在治疗前测定最小红斑量（MED），起始剂量为 70% MED，根据红斑反应情况确定下一次照射剂量。同一剂量持续 4 次后如未出现红斑或红斑持续时间 <24 小时，治疗剂量增加 10% ~ 20%，直至单次照射剂

量达到 3.0J/cm² (Ⅲ型、Ⅳ型皮肤);如果红斑持续超过 72 小时或出现水疱,治疗时间应推后至症状消失,下次治疗剂量减少 20%~50%;如果红斑持续 24~72 小时,应维持原剂量继续治疗。308nm 单频准分子光、308nm 准分子激光应每周治疗 2~3 次,治疗起始剂量及下一次治疗剂量调整参考 NB－UVB 使用指南。

(2)全身 NB－UVB 治疗:适用于皮损散发或泛发全身的非节段型或混合型白癜风。每周治疗 2~3 次,初始剂量及下一次治疗剂量调整与局部 NB－UVB 类同。NB－UVB 比补骨脂素光化学疗法(PUVA)治疗方便,治疗后眼睛不需要遮光保护,光毒性反应少。治疗次数、频率、红斑量和累积剂量并非越多越大疗效越好,累积剂量越大,皮肤干燥、瘙痒、光老化等不良反应越多。治疗次数、频率、红斑量和累积剂量与光耐受(平台期)出现有关。平台期,一般指光疗持续照射超过 20~30 次后,连续照射无色素恢复;如出现平台期应停止治疗,休息 3~6 个月,起始剂量以 MED 开始(区别于初次治疗的 70% MED)。如果治疗 3 个月无效或治疗 6 个月复色<25%,应考虑停止治疗。只要有持续复色,光疗通常可继续;不建议进行维持性光疗。快速进展期光疗剂量宜从 100mJ 起始,联合系统用激素治疗,可避免光疗诱发的同形反应。病程短、非节段型疗效优于病程长、节段型;面颈、躯干疗效优于肢端。

(3)光疗联合治疗:光疗联合疗法效果优于单一疗法。光疗联合治疗方案主要有:口服或外用激素、外用钙调神经磷酸酶抑制剂、口服中药制剂、外用维生素 $D_3$ 衍生物、移植治疗、口服抗氧化剂、点阵激光治疗、皮肤磨削术、点阵激光导入激素治疗等。

(4)光化学疗法:由于其疗效不优于 NB－UVB,且不良反应多,已被 NB－UVB 取代。

3. **移植治疗** 适用于稳定期白癜风患者(稳定 6 个月以上),尤其适用于节段型白癜风患者,其他型别白癜风暴露部位皮损也可采用。治疗需考虑白斑的部位和大小,进展期白癜风及瘢痕体质患者为移植禁忌证。常用移植方法有自体表皮片移植、微小皮片移植、刃厚皮片移植、自体非培养表皮细胞悬液移植、自体培养黑素细胞移植、单株毛囊移植等。自体表皮片移植操作简单,疗效较好。移植与光疗联合治疗可提高疗效。

4. **钙调神经磷酸酶抑制剂** 外用钙调神经磷酸酶抑制剂包括他克莫司软膏及吡美莫司乳膏。治疗应持续 3~6 个月,间歇应用可更长。面部和颈部复色效果最好。特殊部位如眶周可首选，黏膜部位和生殖器部位也可使用。此类药物无激素特别是强效激素引起的不良反应，但要注意可能会增加局部感染如毛囊炎、痤疮的发生率。钙调神经磷酸酶抑制剂可作为维持治疗用药，在白癜风皮损成功复色后每周2次外用3~6个月，可有效预防复发或脱色现象。

5. 维生素 $D_3$ 衍生物　可外用卡泊三醇软膏及他卡西醇软膏每日2次。维生素 $D_3$ 衍生物可与 NB-UVB、308nm 准分子激光等联合治疗，也可以与外用激素和钙调神经磷酸酶抑制剂联合治疗。局部外用卡泊三醇软膏或他卡西醇软膏可增强 NB-UVB 治疗的疗效。

6. 中医中药　辨病结合辨证，可分为进展期和稳定期2个阶段，形成与之相对应的4个主要证型：风湿郁热证、肝郁气滞证、肝肾不足证、瘀血阻络证。进展期表现为风湿郁热证、肝郁气滞证，稳定期表现为肝肾不足证、瘀血阻络证。儿童常表现为脾胃虚弱。治疗上进展期以驱邪为主，疏风清热利湿，疏肝解郁；稳定期以滋补肝肾、活血化瘀为主，根据部位选择相应引经药。

7. 脱色治疗　主要适用于白斑累及体表面积 >95% 的患者。已经证实对复色治疗的各种方法抵抗，在患者要求下可接受皮肤脱色。脱色后需严格防晒，以避免光损伤及复色。

（1）脱色剂治疗：20%氢醌单苯醚，每日2次外用，连用3~6周；也可用20%氢醌乳膏，开始用10%浓度，以后每1~2个月逐渐增加浓度。每天外用2次，先脱色曝光部位，再脱色非曝光部位，1~3个月可见效。注意减少皮肤对脱色剂的吸收，搽药后2~3小时禁止接触他人皮肤。

（2）激光治疗：可选 Q755nm、Q694nm、Q532nm 激光。

8. 遮盖疗法　用于暴露部位皮损，采用含染料的物理或者化学遮盖剂搽白斑处，使颜色接近周围正常皮肤色泽。

9. 儿童白癜风　<2岁儿童,可外用中效激素治疗,采用间歇外用疗法较为安全。>2岁儿童,可外用中强效或强效激素。他克莫司软膏及吡美莫司乳膏可用于儿童白癜风治疗。基于此类药治疗儿童特应性皮炎的文献和经验,婴儿白癜风也可应用。维生素 $D_3$ 衍生物也可治疗儿童白癜风。快速进展期儿童白癜风可口服小剂量激素治疗,推荐口服泼尼松 5~10mg/d 连用 2~3 周。如有必要,可在 4~6 周后再重复治疗 1 次。儿童白癜风可根据治疗需要接受光疗。

10. 辅助治疗　应避免诱发因素，如外伤、暴晒和精神压力，特别是在进展期。补充 B 族维生素、维生素 E、叶酸、钙、硒及抗氧化剂等可能有帮助。治疗伴发疾病，做好心理咨询与疏导。

**四、结语**

遵循本共识并不能保证所有患者都能获得满意疗效，也未包括所有白癜风的治疗方法。白癜风治疗应争取确诊后尽早治疗，治疗尽可能采取个性化综合疗法（中西医结合、外用加口服药物相结合、药物和理疗相结合、药物和理疗及外科手术疗法相结合）。治疗应长期坚持，1 个疗程至少 3 个月以上。某些药物（如他克莫司软膏、吡美莫司乳膏、卡泊三醇软膏、他卡西醇软膏等）的说明书中并未包括对白癜风的治疗，但国内外已有文献证明这些药物对白癜风有效（注意超说明书范围使用的知情同意）。关于快速进展期儿童白癜风患者使用小剂量激素口服治疗方法，参考 2005 年第 63 届美国皮肤科学会（American Academy of Dermatology，AAD）年会上 Pear E. Grimes 发表的白癜风治疗共识，结合专家经验形成。

# 附录二　白癜风中医治疗专家共识

本共识由中华中医药学会皮肤科分会组织相关专家讨论起草制定。牵头讨论起草的专家有（按姓氏汉语拼音排列）白彦萍、刁庆春、范瑞强、刘巧、李元文、李斌、宋坪、沈冬、杨志波、张苍、张理涛、周小勇、周冬梅。

白癜风中西医同名，为一种局限性或泛发性色素脱失性皮肤病。易诊难治。古代文献称白癜、白驳、斑驳等，现统称为白癜风。

中医认为白癜风发病总由外感六淫，内伤七情，脏腑功能失调所致。初起多为风邪外袭，气血不和；情志内伤，肝郁气滞；故白斑发展迅速。日久常有脾胃虚弱、肝肾不足、经络瘀阻，故白斑色淡或边有色沉。

1. 治疗原则　以扶正祛邪、标本兼治，内外治结合为原则。白斑发展迅速以驱邪为主，白斑静止不变以扶正为主。

2. 治疗方法　白癜风中医治疗方法众多，临床需根据白斑变化，结合患者体质、伴随症状及舌脉，选用适宜的治疗方法。

（1）辨证论治：①气血不和证：皮肤白斑呈乳白或粉红色，境界欠清，多见于面部及暴露部位，发病急、发展较快；或伴有瘙痒或灼热或疼痛；舌淡红，苔白或薄黄，脉弦或浮数，治宜疏风通络，调和气血，方用浮萍丸或四物消风饮或加减；常用药物：生地、当归、荆芥、防风、赤芍、川芎、白鲜皮、薄荷、独活、柴胡、浮萍等；②肝郁气滞证：皮肤白斑大小，常随情绪的波动而加重；或伴有情志抑郁、喜叹息或心烦易怒，胸胁或少腹胀闷窜痛，妇女或有乳房胀痛、痛经、月经不调；舌淡红，苔薄白，脉弦，治宜疏肝解郁，行气活血，方用柴胡疏肝散加减；常用药物：柴胡、郁金、当归、川芎、熟地黄、白芍、白蒺藜等；③脾胃虚弱证：皮肤白斑晦暗，境界欠清；或伴有神疲证乏力，面黄，纳呆，口淡无味，腹胀，腹泻或便溏；舌淡、少苔，脉细，治宜健脾益气，和胃消斑，方药人参健脾丸加减；常用药物：人参、茯苓、山药、陈皮、木香、砂仁、当归、远志、丹参、浮萍等；④经络瘀阻证：皮肤白斑边界清楚，常有白斑边缘色素加深部位固定，或伴有面色发暗，唇甲青紫；舌质紫暗或有瘀斑，舌下静脉迂曲，苔薄，脉弦涩或细涩，治宜理气活血，祛风通络，方用通窍活血汤加减；常用药物：当归、桃仁、红花、川芎、白芷、赤芍、丹参、鸡血藤、乳香、没药、地龙、黄芪、威灵仙等；⑤肝肾不足证：皮肤白斑日久，色瓷白或乳白，形状不规则，边界清楚，白斑内毛发多有变白；或伴有失眠多梦、头晕目眩、腰膝酸软；舌质红、少苔，脉细或沉细数，治宜滋补肝肾，养血活血，方用左归丸合二至丸加减；常用药物：熟地黄、山茱萸、山药、茯苓、女贞子、旱莲草、补骨脂等。

（2）中成药：中成药的选用应遵循《中成药临床应用基本原则》，辨病与辨证相结合，部分无明确证型的中成药可采用辨病用药。

1）白灵片：功效：活血化瘀，增加光敏作用；适应证：白癜风经络瘀阻证及其他证型具有血瘀者；用法用量：口服，4 片/次，3 次/日；同时患处外搽白灵酊，3 次/日，3 个月为 1 个疗程；不良反应：尚不明确；禁忌：孕妇忌用；月经期口服减量或停服。

2）白蚀丸：功效：补益肝肾，活血祛瘀，养血祛风；适应证：白癜风肝肾不足、血虚风盛证；用法用量：口服，2.5g（约 20 丸）/次，10 岁以下小儿服量减半，3 次/日；不良反应：个别患者服药后可能产生肝功能异常，甚至肝损害；禁忌：孕妇、肝功能不全者禁用。

3)驱白巴布斯：功效：通脉，理血；适应证：白癜风(白热斯)经络瘀阻证；用法用量：口服，3～5 片/次，3 次/日；不良反应：尚不明确；禁忌证：尚不明确。

4)复方驱虫斑鸠菊丸：功效：熟化和清除异常黏液质，温肤着色；适应证：白癜风、银屑病；用法用量：口服，4～6g/次，3 次/日；不良反应：尚不明确；禁忌证：尚不明确。

(3)外治疗法:应根据白斑、发病部位、证型的不同,选用不同的外治疗法。

1)药物外治疗法

复方卡力孜然酊：功效：活血温肤，清除沉着于局部的未成熟异常黏液质；适应证：用于白热斯(白癜风)；用法：外用，3 次/日，每次涂药后要求继续揉搓至白斑发红为止，擦药 30 分钟后可行局部日光照射 5～20 分钟；不良反应：偶有发红、发痒、肿胀等反应；禁忌证：尚不明确。

白灵酊：功效：活血化瘀，增加光敏作用；适应证：白癜风；用法：药物涂擦患处，3 次/日，3 个月为 1 个疗程，同时服用百灵片；注意事项：对外搽白灵酊过敏者禁用，过敏体质者慎用；涂布部位如有明显灼烧感或瘙痒、局部红肿等情况，应停止用药，洗净，必要时向医师咨询；孕妇慎用；儿童用药要在家长监督下进行。

2)非药物外治疗法

梅花针：功效：激发经气，调整脏腑、气血，扶正祛邪；适应证：静止无变化白斑；方法：常规皮肤消毒后用一次性梅花针在白斑处叩刺，以皮肤微渗血为度；1 次/日，7～10 次为 1 个疗程。

火针疗法：功效："引火助阳"，激发经气，调节脏腑，疏通经络，调和气血；适应证：静止无变化白斑；方法：常规皮肤消毒，点燃酒精灯，左手持酒精灯，右手持 1 寸毫针，酒精灯加热针体，直至针尖烧至红白，迅速浅刺、轻刺白斑区，密度 0.2～0.3cm，直至白斑区布满刺点，刺后 24 小时不沾水，以碘伏消毒，1 次/周，10 次为 1 个疗程。

艾灸疗法：功效：局部刺激，调整经络、脏腑、气血；适应证：静止无变化白斑；方法：将艾条点燃后对准白斑处，艾条与病灶之间保持一定距离，温度以患者能忍耐为宜，灸 1 次/日，10 次为 1 个疗程。

3. 注意事项

(1)提倡早治疗、足疗程治疗、综合治疗。

(2)注重心理疏导，帮助患者消除精神紧张、焦虑、抑郁，保持良好的精神状态，避免外伤，多食黑色食品。